卫生部“十一五”规划教材
全国高等医药教材建设研究会规划教材
全国高等学校教材
供美容医学类专业用

第2版

医学美学

主　审　彭庆星
主　编　韩英红
副主编　欧阳学平　李大铁
编　者　（按姓氏笔画排序）
王向义　（宜春医学院医学美容研究所）
包柏成　（中山大学光华口腔医学院）
李大铁　（遵义医学院）
李凯军　（山西大同大学医学院）
杨　震　（复旦大学附属中山医院）
欧阳学平　（宜春医学院医学美容研究所）
易少波　（宜春医学院医学美容研究所）
赵　霞　（大连医科大学美容医学院）
崔　莉　（成都中医药大学针灸推拿学院）
韩英红　（北京大学医学部医学人文研究院）
廖茄利　（遵义医学院）

人民卫生出版社

图书在版编目 (CIP) 数据

医学美学 / 韩英红主编. —2版. —北京：人民卫生出版社，2011. 6

ISBN 978-7-117-14262-5

Ⅰ. ①医… Ⅱ. ①韩… Ⅲ. ①医学美学-医学院校-教材 Ⅳ. ①R-05

中国版本图书馆CIP数据核字（2011）第058645号

医 学 美 学

第 2 版

主　　编： 韩英红
出版发行： 人民卫生出版社（中继线010-59780011）
地　　址： 北京市朝阳区潘家园南里19号
邮　　编： 100021
E - mail： pmph @ pmph.com
购书热线： 010-59787592　010-59787584　010-65264830
印　　刷： 北京铭成印刷有限公司
经　　销： 新华书店
开　　本： 787×1092　1/16　**印张：** 12
字　　数： 307千字
版　　次： 2002年7月第1版　2025年2月第2版第16次印刷
标准书号： ISBN 978-7-117-14262-5
定　　价： 20.00元
打击盗版举报电话：010-59787491　E-mail：WQ @ pmph.com
质量问题联系电话：010-59787234　E-mail：zhiliang @ pmph.com

全国高等学校教材美容医学专业

第二轮规划教材修订说明

全国高等医药院校医学美容专业卫生部规划教材是我国第一套供美容医学专业本科使用的教材，第一轮教材使用至今已整整8年，为我国美容医学人才的培养发挥了巨大作用。8年来，美容医学事业在中国得到了长足的发展，新理念、新器材、新技术层出不穷，尤其是中国传统医学美容思想、方法与西方美容医学的相互渗透与融合，正逐渐产生出带有东方文化气质的新的美容医学，这给第二轮教材的修订工作提供了巨大的动力和挑战。中华医学会医学美学与美容学分会参与了第一轮教材的编写和出版工作，并一直关心本套教材的使用情况。第二轮教材修订工作依然得到了他们的大力支持，并汇集了全国一大批教学、科研和医疗第一线的医学专家共同参与，在总结第一轮教材编写的不足的前提下，进行了大规模的修订，使本套教材内容分类更加科学系统，知识结构更加合理，临床实践更加实用。经过第二轮的修订过后，本套教材将力求更加成熟、完美和新颖。

本次修订工作由2009年3月开始启动，其修订和编写特点如下：

1. 在全国广泛、深入的调研情况下，总结了第一轮教材编写的经验与不足，对第二轮教材评审委员会进行了改选，使评审委员会充分保持学术权威性的基础上，更加考虑评审委员会的教学指导水平。

2. 经全国高等学校美容医学专业第二届教材评审委员会审议决定，本套教材将上一轮教材书名中的名词“医学美容”更改为“美容医学”。

3. 对上一轮教材编写中美容医学与其他学科（整形外科、皮肤科、中医科、口腔科）交叉、含混不清的部分重新做了界定与说明，对难以界定的内容，编写时也采取有取有舍的态度。

4. 本套教材进一步明确了美容医学课程体系与具体骨干课程。

5. 教材编写依然坚持“三基、五性、三特定”的编写原则。

6. 内容上在坚持学科体系完整性的情况下，更加突出教材内容的实用性，力求文字精炼，压缩篇幅，以适合目前的美容医学专业的教学模式。

7. 在尽可能不增加学生负担的情况下，提高印刷装帧质量，根据学科需要，部分教材改为彩色印刷，以提升教材的质量和可读性。

第2轮教材共12种，分为三个部分美容医学理论基础课程、美容医学临床基础课程、美容医学临床课程，新增一种《美容营养学》。本套教材均为卫生部“十一五”规划教材。

全国高等学校美容医学专业

第二届教材评审委员会

第 2 轮教材目录

医学美学（第 2 版）　**主编**　韩英红
美容医学造型艺术（第 2 版）　**主编**　于　江
美容临床心理学（第 2 版）　**主编**　何　伦
美容化妆品学（第 2 版）　**主编**　李　利
美容药物学（第 2 版）　**主编**　王　建
医疗美容技术（第 2 版）　**主编**　张信江
　边二堂
美容局部解剖学（第 2 版）　**主编**　王向义
美容营养学　**主编**　林俊华
美容中医学（第 2 版）　**主编**　刘　宁
美容皮肤科学（第 2 版）　**主编**　何　黎
美容外科学（第 2 版）　**主编**　刘林嶓
美容牙科学（第 2 版）　**主编**　王海林

第2版序

俗话说，爱美之心，人皆有之，古而有之。爱美是人的天性。这里所指的美，并不局限于医学之美，而是关于人的自身以及人与自然、人与社会、人与人之间的和谐之美的总和。人类自有意识的那天起就开始产生了审美意识，就有了对美的追求。人类审美意识的进化，是一条由朦胧到清晰的漫长的无限的历史长河。在此历史长河中，人类不断地奋力推动着人类社会及人类自身都按照美的规律来发展，从而创造了不断高涨的社会经济和社会文明。正如马克思曾经指出的："人也按照美的规律来建造"。

伴随着社会经济和社会文明的不断发展，人类的审美意识不断地向着更高层次演进，激励着人的生命意识的强化，内在情感的升华，生命活力的高涨，导致当代人有了更高和更广泛的审美追求。因此，20世纪80年代中期起，在神州大地上逐渐兴起了一股美容热潮，引起了敏锐的学者们的高度关注。我国一批先知先觉的临床医学家、理论医学家及美学家，为了促使"医学"与"美学"的系统性结合，更有效地指导各种医学审美实践，特别是美容医学的审美实践，率先提出了"医学美学"（medical aesthetics）的概念，并于1988年由天津科学技术出版社出版了笔者与邱琳枝合作主编的中外第一部《医学美学》。随之，其他版本的"医学美学"著作及其相关著作相继出版，从而揭开了医学美学这一新兴医学交叉学科的序幕。

当代医学美学的系统研究和学科形成，为广大医学工作者，特别是美容医学技术人员学习和掌握美学知识提供了捷径。20多年的学科实践证明，对于一名美容医学生或一名美容医师来说，学习和掌握医学美学基本知识，加强医学审美修养十分必要，乃大势所趋。

由于当代医学美学的系统研究和学科形成，特别是医学美学学科中关于"医学人体美"理论的提出，使一些早已萌芽于各临床学科中的以"医学人体美"为对象的分支学科，如美容外科、美容皮肤科、美容牙科、物理美容、中医美容等，顺理成章地组合成了"美容医学"这一整体性学科，并在近年内得到飞速的发展。

我国美容医学整体学科的形成和发展，又为医学美学理论提供了医学实践的基础。从一定程度上来说，医学美学学科是在与美容医学整体学科实践相结合的基础上，相互补充，共同发展的。可以说，医学美学与美容医学是相互交叉的两个学科，或者比喻为"同根生的姐妹俩"。

然而，医学美学学科理论不仅可用于美容医学整体学科领域的美学指导，还可广泛用于整个医学领域，即用于临床医学、预防医学和康复医学等应用医学领域和基础医学领域中的美学指导。医学美学创立者们的初衷是期望在整个医学领域的实践中广泛应用医学美学理论，力图把"医学科学"升华为"医学的艺术"。早期的一些"医学美学"主编邱琳枝、丁蕙孙、赵永耀、郑振禄等的学术愿望都是如此。这就是医学美学学科在其初创时期就被称为"医学美学”，而没有被称为“美容医学美学”的缘故。

自中外首部《医学美学》问世以来，在国内以“医学美学”命名的出版物（含专著和教材）达20余部，其中大部分是教材。这些“医学美学”教材可分为两类：一类是仅供美容医学专业教学用的；另一类是供医学领域中各专业教学用的。两者的理论核心和基础都是“医学人体美”。这是两类教材内涵的共同点，也是其根本灵魂之所在。但是，由于在两者的专业实践中，各处于不同的医学环境，各自都有特殊的医学审美客体和特殊的医学审美主体。因而，供不同专业教学用的“医学美学”教材，必须针对各自特定的医学审美客体和医学审美主体来表述其核心理论，两者在内容结构上应各有侧重。这也是教育学原则所要求的。

关于供美容医学专业教学用的教材的编写，可围绕着“医学人体美”这个理论核心，把医学人体美的问题讲深讲透，不仅讲清楚人体整体美的美学，而且要讲清楚人体各部分、各部位的美学问题，并在此基础上强化直接为之服务的美容医学专业审美环境和专业服务人员的职业审美素质修养，以及美容医学专业的审美评价等。

关于供医学领域中各专业教学用的教材，也应围绕着“医学人体美”这个理论核心来编写，但不必细究于人体各部分、各部位的美学问题，而应着重于“医学人体美”的整体美，并在此基础上强化直接为之服务的大医学审美环境中的医学审美客体之美和医学审美主体之美，阐述为之服务的各类医学人员的职业审美素质修养及医学审美评价等。基于此，除阐述美容医学美学外，还得分别阐述美容医学之外医学各大门类的美学问题，如临床医学、预防医学和康复医学等应用医学领域，以及基础医学中的美学问题等。

十多年来出版的大批“医学美学”教材基本上属于供美容医学专业教学用的。这是顺应美容医学整体学科建设需要的一个必然过程。然而，在医学院校美容医学专业之外的许多专业的医学生都需要接受医学美学的教育。21世纪的医学实践将需要更多的可供大医学领域广泛应用的医学美学新书，无论是教材还是专著。这是必然的，也是可能的！

如上所述，自23年前出版的中外首部《医学美学》以来，在国内已出版了大批医学美学专著或教材。今天，我又有幸读到供高校美容医学专业教育用的、由韩英红主编的《医学美学》教材稿本，感到很欣慰。顿时，“长江后浪推前浪，浮事新人换旧人”的古诗神韵环绕在耳际；学科发展、事业前进的良辰美景闪耀在眼前。因而，我看到了希望！

彭庆星

于2011年春节

第 2 版前言

1980年我国学者提出的“医学美学”概念，对“医学美学”这一学科的产生具有开拓性意义。从那时起“医学美学”作为医学人文学科群中独具特色的一门学科，就对美容医学与医学的发展发挥着重要作用。

2001年由彭庆星主编的《医学美学导论》的出版，是近20年医学美学与美容医学整体学科理论研究、实践经验的总结与概括，在为从事医学美容专业教学的师生提供了一课之本的同时，更为以后相关教材的编写提供了基本框架。时间相隔近10年，这本《医学美学》教材继《医学美学导论》之后出版。

10年间，医学、美学、医学美学与美容医学整体学科不仅有了进一步的发展，也出现了一些新变化。从医学发展来说，医学知识和临床技术的更新是迅猛的，它存在的意义在“为人类健康而美的生活服务”这一层面上得到界定，而且为达到这一目的，医学自身除了采用更为综合的理念、知识与方法外，美容医学这一重要的医学分支也日益壮大起来。同时，美学逐步走入人们的生活进入到后现代，在这一阶段上，艺术与现实生活再也不是截然分开的两个不同的领域，两者的关联越来越多地被发现、被揭示，如健康与美、人体与美等，并使得对诸如此类关系的研究无论从医学还是从美学的纬度，都具有重要意义。

本教材主要是为医学美容专业的学生编写的。在保留前部教材基本理论、原则和框架的基础上，立足于“医学美学与美容医学整体学科”的角度，对近10年的变化作了简要的阶段划分，为的是让读者了解“医学美学与美容医学整体学科”发展的基本脉络。通过美学与医学的结合，既注重学科的基本概念、基本理论的传达，更注重基本技能和方法等实用技术的阐述，是本教材的主要特色。除了提高医学美容专业学生的临床审美技能外，也希望在提高医学生及医学从业人员的人文素质方面发挥作用。所以，增加了一些美学理论以及审美方面的知识，散见于相应的章节之中，以图启发和引导读者从美学的角度来感受医学，为医学找回日益失落的情感与美感，全面理解医学。

《医学美学》能够成为“全国高等学校美容医学专业卫生部规划教材”中不可或缺的部分，要特别感谢彭庆星教授一贯坚持的整体学科理念与不懈努力，以及对主编与编者的精心指导和无私帮助。彭教授在2011年春节期间，不辞辛苦，主审了全部书稿，提出两点建议：一是增强“美学基本理论”内容，最好独立成章；二是增加“医院管理中的美学”。特别遗憾的是，由于各种原因没能完成任务，但对于医学生与医学从业者来说，这两部分内容无疑是至关重要的，这将是我们继续研究的重点，也是使用本教材时应予以注意的。

医学美学仍属于新兴学科，学科理论、学科范围等相关问题的探索还有潜力，相关知识仍需不断概括与总结，更重要的是本部教材的编者水平有限，恳请并欢迎专家及师生提出意见。

韩英红

2011年3月18日

目　录

第一章 什么是医学美学

1980年代以来，伴随着经济快速发展，中国科学发展史上的显著变化是重提科学思维方式的重要性。科学思维方式必然带来人们观念意识的解放与活跃，无论是个人还是群体，其突出表现是对个人需求与价值的充分关注，并由此导致了大批新科学、新行业的产生。人类自身与社会实践的需求永远是科学产生和发展的内驱力，随着人们对自身美的追求以及审美在社会生活中作用的凸显，专业化、科学化、理论化等领域的探索之必然，医学美学与美容医学整体学科即是相关探索的重要成果之一。

第一节 医学美学的形成与发展

一 医学美学产生的社会条件

（一）医学美学的产生是社会经济、政治发展到一定阶段的产物

1. 社会经济的发展为医学美学的产生奠定了物质基础 物质生产活动是人类的基本实践活动，是社会赖以存在和发展的基础，也是科学技术产生、发展的源泉和动力。自1978年改革开放以来，生产力得到解放，经济迅猛发展。近年的统计资料表明，国内生产总值以年均9.8%的速度增长，是同期世界经济年均增长率的3倍多，城乡居民收入进入快速增长时期，老百姓得到了更多的实惠，家庭财产普遍增多，吃穿住行用水平明显提高，文革所造成的短缺经济状况得到了较为明显的改善。经济的发展在使衣食住行等基本生活资料得以满足，基本生活条件得以改善的同时，人们的需求也随之提高，并出现新的特点，情感与审美需求地位的提升便是其重要特点之一。墨子对基本生活的满足与审美需求之间关系有所描述，他说："诚然，则恶在事夫奢也。长无用，好末淫，非圣人之所急也。故食必常饱，然后求美；衣必常暖，然后求丽；居必常安，然后求乐。为可长，行可久，先质而后文，此圣人之务。"社会经济的发展，人们收入的提高，为审美需求的产生与满足奠定了物质基础，并提供了可能性。

2. 医学美学产生的社会政治条件 科学的产生和发展受社会政治制度的影响和制约。在不同的社会制度下，科学技术的发展呈现出很大差异。通常说来，先进的、民主的政治制度对科学技术的发展起保障和促进作用，而落后的、专制的政治制度对科学技术的发展起破坏和阻碍作用。我国的改革开放以思想解放为开端，在经济体制改革的同时，政治体制不可避免地产生变化，民主开放的政治制度得以确立并走向完善。尤其是有关真理标准问题的大讨论，确立了实践是检验真理的唯一标准，突破了理论上的禁区，打破了僵化的思维方式，使

禁锢已久的意识、思想和观念逐渐转向开放化与多元化。

“文革”是新中国的特殊历史时期，一切活动都以政治活动为中心，审美活动必然被政治活动所遮蔽，人们的审美意识、审美观念受政治因素的强烈影响，不仅带有明显的政治色彩，而且被人为地扭曲与压抑，背离人的本性。改革开放所带来的经济发展、政治民主以及思想观念的空前活跃，使人的各种需求都表现出来并得以认可，审美观念随之趋于正常化、科学化，具体表现为从隐形到彰显，从一元化到多元化，从服从于政治、社会等趋同化转变到服从于个人内心需求的个性化。这些变化首先始于发型、服饰等方面，然后逐渐渗透到容貌、形体等身体特征方面。

（二）医学美学植根于医学实践的需求

1. 医学美学植根于医学目的全面性 20世纪80年代，现代医学模式下的健康观念被广泛介绍到国内，健康“不只是没有疾病、身体不适或不衰弱”，而是指一个人生理、心理和社会上的完好状态。健康再也不仅仅指向人体的功能，还包括人躯体的各个部分、生理与心理、人与自然环境、人与社会环境等各个方面的和谐。随着人们健康观念的转变，以人类健康为目的的医学，其性质、服务对象、功能以及学科内容等都必然被重新审视与界定。实际上，现代医学虽然仍冠以医学的名义，但随着其服务对象的纵向拉伸（一个人从生到死的整个过程），以及横向扩展（如求美者等人群），学科内容除包含医学（指近代医学模式的语境）知识、医疗技术外，建立在人的生理、心理、社会属性基础之上的人文科学及社会科学也成为医学之必需。实际上，医学已贯穿于个人从生到死的整个生活与过程，医学的目的除了原有意义上的预防、祛除疾病、强壮身体外，已延伸到健美身体，最终服务于人们健康美好的生活。医学美学（包括其他医学人文学科、医学社会学科）的产生，并得到认可与发展，就是医学本身随着人们健康需求的变化，其内涵不断丰富，外延不断拓展的必然结果。

2.新的医学实践催生了医学美学 伴随着健康观念的转变，人体审美逐渐成为影响健康的重要因素而走入人们的日常生活视野，成为健康的有机组成部分，“医学美容”和“生活美容”（18世纪意大利医学博士赫尼对通过药物、手术所作的美容界定为“医学美容”，对通过化妆、服装、梳妆等所作的美容界定为“生活美容”）两个行业蓬勃兴起。对人体美的关注及相关行业的兴起，给医学带来了影响，主要表现在：从宏观上说，患者对医疗环境、医疗操作、医患沟通以及医务人员的形象提出了审美需求；医务人员开始探索使用不同的艺术形式促进人类健康。从微观上说，运用药物、手术、医疗仪器和化学制品等损伤性或侵入性医疗手段，对人的形体或容貌的某种审美缺欠（或指与某种审美评价、标准有距离）所进行的美容，即医学（疗）美容，由于它与现代医学模式下的健康观念密切关联而得以重视，并成为现代医学的有机组成部分，最终获得独立和发展。

医学实践提出了与美学有关的问题，“美”与“真”关系在医学领域从来没有走得如此之近，与健康的关系如此之紧密。艺术可以思，科学可以美，甚至有人说，科学的真正主题就是寻求美。德国著名哲学家、美学家、诗人席勒说“通过美的晨门，我们进入真的领域”。“美”及美学对医学之真的追求所产生的深刻影响，被越来越多的学者所重视，促使他们重新思考医学的本质，并尝试从美学等人文科学、社会科学更加广泛的视角，探索与研究医疗过程以及医疗结果的真实有效性，在医学与美学发展的历史中寻求医学与美学结合的基础与现代意义。

二 医学美学产生的科学基础

（一）美学为医学美学形成提供理论指导

1. 美学的研究对象 德国哲学家鲍姆嘉通在1735年发表的论文《关于诗的哲学沉思录》，首次提出要建立一门特殊学科——“美学”的设想。1750年，他出版以“美学”命名的书，从此开始了美学学科史，鲍姆嘉通也因此被称为“美学之父”。

但真正为美学学科奠定理论基础的是康德，因为康德从哲学的角度为审美判断确立了独立的原则。康德对美的研究，基于“趣味判断”的核心概念。在他看来，这一概念既不同于事实判断，也不同于价值判断。因为“趣味问题”，也就是关于一个事物“美”或者“不美”的问题，是一种情感活动，“趣味判断”也就是审美判断，是涉及人的“趣味”、“喜好”的情感断定。康德提出了“趣味判断”的四个原则，即“审美趣味的无功利性”、“无概念而普遍有效性”、“无目的的合目的性”、“无规律的合规律性”，揭示了“美”并非事物自身的属性，而是人与事物之间的一种“合目的性与合规律性”的统一体。

美学史上关于美学研究对象的界定，众说纷纭，很难达成一致，代表性的观点有以下四种：美学的研究对象是艺术，美学的研究对象是美的本质和规律，美学的研究对象是人与现实的审美关系，美学的研究对象是表现活动。这四种观点分别从不同角度对美学的研究对象进行了深入探讨，既体现了审美现象的复杂性，也有助于人们对美学这一学科进行全面的了解与认识。

相较于认知活动，审美活动的确显得更为复杂。因为审美不仅与人的活动直接相关，须臾离不开人的参与，美只存在于人与对象发生审美关系的时刻，依赖于人的审美经验；而且审美活动更注重审美主体的心理、感受；审美活动随时代、文化和个性的变化其产生的美或不美的感受与评价是不同的。美的现象只存在于人的审美活动中，以上四种观点虽有所不同，但也都离不开人的审美活动。所以美学的研究对象应该是人的审美活动，具体内容包括：审美活动的起源、审美活动的经验形态、审美活动的本质、审美活动的形式呈现等方面。

2. 美学的发展历程 概览西方美学史，在美学发展的不同阶段，其研究重点有所不同。古代，以什么是美的本质为核心；近代，审美心理学与艺术哲学取得了相对独立的地位；现代美学，美的本质被彻底否定，审美心理学与艺术哲学获得了最大的自由，而且技术美学等其他美学也纷纷产生；到后现代，审美心理学和艺术哲学本身的整体性被解构。但归纳起来，美学发展基本上沿着两个方向：或者是哲学思辨的，或者是科学实证的，德国美学家费希纳分别称之为“自上而下”和“自下而上”。两种研究方向各有特点，相互补充。

潜心于美的本质研究，对美学进行形而上学的思考始于柏拉图，这是美学诞生以来发展的一大趋向，但由于过分偏爱理论思辨的功能，以及思辨本身所具有的抽象性和概括性，限制了美学与人类现实生活的广泛联系，无疑会对美学的发展产生消极影响，美学转向不可避免。19世纪下半叶以来，美学研究出现了两个新变化：第一，“自下而上”的研究蔚然成风。费希纳大力倡导实验方法，人们更多地采用科学特别是心理学的方法研究审美现象，注重审美活动的记录、问卷、统计等。第二，形成了理论多元化的格局。后现代以来，美学不需要研究美学的所有对象，研究对象越来越小；同时，任何一个具体对象，不仅在美学视域被单线研究，而且被置于跨学科立体透视之中，研究对象越来越大。

美学研究的不断转向与学科本身与人的密切联系有关。现代美学研究由于从关注客体到关注主体，走向了关注人的全面发展的应用层面的研究，因而越来越多的应用美学得以产生。在物质文化系统方面，产生了劳动美学、技术美学、科学美学、企业美学、工业美学、商品美学、经济美学等；在人类生活和文化系统方面，产生了环境美学、城市美学、医学美学、心理美学、教育美学、人类美学、生命美学等。美学研究走向世俗，走向人的生活，审美的实用性、趣味性和娱乐性迅速发展。

美学已广泛扩散和渗透于人类社会生活的诸多领域，生活就是美，美与健康息息相关。只有以审美的纬度观察医学及医疗活动，以社会、人文与自然相统一的新理念开展医学研究，才能促进人类健康，提高医学自身的实效性，所以医学美学的研究不能偏离美学研究的基本原则。

（二）医学设定了医学美学的根本目的

1. 医学的目的与艺术化趋势 现代医学语境下的健康是由多种因素相互依赖、相互制约、相互作用构成的有机系统，要求从生理、心理及社会相结合的角度给予全面关注。为了达到“健康”这一根本目的，与此紧密联系的相关要素均应该成为医学研究的对象。人体的美丑、道德的善恶、社会适应能力的强弱既是健康问题，也是美学问题，全面而科学地理解健康概念更适用于“健”与“美”的结合，或者说用健美加以表达对医学会更加有意义。

希波克拉底说：“医学的艺术乃是一切艺术之中最为卓越的艺术”。从研究对象、研究内容和研究形式来看，医学具备艺术的特征，现代科学技术的进步，又为医学的艺术化提供了实现的可能性。首先，医学研究的对象——人体就是一件精美的艺术品。美学史表明，人们早就发现人体和宇宙是按照美的规律构成的，如人体的对称美、曲线美、功能的协调美等。其次，许多医学发现和发展开始于艺术或受到艺术的启发。例如在文艺复兴时期，医学与艺术就是紧密相连的，是艺术家达·芬奇开辟了人体解剖学研究的先河。总之，医学的目的与美的联系不仅被设定，而且被揭示出来并予以证明。正是因为现代生活中有了对美的高追求，才出现了整形美容外科及显微外科等新的医学分支学科，也才会有美容医学的产生。

医学实践表明：人类健康需要的不断提高，现代科学技术的迅速发展，挖掘、丰富了医学发展的内涵，使其艺术化特征日益呈现出来。现代医学使医疗过程不仅是科学过程，而且是人文过程。解除患者的不适与痛苦，保持人类的健康既需要运用物质的手段，又需要运用心理和精神的手段，从而也对现代医务工作者的综合素质提出了更高的要求，要求他们在掌握物质的、技术手段的同时，更要具备包括美学在内的人文知识以及社会科学知识。

2. 医学美学的目的 在新的人体观、预防观、疾病观、治疗观和健康观的指导下，医学人体美必然成为人类健康的重要标准，因为个体与社会对人自身的审美评价，很大程度上影响了个体的心理健康及社会合作能力。为了促使现代医学目标的实现，医学各学科以及医学与其他学科之间必须在宏观与微观、单学科与多学科、基础理论与临床应用等诸多方面相互交叉、相互融合。

“健美”成为整个医学，特别是美容医学的重要目的，是医学发展不容忽视的事实。美容医学的服务对象主要是求美者，似乎不同于传统的病人概念，但其根本目的，仍然是帮助求美者获得心理的完满状态及增强他们的社会适应能力，实现的是超越功能恢复的现代健康，这种新兴的医学实践须臾离不开美学与医学美学理论的指导。

邱琳枝、彭庆星主编的中外第一部《医学美学》专著于1988年由天津科学技术出版社出版，此专著的问世，标志着医学美学作为一门独立学科的确立，也为医学美学与美容医学整体学科的发展提供了基本思路。它的产生既与现代医学模式相适应，又顺应了现代科学发展的既分化又交叉、综合的趋势。

三 医学美学在医学实践中不断发展

（一）中国古代朴素医学美学思想与美容医学技艺的萌发

自有文字记事以来，我国就有许多关于爱美的记载。据记载，商·纣王时已经会配制“燕脂”。如马缟《中华古今注》云：“盖起自纣，以红兰花汁凝作胭脂。以燕地所生，故曰燕脂，涂之作桃花状。”我国在战国时期就已发明制作一些简单的日用化妆品，并广泛用于梳妆打扮，这是审美经验的初步积累。

1. 美容方药的出现 我国美容与中医药渊源很深，如湖南马王堆出土的我国现存最早的古医书《五十二病方》，其中就有关于中医美容方药的记载。随着社会生产力的发展，人们对美的追求范围日渐广泛，除开始讲究衣着装扮的不断改进外，对影响人体外在美的各种病症的治疗，以及从美化容貌的角度探索各种具有美容作用的方药，也更为人们和医家所重视。我国现存最早的一部药物专著《神农本草经》，详细地记载了数十味具有令人面色悦泽、抗老延年、润肤祛黑、辟体臭口臭、疗面疮酒渣、乌发生长、长须生眉、令人肥健、坚固牙齿、洁齿生牙、祛黑斑痣、祛息肉、祛疣赘等美容作用的药物。几乎同时代的《山海经》，收载了173种药物，其中也有不少是具有美人色、祛疣赘、疗痤疮等美容作用的药物。这些发明和记载为后世中医美容方药的发展奠定了基础。《黄帝内经》、《神农本草经》、《山海经》、《针灸甲乙经》、《备急千金要方》、《唐新修本草》、《太平圣惠方》、《肘后备急方》、《圣济总录》、《本草纲目》、《古今图书集成·医部全录》、《医宗金鉴》等历代医著，都有关于美容医药的记载。其中除了有广泛的医学审美理论记述外，美容技术实施也名目繁多，大致可分为药物美容、经络刺激美容、气功美容、药膳美容和手术美容五大类。

2. 美容术的产生 据史料记载，人体美容手术，最初都起源于耳环、鼻环、文身和人造瘢痕图案等形体装饰。在汉代以前，我国民间就有以审美为目的的穿耳戴环的生活妆饰。最初并非现代式样的耳环，而是腰鼓形状的，称之为耳珰。其佩戴方法也与后世不同，它是从耳垂孔直接横插进去，露其两端在耳外，以显其美。随着人类生活实践的发展，美容术也逐步产生并发展起来。公元前3世纪的晋代，美容术已有显著的发展，当时的名医葛洪著《肘后备急方》，当中就有用鲜鸡蛋清做面膜，治疗面部瘢痕的记载。以后又有以猪蹄熬渍和以鹿角熬成胶体状物做面膜等多种方剂和方法的记载。应用“医学手段”弥补生理缺陷，也时有发生。《晋书·魏咏之传》有：“咏之生而兔缺”（即先天性唇裂），他很苦恼，甚至为此曾产生“残丑如此，用活何为”的轻生念头。在他18岁左右时，经荆州一位名医“割而补之”，不久修补完好，并当上了该国的宰相，可以推测当时已有专职“治唇医师”。南宋的《小儿卫生总微论方》、明代的《疡医准绳》、清代的《疡医大全》等医籍中，都有唇裂修补的记载。康熙二十七年间，琉球国派魏士哲医师西渡我国福州，向名医黄金发学习唇裂修补术，回国后给皇室人员作美容手术。

唐代已有做人工“酒窝”的记载。唐诗中有“眉间翠细深”、“当面施圆靥”的佳句。徐陵在《玉台新咏序》中也有“北地胭脂，偏开两靥”（两靥即“酒窝”、“笑窝”）的赞语。所谓“当面施圆靥”，即开始是以某种化妆品用于“两颊点状靥”，以后即以手术“造圆靥”，但在中医书中对“靥”又有“痘痕”之解，在《普济方》和《卫生易简方》等医籍中还有许多“治靥方”。

南宋时已有装假眼的记载。据元末的陶仪所撰《南村辍耕录》记载，宋时“杭州张存，幼患一目，时称张瞎子，忽遇巧匠，为之安一磁眼障蔽于上，人皆不能辨其伪。”我国五代至北宋晚期，先后在贵族女性中还出现了“缠足”的“美容术”。据史籍记载，南唐李后主“令宫嫔窅娘以帛缠足，屈上作新月状，着素袜行舞莲中，回旋有凌云之态”。于是，宫女们竞相效仿，并很快普及到民间，到宋代已形成风尚。这种戕身求美的审美观给广大妇女的身心带来极大的摧残，直到“五四运动”之后，才逐渐灭迹。

我国美容磨削术起步也很早。北宋（公元992年）的《圣济总录》，记载了用玉磨治疗面部瘢痕的事例，这是现代磨削术的先导，以后的医著中也有类似记载。国外磨削术的最早报道则是在1905年，比我国晚千年。宋代的《使疗录》还记载了以中药瓜蒌调敷于面部的“佛妆”配方。说的是北方的少数民族，有人在冬月清洁面部后，涂上这种“佛妆”配方，待来年开春时取去，因面部“久不为风日所侵，故洁白如玉也”，这应该是我国创用“倒膜术”的开端。

我国元代有鼻梁修补术的记载。戴良所撰《九灵山房集》写道，闽夫长陈君临阵为刀斫其面，疮已愈，而瘠和鼻不能和，甚恶。及拜名医项彦章求治，项命壮士按其面，肌肉尽热腐，施治以法，即面赤如盘，左右贺曰“复效也”。这是中国最早的鼻梁修补术，距今已有700多年。

总之，中国传统医学美学思想与美容医学技艺历史悠久，几乎是与我国医药学同时产生和同步发展的，但因长期受封建文化的桎梏而未能得到应有的发展。而其中丰富的理论内涵与实践的经验，饱含着丰富的、朴素的医学美学思想，为现代医学美学与美容医学整体学科的形成与发展奠定了基础。

（二）国外现代美容医学技术发展梗概

1. 西方美容医学技术的发展与西方整形外科的发展密不可分　整形外科是战争的产物。两次世界大战，带来了大量将士的创伤畸形与缺损伤残，给医学提出了整形、修补或再造手术，以恢复其功能的要求。经过漫长的实践过程，手术方法不断创新，技能水平也不断提高，整形外科逐渐从外科学中分化出来，形成了独立的医学分支学科。同时整形外科的视野也因社会需求扩大到为先天性、感染性的畸形与缺损进行整形、修补和再造。从事整形外科的医师逐渐意识到，恢复和改善人体的自然形态，应该是整形外科医学实践活动的出发点和落脚点，整形外科在实践中得到了充实和发展。

随着新的审美需求的产生，并且这种需求与人的健康关系越来越密切，有些整形外科医师开始思考如何通过整形和再造的技术美化健康人的体态与容貌问题。如德国的矫形外科医师Jacques Joseph，利用业余时间进行健美手术设计；另有一些整形外科医师开始在秘密场所试做美容整形手术。这些举动，当时在某些国家被看成是不务正业，在相当长的时期内遭到医学界反对。直至20世纪50年代，国外某些有名望的整形外科专家施行美容手术，仍是一种“秘密”活动，唯恐遭到朋友及他人的嘲讽和耻笑。

2. 美容医学的形成　第二次世界大战结束后，英国、美国、日本和意大利等国家，开始注重发展生产、繁荣经济，使人们的生活水平不断提高，从而对自身体态和容貌给予了更多的关注，并引发了一系列心理、社会等方面的健康问题，要求通过美容手术改进体态、容貌的人与日俱增。整形外科医师开始转向美容整形专业，从事美容整形术的专业队伍日益扩大。1970年，某些国家的美容整形外科又开始从整形外科中分化出来，逐渐形成了独立的“美容整形外科”。

从学科发展的渊源看，整形外科、皮肤科、眼科、口腔科、颌面外科以及中医科的前辈们，都可谓美容医学的奠基人。1979年，在美国纽约成立了“国际美容整形外科协会（ISAPS）”，不久又出版发行了世界上首本美容医学杂志——《美容整形外科杂志》，美容外科专著也相继出版。随后美国、日本、英国等国家先后成立了“美容外科学会”，日本还出版了世界上第二本美容医学杂志——《日本美容外科学会会报》。经过从业者的不懈努力与追求，20世纪80年代，美容整形外科才逐渐得到国际医学界的普遍接受和重视。

此外，中国经络美容和许多中医药美容在国外美容医学事业中也占有显著地位。据报道，在美国、法国等国家的一些大城市和香港、澳门等地区，都相继设立了针灸美容院（部、室）。在1975年召开的第29届国际美容学会上，有位东方代表在会议上宣读了题为《经络美容法》的论文，与会者反响强烈。

国际美容医学联盟（UIME），1975年成立于法国，现有成员国21个，其中包括美国在内的“美洲美容医学会”（American Academy of Aesthetic Medicine，AAAM）成立于1999年，滞后于世界24年，滞后于中国9年。

（三）我国当代医学美学与美容医学的兴起与发展

1. 我国当代医学美学与美容医学的创立（1980—1990年） 1988年6月，邱琳枝、彭庆星主编的中外首部《医学美学》由天津科学技术出版社出版，为该学科的未来发展奠定了理论基础，是我国医学美学形成的标志。

《医学美学》出版之前，国内学界将艺术、美学与医学联系起来进行研究的不乏其人，也取得了些许成果。虽然这些研究是零散的，自发的，显得表象化，也缺乏系统性，但这些学者的研究对医学美学的确立和发展所起的作用却是无以替代的——提出了“医学美学”这一关键概念，为一门新兴的医学人文学科确定了名称，对学科具有奠基性作用。

医学美学这一概念及作为学科名称，被学界接受和重视，起始于有些学者大力倡导在医学教育中增强审美教育的想法。在1986年4月的“华东地区医学院校德育教学协作会议”（福州）上，邱琳枝、彭庆星、张建中正式提出，医学教学应该将德育和美育结合起来，这应该是医学教育界最早提出医学教育在强调“真与善”的同时，也要重视“美”的教育。这一提议得到多数与会者的支持，并决定编写一部《医学美学》专著，作为医学院校美育教材。同年的10月，在全国卫生管理教学协作会议期间（南宁），重点讨论了医学美学的教材编定及教学问题。1988年6月，邱琳枝、彭庆星主编的中外第一部《医学美学》专著得以出版。

我国当代美容医学整体学科的兴起和发展，既是我国传统美容医学精华的继承和发扬，又是当代医学美学理论研究成果和美容医学实践经验的总结，同时还是国外美容医学先进技术引入融合为一的产物。我国当代美容医学整体学科有其自身的特点：它由多学科同步发展汇流而成，主要包括美容外科、美容皮肤科、美容牙科等各种实用美容技术，也包括中医药美容、药膳美容、经络与气功美容在内的非手术美容技术等，而且更加强调美容医学的基础研究和理论研究。

2. 医学美学的系统化研究时期（1990年—） 彭庆星于1990年初关于医学美学与美容医学的学科定义、对象、任务及其学科关系的研究，以及他与赵永耀、孙少宣、李祝华等先后构想的医学美学与美容医学的体系结构模式，在2002年由江西省科技厅组织全国专家对彭教授主持完成的《医学美学与美容医学内涵及体系结构研究》项目进行鉴定，鉴定结论为“理论创新性强，具有较高的理论与学术价值，对美容医学事业和临床都具有广泛的指导意义。”开启了医学美学与美容医学研究的系统化研究时代。

这一时期的研究，总体上呈现出以下特点：

（1）紧密关注并指导临床实践，在促进美容医学形成的基础上，使医学美学成为独具特色的医学人文学科。随着医学实践的发展，医学领域相继出现了整形外科、颅颌面外科、眼科、耳鼻喉科、皮肤外科中的美容外科，口腔科中的美容牙科，皮肤科中的美容皮肤科，中医科中的中医美容、物理、化学等美容技术等。这些新型分支学科群的共同特点是以美化人体为主要目的，医务人员在具备医学知识与医学技术外，更强调必须具备一定的美学知识与审美技能，着眼于人的生活质量的改善，服务于人的全面健康。这一新的学科群即后来被学界认可的美容医学，促使有识之士在对医学及美学各自进行全面、深入研究的基础之上，对两者的关系进行了系统性、整合性研究，其直接成果即是对美容医学进行了学科界定，重点对它的研究对象、性质、任务和学科体系等进行了科学探讨，表现在两个方面：一是使医学美学成为独具特色的医学人文学科。医学美学以医学审美为核心，在医学研究与实践中引入审美视角，致力于医学与美学交叉研究，并以此作为医学与美容医学研究的基础；同时又采取医学与美学相结合的技术手段，研究医学领域中的美学现象、审美实施及其规律。二是明确提出“现实中健康的具有生命活力的人体美”是医学美学的核心，本学科以美化人体为目标，为人的美好生活提供服务。

（2）总结、提升医学美学与美容医学的研究成果，使医学美学日臻完善。一个学科的成立，必须有确定的研究领域，在人类的整个知识体系中形成自己要解决的独特问题，也必须形成与这项研究相适应的研究方法。医学美学在形成与发展中，逐步确定自己的研究领域——医学特别是美容医学中的审美活动，包括医学审美活动起源、医学审美活动的经验形态、医学审美活动的本质、医学审美活动的形式呈现等，重点探讨人的美（包括生理、心理、社会等方面的美，人类的审美意识，审美文化等）与健康的关系，挖掘、丰富医学内涵，回归医学本真。廓清了医学美学的研究对象——以医学与美学的基本原理为指导，采用医学技术与审美技能相结合的手段，以“塑造健康的具有生命活力的人体美”为核心，进行医学美的创造；主要任务及需要解决的问题——以健康与美的关系的研究为主线，找出医学与美学的契合点，着重解决医学及美容医学中的审美问题，深化医学本质，调整医学发展方向。正如美国约翰·霍普金斯大学副校长Lloyd Minor于2010年1月9日访问北京大学医学部时所说：“医学的最终目的应该是为人类更健康的生活服务”。

（3）建立医学美学研究中心，教学与科研并举，促进医学美学完善。医学美学是一个新兴的交叉学科，虽具有一定的前瞻性，但也带有新学科的共同弱点，如交叉区域的内涵与外延不够明确、学科边界尚需清晰、研究方法还嫌稚嫩等。由于主客观条件的限制医学及美学两个学科发展的重要价值暴露得不充分，被揭示得不够全面、不够深刻、不够系统。同时，相对于近代以来形成的医学发展以科技为主导的科学及社会背景来说，在发展初期，医学美学本身的地位与价值并不为大多数人（包括医界与美学界）所认识、认同，不可避免地受到忽视、轻视甚至排挤，所以其发展可谓是步履维艰。

医学美学发展中的这些问题，归根结底要依赖于基础和理论方面的研究才能得到解决，而对学科发展起着重要作用的基础和理论方面的研究，必须吸收最优秀的研究人员及教师，给他们提供相对纯净而稳定的研究环境，使他们集中精力进行研究。从现实性上讲，在大学建立研究中心（如1989年2月17日在江西宜春市成立东方医学美学研究所、2009年12月25日成立的北京大学医学人文研究院医学美学研究中心）是“低碳”高效的选择。

第二节　美容医学学科概论

我国的美容医学学科是伴随着当代中国医学美学学科的系统研究而同步发展起来的一门整体性医学学科。当代中国医学美学的宗旨是“以美化人体为实施目标”，提出了其学科的核心对象是“现实中健康的具有生命活力的人体美”。依据这一理论的指导，把一些原本存在于各“母体”临床学科中的新兴美容分支组合成了目标一致、体系日趋完整的医学学科——美容医学。

一 美容医学学科的定义、对象和学科基础

（一）美容医学的定义

美容医学（aesthetic medicine），即医学美容学（medical cosmetology）。何谓美容医学？彭庆星通过对各种观点研究与整合，认为美容医学“是一门以人体审美理论为指导，采取手术与非手术的医学手段，来直接维护、修复和再塑人体美，以增强人的生命活力美感和提高生命质量为目的的新兴医学交叉学科。”

（二）美容医学的研究对象

当代科学发展的重要特点是分析、阐释与综合、整合两个方向并行，符合这一科学发展趋势，医学学科逐渐分化出一些与维护、修复和再塑人体美相关的分支学科：如整形外科、颌面外科、眼科、耳鼻喉科、皮肤外科等医学学科中的许多相关理论与技术，经过整合形成美容外科；美容皮肤科从皮肤科分化出来；从口腔医学中逐渐自成体系的口腔医学美学与美容牙科学；理疗技术中的物理美容技术；中医学中的美容中医学；医院管理学中的医院审美化管理等。还有许多源于基础医学和医学人文学的医学美学、医学人体美学和美容医学心理学等方面的基础研究与理论研究。

这些分支学科虽源于不同的母体学科，却拥有一个共同的学科对象——现实中健康的具有生命活力的人体美；具有一个共同的学科目标——力求在健康的基础上，达到人的健与美的和谐与统一，进而达到美的崇高境界。

美容医学的研究对象是人的体形美（即人体的形态美）以及维护、修复和再塑其体形美的所有医学技能、设施及基础理论。“美容”作为人的审美需求，具有特殊的审美心理的内涵，所以美容医学心理学的研究和实施，也是美容医学的研究重要对象和内容。

（三）美容医学的学科基础

美容医学是一门应用性和技术性都很强的学科。与任何一门医学应用学科一样，既有与其他医学学科共同的基础学科，又有自身所特有的许多学科基础理论。这些基础理论学科的共同功能，构建了美容医学区别于其他医学学科的特殊基础。美容医学的基础学科，主要包括生物医学基础、医学美学（含医学人体美学）基础和美容医学心理学基础三个方面。

二 美容医学学科的基本任务和实施范围

（一）美容医学学科的基本任务

现阶段，美容医学学科的基本任务是：

1. 满足社会人群的爱美需求　充分运用现有美容医学学科中业已成熟的基础理论与实践技能，以最大限度地满足社会人群的爱美需求，促进人们的健康。这是美容医学学科当前的任务之一，也是美容医学学科得以繁荣和发展的动力源泉。

2. 不断完善美容医学的整体学科体系　虽然美容医学在我国发展迅速，但由于它成立时

间较短，其学科体系还不够完善和成熟。主要表现在：对其学科的内涵和外延还有待进一步的明确，各分支学科之间的融合与互补尚远未完成；与国际先进水平相比，各分支学科的学术理念、学科水平及实践精度还有一定的差距。以现代医学理念为指导，以“全人健康为本”，完善美容医学的整体学科体系，是关系到学科能否健康发展的重要任务。

3. 深入研究医学人体美学和美容医学心理学 经学者20多年的努力，在运用现代医学美学理论指导美容医学实践的过程中取得了显著的成效，但由现代医学美学理论派生和延伸的医学人体美学和美容医学心理学的研究尚缺乏深度。今后在探索美容医学实践技能的同时，还应进一步深入研究医学人体美学与美容医学心理学。

4. 充分借鉴并加大与相关学科的整合 科学借鉴各相关学科的知识和技能手段，不断丰富、发展和创新我国的美容医学学科，如整形外科学、眼科学、耳鼻咽喉科学、皮肤科学、口腔医学、医学生物工程学、艺术造型学等相关学科的知识和技能，均可根据美容医学自身发展的需要进行科学的借鉴。

（二）美容医学学科的实施范围

总结我国近些年美容医学的学科研究和实施状况，美容医学学科实施的范围大体有如下几个方面：

1. 对一些解剖结构及生理功能正常范围的某些不尽完美的状态，如单睑、塌鼻、上睑松弛、睑袋、面部皱纹、小乳、巨乳、眉形不佳、毛发疏密、局部脂肪堆积、雀斑及皮肤的粗糙、松弛和老化等的矫治。

2. 对某些无功能障碍而仅外观欠缺的先天性或发育性的畸形、缺损和缺陷的矫治，如唇形、腮裂、多指（趾）、鞍鼻、鼻翼畸形或缺陷、外耳畸形或缺陷、牙颌畸形、色素牙等的矫治。

3. 对各种损容性疾病的治疗。所谓损容性疾病，是指一些发生在机体各部位，特别是颜面部的影响外观的疾病，如痤疮、血管瘤、色素痣（斑）、面瘫、牙列缺失、牙体缺损、色素牙等。

4. 对一些疾病治愈后，虽然生理功能得以恢复，但外形尚未完全恢复的缺陷的再矫治，如对局部瘢痕治疗等。

5. 皮肤的美容护理。我国学者近年来的研究认为，文眉、文眼线及文唇线等文饰技术及各种护肤、护发等美容方法具有明显的医学特征，属美容医学学科的实施范围，并将这些美容技术归类为皮肤的美容护理方面。

6. 运用各种物理、化学技术和方法，如激光、冷冻、化学剥脱等施以美容治疗。

7. 在进一步加强医学美学理论的“指导性”意义的基础上，深入研究和发展医学审美手段在美容医学临床实践中的应用，使之转化为美容医学实施中的一种应用性“审美技能”。

8. 美容医学心理咨询与美容自我保健。这是美容医学实施中的一个崭新的领域，有待学者们进一步探讨和实施。美容医学心理咨询的内容，主要包括由于各种心理、社会因素的影响所造成的对自身之美的心理障碍，如审美心理的异常而追求奇异的外形美，不能正确认识、评价自身容貌、体态的美丑等。因此在维护和再塑人体的外形美的同时，还应帮助求美者树立科学的人体审美观，力求恢复其审美心理状态的平衡和社会适应能力的协调。

根据对美容医学实施范围的认识，目前国内学者将美容医学学科中的应用分支学科界定为美容外科学、美容内科学、美容皮肤科学、美容口腔科与美学牙科学、美容中医学、物理、化学美容技术、护肤美容保健和美容医学心理学等。

三 美容医学学科的美学特点

美容医学作为一门以“美”为核心的新兴医学分支学科，其根本目的在于实现“健”与“美”的和谐和统一。综观美容医学的整合学科内容及专科的临床范围，美容医学的审美具有如下特点：

（一）审美的科学性

美容医学是一门新兴医学交叉学科，它以人体形式美理论为指导，采取手术与非手术的医学手段，通过直接维护、修复和再塑人体美，以增强人的生命活力美感和提高生活质量，其审美具有科学性。

1. 必须具备各门医学“母体学科”（如整形外科、皮肤学、口腔医学、理疗技术、中医学等）的基础理论、基本知识和基本技能。

2. 应具备“母体学科”的一般基础以及与之相关学科的知识和技能，如颅脑、五官，妇产、儿科、泌尿、矫形、肿瘤等学科的基础理论与技术操作。

3. 应具备基础医学中的生物学、病原学、组织胚胎学、病理学、解剖学的基础理论。

医学人体美是将人体美置于医学的大范畴中加以研究的一种特殊的人体美，是人体的正常结构、功能、心理和社会状态上的一切美的总和。任何先天性、后天性、生理退化性及其他因素的影响，都会使人体美遭受破坏，美容医学的学科目的在于更好地运用医学手段去维护、修复和再塑人体美，达到身体、心理和社会的完美状态，它对人体的审美是以科学性为前提的。

（二）审美的无目的性与合目的性

美容医学的目的很明确，就是运用医学手段去维护、修复和再塑人体美，达到身体、心理和社会的完美状态，其审美的基本目的在于人体审美。但美容医学作为审美活动，与人类其他审美活动一样表现为一种无目的的合目的性。从表面上看，美容医务工作者的审美实施是一种物质功利活动，伴随着经济利益、健康需求、社会需求等功利性、目的性，而美的需求是其最直接的目的。但实质上，美容医务工作者对求美者的人体实施审美的过程，一定要努力摆脱各种功利性的束缚，超越所有感性与理性的羁绊，保有专注于审美创造的心理“澄明”状态，否则难以完成审美活动。现实中各种美容医疗纠纷的发生，多数原因在于医务人员在审美创造过程中渗入了过多功利因素尤其是经济利益。

（三）审美主体的互动性

美容医学的审美实施过程中，包括两个相互联系的审美主体，即美容医生和求美者，他们之间的审美影响着美容医学实践结果的最终审美评价和审美价值，因此两个审美主体在整个审美活动过程中始终处于一种互动的关系。这种互动性突出表现在两个环节：其一，美容手术方案设计的互动。其二，美容结果审美评价的互动。

（四）审美的专业性

美容医学是运用医学技术或非技术手段维护、修复和再造人体美的应用学科，与一般的审美活动相比，其审美活动有着很强的专业性特征。美容医学审美评价的依据是医学人体美标准，对美容过程、美容结果的审美评价是在专业技术评价的基础上进行的。

（五）审美的创造性

古希腊医圣希波克拉底精辟地指出：“在所有的艺术领域，医学是最杰出的；在所有的幸福之中，健康是最宝贵的。”作为美容医学工作者，仅仅独善其身是不够的，还应追求医学与艺术的完美。面对着千差万别的个体，美容医学工作者要遵循科学与审美规律，为每一位受术者周密设计，精心准备，潜心于医学审美创造，为更多患者的美学生活服务。

四 美容医学学科的审美意义和要求

（一）美容医学实施的审美意义

鉴于美容医学实施中的审美特点，医学审美主体在美容医学审美活动中往往表现出自主、主动、能动、自由度和创造性的特征，而这一切正是美容医学审美实施的基础。因此美容医学工作者在审美实施过程中，自由自主地选择美容医学审美实施对象，主动地构建医学美学审美对象，根据自己的理论、经验、想象构建自己的审美境界，而且能在一定条件下主动地创造医学审美对象，把自己的学识、经历、情感倾向融进审美创造中。因此美容医学实施有着重要的审美意义。

1. 正确诊断在美容医学实施中的审美意义 鉴于美容医学是包容中西医学理论与实践，融合众多“母体学科”分支而重新组合的新学科，正确诊断自然包括中西医两大体系的方法与手段。

（1）在物理诊断中四诊合参：物理诊断包括望、触、叩、听四大步骤，此乃医师的基本功。望、闻、问、切，四诊合参则是中医医师的基本功。建立在上述基本功上的诊断，是通过上述方法把所搜集、了解和掌握的各种临床资料加以综合、整理、分析、推演，从不同角度寻找其内在的联系，最后加以升华的复杂过程。如皮肤的色素性疾病，从表现上看，无非是色素增多、沉着，或者色素缺失。但涉及的病因则有近百种，对此应予以注意。

（2）在辅助诊断中锦上添花：现代医学中，辅助诊断手段日益丰富，并渗透到中医、西医两大体系之中。除传统的三大常规、X线检查、心电图、肝功能检查外，CT、彩超、磁共振等高技术手段不断加盟诊断领域。放射性免疫方法更为丰富。而电子、激光、微波、红外线、超声波、射流、放射性核素、纤维光学、超低温、高分子材料、电子计算机等新材料、新技术在美容医学诊断中的应用，对正确诊断，无疑锦上添花。

（3）在辨证诊断中整体统一：辨证，就是根据中医学的理论，运用整体恒动的观点，对四诊所得的临床资料，加以分析辨别，找出疾病的原因、病变的部位、病变的性质、发病机制，以及邪正双方的势态，为防治疾病提供准确的依据，这也是中医诊病的基本方法。除八纲辨证、脏腑辨证外，还有气血津液辨证、病因辨证、六经辨证、三焦辨证、卫气营血辨证等多种辨证方法。在美容医学审美实施中，只有辨证论治，才能有效维护人体的整体统一美。

2. 精心治疗在美容医学实施中的审美意义 美容医学专科的临床治疗涉及手术与非手术两大类，都必须对患者进行精心治疗，美容医学工作者务必做到提高技术，精益求精；医疗常规，严格执行；计划治疗，科学实施。

（1）提高技术，精益求精：学科基础的广泛性决定了美容医学工作者必须具备丰富的知识，良好的审美能力，高超的操作技巧，精益求精的治学作风。视野开阔，技艺精巧，治疗效果才能达到理想。善于学习，博采众长，对于技术的提高必定是相得益彰。

（2）医疗常规，严格执行：在美容医学专科实施中只有不折不扣地执行医疗常规，规范治疗操作，才能防止医疗事故的出现，减少医疗差错的发生。

（3）计划治疗，科学实施：美容医学工作者还应区别手术与非手术而分别制订出切实可行的治疗计划。对受术者来说，只有制定全面细致、切实可行的治疗计划才能保证手术的良好效果。良好的治疗计划既要考虑患者的全身情况，又要考虑局部情况，既要注意到有利条件，又要充分考虑手术中可能出现的意外情况。治疗中最简便安全而又能满足治疗的计划，往往是最好的方法。在对非手术治疗的接受者来说，选择合适的治疗同样重要。比如激光治疗、冷冻治疗、物理治疗、皮肤护理、中药内服治疗等，均应视患者的具体情况而作出选择，或选用单一方法，或联合应用多种方法，并在治疗过程中适时加以调整，方可达到最佳效果。

3. 细心护理在美容医学实施中的审美意义 美容医学专科临床护理除具有临床护理的共性外，也有着自身的个性。现代医学模式的确立，使人们建立了“三维健康”观念，护理模式由以疾病为中心转变为以病人为中心的整体护理。“见病不见人，护理矮三分”的情况也正在改变。毫无疑问，以人为本，身心并重，协调人际关系的新型整体护理模式更适合于身躯受损、心灵受创、社会适应不良的美容医学专科患者。细心护理体现在修复、塑造人体美以及维护人体美的护理操作之中，体现着中西医两大体系的特点，如中医护理中的顺应自然统一美、护理实施辩证美、情态调护愉悦美、饮食有节美等。又如接受手术者，术前要注意稳定情绪，保证睡眠，增进食欲，改善营养；术中要注意麻醉可靠，有效镇痛，体位固定良好；术后减轻痛苦与不适，防止并发症等。

4. 良好的专科管理在美容医学实施中的审美意义 美容医学专科管理的重要性日益为人们所认识。在美容医学的发展过程中，曾出现泥沙俱下，鱼龙混杂的现象，使得美容医学的专科管理也出现过混乱情况。这种混乱，轻则影响治疗效果，重则造成毁容，并诉诸法庭，造成法律纠纷，以至影响学科发展。良好的美容医学专科管理是审美实施的基本保证。

所谓美容医学专科管理，就是美容医学专科为了有效地实现某个目的而反复进行的一种“计划－组织－控制”的综合性活动。它主要运用科学的抽象思维来把握专科的本质规律，运用形象思维来实施管理，从而求得良好效果，完成它所承担的使命，实现三重功能的良性循环，是美容医学专科管理工作的根本目标。

美容医学专科与一般管理相比，既有共同点，也存在明显的区别。美容医学专科管理主要运用形象思维，通过形象对比、形象教育和情感体验，加深理解、提高认识，达到“计划－组织－控制”活动的有效实施。美容医学专科管理主要是一种形象的管理，是一种倾注情感的管理，也是一种富有艺术性的管理。运用形象对比、形象教育和情感体验等形式促进岗位责任制的实现，达到高雅、诚信、优美、专业化专科管理的具体目的。

（二）美容医学实施审美中的审美要求

1. 观察美容医学求诊者的心理变化 美容医学专科求诊者有着复杂的心理变化过程，美容医学工作者必须时刻观察其求诊者的特殊心理变化。

（1）影响美容医学患者心理的因素：爱美是人的天性，外貌美和心灵美的和谐统一是每一个人都向往和追求的。无论是那些天生面部或身躯有缺陷者，还是因后天性因素造成毁容致残的患者，爱美的天性是不会泯灭的。先天或后天的不幸遭遇不仅使他们失去外貌美，而且严重影响着他们的性格和个性的正常发展。一般来说美容者心理的主要因素包括：外貌畸形（约有52%个性异常），年龄因素（青春期最为复杂敏感），性别因素（男性比女性心理更异常），致畸原因（先天性患者对手术效果更易满意）。

（2）术中心理变化：患者在接受治疗时，心理变化也很明显，尤其在接受手术治疗时，更是如此。接受手术者对麻醉类型的选择很在意，在选择全麻时，他们害怕出现麻醉意外，害怕影响智力；选择局麻时，又害怕术中出现疼痛，或对手术中医护人员的操作有着莫名其妙的恐惧感。

（3）术后心理变化：美容医学患者接受手术后的头几天或一周时，常常表现得忧虑、抑郁、失眠、易激动等，害怕孤单以及对手术后换药过度敏感等。这是因为他们在术后换药前还不能确定手术后疗效如何，容貌恢复是否理想，常表现为急性情绪障碍或慢性情绪障碍，前者成年人比青春期患者更易出现。

（4）美容医学专科手术对象的选择：从专科的角度看，首先要考虑畸形的存在和解剖学上的矫正的可能性；但从心理学角度看则要考虑患者期待的现实性和经受不完美结果的可能性。美容手术有效但非万能，尤其对心理严重异常者来说，美容手术常常是危险的。值得关注的是，随着社会的进步，美容医学的迅速普及，以及心理治疗与康复的普及，使得美容医学专科手术对象选择的弹性增大，但谨慎合理地选择手术对象必定是美容医学健康稳步发展的保证。

2. 创建优美的美容医学专科环境　美容医学专科除具有一般性临床专科环境的特点外，还必须体现出自身的特点，使优美高雅、诚信与专业化的环境在审美实施中发挥得淋漓尽致。美容医学专科环境建设应从以下几方面入手：

（1）合理规划，整体和谐：目前的美容医学专科规模大小不同，一般可包括其中的几个部分或全部：美容医学门诊，美容治疗室，美容外科手术室，美容医学病区，美容医学研究部门等。在综合性医院中，专科的建筑一般纳入医院的整体规划之中，但应注意相对集中，突出特色。如招牌要醒目，要设立图文并茂的宣传栏等。有条件的专科，可因地制宜建造专科病房。不管是何种情况，都应重视建筑的艺术美，使建筑符合比例、均衡、韵律、和谐等形式美的规律，通过造型、房屋组合装饰、空间安排，使人赏心悦目，达到精神上的满足。尤其应注意空地绿化，创建条件设置小花园、铺草坪、置坐椅、建小亭，有利于患者的休息、散步。

（2）布局合理，色彩合宜：一般来说，美容医学专科门诊及美容室可选择临街或较为方便患者的楼层。有条件的单位可设立导诊或分诊护士。门诊病室不需太大，但室外应设置候诊区，有条件时可播放医学知识普及的录像或播放轻松音乐。美容室可分男女治疗间。美容室可适当装修，颜色以柔和淡雅为主。墙面浅绿或浅蓝。美容仪器设备摆放科学。一般应有宽大的镜子有助接受治疗者观察疗效。手术室最好专科专用，光线稳定，面积适中。清洁光亮，消毒可靠。电源安全，物品陈列有序。医疗护理设备配套。宁静无噪声或可播放轻松音乐。病房则应整洁、舒适、光线适中，空气清新，禁止喧哗，禁止吸烟，墙壁颜色淡雅柔和。室内绿化装点，室外空地花繁草茂，绿树成荫，绿草成茵。病房中还应设立娱乐室，健身室，康复理疗室，以利于患者在改善外貌的同时进行功能恢复与心理康复。

此外还应该培养美容医学工作者良好的职业道德，树立美容医学医疗护理整体观等，有关美容医学工作者审美素质的训练，在本教材后面章节中将有专门讨论。

第三节　医学美学的对象、任务和作用

医学美学作为一门医学与美学交叉的新型医学人文学科，经过一大批老中青医学和人文学者、专家的开创性研究，形成了较为完整的理论体系，医学美学的定义、对象、任务和作用也已经得到较为科学的界定。

一 什么是医学美学

医学美学立足于现代医学模式，明确了自身的学科定义、学科对象、学科性质、学科任务和学科体系等基本理论问题。

1989年初，英国《社会科学与医学》杂志主编PeterJ. M. McEwan致函询问“医学美学的概念”，并约请彭庆星教授为之撰文。该英文版杂志于1995年第8期发表了彭教授的《医学美学的兴起与展望》一文，为我国学者对这些问题的研究提供了思路。什么是医学美学？其研究对象是什么？

2003年彭庆星教授在“为了缔造人的生命活力之美”一文中，给出了医学美学的如下定义：

若从学科对象角度来定义：是在研究人的健康美的基础上，对医学领域中的一切美和审美及其规律的研究。若从学科宗旨及其创造性特征角度来定义：是一门研究和实施医学领域中的美与审美的一般规律，以发现和创造医学美的科学。其学科宗旨是调整和增进人与自然、人与人、人自身的高度和谐和统一，不断提高人的生存质量和生命活力美感。若从学科的医学应用性特征来定义：它是一门以医学和美学原理为指导，运用医学手段和美学方式的结合来研究、维护、修复和塑造人体美，以增进人的生命活力美感为目的的新兴学科。因此，医学美学既具有医学人文学科的性质，又具有医学技术学科的性质。

医学美学研究的基本对象，是医学领域中一切美和审美及其规律，即医学美与医学审美及其规律。其中医学人体美是医学美的基础，人的生命活力美是医学美的核心。

二 医学美学的任务和作用

（一）医学美学的任务

从医学美学学科的研究对象来看，它对医学审美观、医学审美关系、医学审美心理、医学审美思维、医学审美创造、医学审美评价、医学审美教育、医学人体美等都应进行较完整的论述与研究，从学科整体来说，具有以下基本任务：

1. 为维护和增进当代人类的健美素质提供理论基础和指导 随着人们基本需求的满足，人们生活水平的极大提高，美的需求必然产生。医学美学就是顺应时代的要求，为了满足人类对自身美的追求，在健康这一基本需要的基础上，探讨两者之间的辩证关系，为维护和增进当代人类的健美素质提供科学、系统、坚实的理论基础和指导。

2. 为健美医学（第四医学）提供理论支持 建立在生物-心理-社会相结合基础上的现代医学模式，促进了健美医学（第四医学）的诞生。从治疗医学、预防医学、康复医学发展到健美医学，是医学的进步。医学美学为健美医学提供了“形而上”的理论支持。新的医学模式下的医学实践，需要多学科合作与配合。医学美学与医学伦理学、医学心理学、医学社会学等医学人文学科向医学领域渗透的趋势越来越强，并在医疗实践工作中起着越来越重要的作用。在新的健康观念下，医学除了继承救死扶伤、防病治病的使命外，还需要将人的病态改变为常态，将常态改变为美态，从更高的层次上提高人体生物、心理和社会的完满状态。而运用美学和医学的一般原理，研究医学美人体美、医学审美和医学美感的学科——医学美学也就理所当然地走进新的学科领域，为美容医学等健美医学提供指导。

3. 为医学审美提供科学的方法论指导 审美是指主体对客观事物的能动反映，是人们在社会实践中逐步形成和积累起来的审美情感、认识和能力的总和，它是人类区别于动物的重要特征之一。医学工作者只有牢固掌握美学和医学美学基本理论以及科学的医学审美方法，才能树立正确的审美观，形成科学的审美标准，培养对美和医学美的感知力、鉴赏力和创造力，塑造完美人格。也只有这样，才能有效地提高医务人员的审美素质，培养医务人员的高尚美德以及建立和谐的医患关系。显然医学美学可以为医学审美提供科学的方法论指导。

现阶段医学美学的任务重点主要是以下四个方面：

第一，继续深入、系统地研究美学与医学美学理论，为我国美容医学整体学科的建设提供理论依据。

我国现代医学美学学者关于美容医学学科对象“医学人体美”的研究，为我国美容医学学科的形成提供了理论依据，但这一理论依据仍须深化和丰富。

第二，注重对美容医学各分支学科的美学研究，以更好地指导美容医学实践。

美容医学的各分支学科主要是指美容外科、美容内科、美容皮肤科、美容牙科、理疗美容、中医美容和美容护理、美容保健学等。这些分支学科已相继有了本学科的专著，逐渐形成了自身的体系，但由于学科还不够成熟，特别是对各分支学科的美学研究还较薄弱，尚需进一步做深入的探索。例如我国学者曾将“人体美黄金律”这一医学美学的原理广泛地应用到各种美容手术的设计和操作过程中，大大提高了手术的美容效果，今后还需要更多的医学美学新理论来指导美容医学的实践。

第三，加强医学与美学的双向融合。主要是两个层面，一是把医学美学学科研究的面扩大到医学领域的各个方面去，鼓励医学美学理论研究者们深入到医学第一线去，以解剖和认识各门医学领域中的美学问题；二是倡导更多的医学研究者学习美学理论，增强艺术修养，自觉地以美学视角探讨医学领域中的各类问题。

第四，加强对医学审美教育的研究和实施。医学审美教育包括医学审美教育工作者、被教育者与医学审美教育环境三个方面的研究和实施：

（1）医学审美教育工作者：自身的审美素质、修养与教学能力。

（2）被教育者：首先是医学美学、美容工作者，其次是广大医务工作者，再次为美容患者。

（3）医学审美教育环境：①学校教育环境：设施、教材、设置专业；②继续教育环境：各种学习班；③美容环境：医患关系，环境关系，审美教育。

（二）医学美学的作用

1. 医学美学理论指导着我国美容医学的整体学科的形成 美容医学的学科对象是医学人体美，其学科目标是为了帮助人们实现对美的追求，力求实现健与美的高度和谐统一，从而提高人的生命质量和生存质量。这一理论观点一经提出，就在国内取得了广泛的共识，在国外也产生了一定的影响。由于这一理论的提出和引导，原本存在于医学领域中的一些母体学科（如整形外科、皮肤科、口腔医学、理疗技术、中医学等）中的有关对应分支（如美容外科、美容皮肤科、美容牙科、物理美容、中医美容等）就顺理成章地重新组合为一个新的整体学科——美容医学。

美容医学整体学科中的各分支，虽然都是来自各相应的母体学科，但是一经组合，其学科效果已不是1+1=2，而是1+1＞2了。例如美容医学中的美容外科，与原有整形外科中的美容外科相比较，在以下三个方面体现了明显的发展：其一，医学美学的理论指导作用从自发走向自觉，力求按照人体审美原则来实施各种美容手术；其二，我国医学美学理论研究以及美容心理学研究的最新成果得以应用，已使美容外科工作者开始在临床中，自觉地按照生物-心理-社会医学模式实施自身的医疗行为；其三，已将口腔颌面外科、皮肤外科中的一些能达到美容目的的各种手术，纳入美容医学中的美容外科范围之内，从而扩展了现代美容外科学概念的外延。

2. 医学美学理论对美容医学中的各种技术的应用提供了理论指导 众所周知，黄金分割律是传统美学中的一个古老课题。20世纪80年代，我国医学美学工作者联系医学实际，挖掘了这一古老的美学课题，科学地揭示了“医学人体美”的奥妙，提出“人体美是黄金分割律的天然集合”的原理，并广泛地运用到各种美容手术的设计和操作过程中，大大提高了手术的美容效果。例如各种创伤急诊的清创缝合，已注意到创口缝合的美学要求；各种常规手术切口和术式设计等已考虑到其美学特征；过去一些不危及生命的病症不受到医学的重视，而近年来对一些损容性疾病的研究受到了关注等。

3. 医学美学理论是美容医学学科建设与发展的理论基础 医学美学与美容医学有着共同的学科目标——增进人的生命美感；都有着共同的学科对象——医学人体美；都有着共同的发展历史。20世纪80年代中期以来，两个学科得以同步发展。我国20多年的学科实践证明，医学美学理论是美容医学的学科建设与发展的基础。可以说没有医学美学，也就没有美容医学。诸如美容医学诊疗及疗效评价方面的审美研究，预防医学、康复医学、疗养医学中的审美研究，整体护理和护理操作方面的审美研究，医疗机构建筑物、医疗环境等审美研究，医疗设备、仪器的造型、性能的使用操作方面的审美研究，医疗操作规程等的审美研究，医务人员美育的课题研究，继续进行的医学人体审美及维护、修复、改善、塑造人体美的理论与技艺课题研究或参与研究，医学审美心理研究，提高审美技能的途径与方法的研究，医疗保健和健美理论与技艺研究等。美容医学学科建设与发展的研究课题，也是医学美学应该研究的领域。

医学美学的应用价值研究，是医学美学的生命力之所在。特别是“中华医学会医学美学与美容学会”成立以来，经过国内广大哲学、美学、医学和医学人文学者的共同努力，关于医学美学与美容医学的整体学科研究不断深入，正逐步走上系统化、规范化和科学化的轨道。医学美学是一门应用学科，理论与应用相结合是它的学科特色。例如关于医学美学和医学美容学（美容医学）的定义、对象、任务和体系结构的研究；关于医学人体美与艺术人体美的联系和区别的研究；关于中国美貌人群颜面X线三维测量的研究；关于面部浅层肌膜系统（SMAS）的解剖学——美学研究；关于人类牙弓𬌗曲度的研究；关于人体黄金律及其美容临床应用的研究；关于美容内科学定义及其临床范围的研究；关于医学美育和医务人员审美修养的研究等，都离不开医学美学的指导，都从不同角度指导着各种医学审美的实施。

4. 医学美学理论为医学研究提供科学的世界观 世界观是人们对世界总的根本看法，决定人们分析问题、处理问题的方向。坚持人是知、情、意的统一整体，是医学美学成立的基础，这是一种系统的世界观、人体观，既符合现代医学模式，又在现实中为落实整体医学模式找到了一个途径。现在的医学美学不仅用于美容医学，而且被广泛应用于其他医学领域。如前所述各种创伤急诊的清创缝合，已经注意到创口缝合的美学要求；各种常规手术切口和术式的设计等，同样也考虑其美学特征；过去对一些不危及生命的病症未予以重视，而近年来对一些损容性疾病的研究受到关注等。从现阶段的总体情况看来，虽然医学美学的理论指导作用主要在美容医学的临床实践中体现得更为自觉、更为突出，并已发挥了其应有的学科功能，明显地体现了医学美学理论与美容医学实践之间的指导与被指导关系，但是发挥医学美学对整个医学的指导作用是大势所趋。

三 学习医学美学的意义

（一）学习医学美学是落实党和政府教育方针和政策的需要

党和国家领导部门多次做出了关于加强学校美育工作的指示，颁发了一系列文件。1999年，党中央、国务院颁发的《关于深化教育改革，全面推进素质教育的决定》中，再次明确地提出了培养"德、智、体、美全面发展的社会主义事业建设者和接班人"的要求。《中国教育改革和发展纲要》中，也曾明确指出"美育对于培养学生健康的审美观念和审美能力，陶冶高尚的道德情操，培养全面发展的人才具有重要作用"。国务院原副总理李岚清在《深化教育改革 全面推进素质教育 为实现中华民族的伟大复兴而奋斗》一文中强调指出："美育，是党的教育方针的重要组成部分，是对青少年进行全面素质教育的重要内容。"显然，党和国家关于美育工作的大政方针已定，医学生的审美教育势在必行，医学教育工作者应抓住机遇，认真实施。

医学生的审美教育，除进行普通审美教育外，还应结合医学专业的特点，加强医学审美（即医学美学）基本知识的教育。建议有关政府部门组织专题调研，制发一个指导全国各级各类医学院校开展不同层次的医学美育的纲领性文件。通过文件的指导，使全国各医学院校全面、准确、深入地认识医学美育课在加强医学生素质教育过程中的必要性和紧迫性。并建议制定全国统一的《医学美学》等课程的教学大纲。优化医学教育课程结构，根据世界许多发达国家的教育提供可借鉴的经验，当前我国医学院校优化医学教育课程结构，开设以选修课为主的医学审美课程，是实施医学审美创造美育的切实可行的途径。

我国目前医学院校可开展的医学审美选修课程大体有三类：第一类：普通美育课程，如美学原理、艺术原理等。这类普通的美学类课程可以帮助医学生树立正确的审美观，掌握系统的美学理论知识，提高医学生审美鉴赏力，为医学审美创造能力提高打下坚实的理论基础；第二类：医学与美学交叉课程，可称为医学美学类课程，如医学美学概论、美容医学基础等。这些课程，系统地阐明了医学中蕴涵的美学思想，具有较强的针对性。通过学习这些基本理论，使学生了解医学美学各学科的性质、对象、任务、机制、基本技巧、思维方法等。了解医学美学在各学科具体医学审美实践中的实现，从思想上、理论上提高医学审美创造的自觉性；第三类：蕴涵审美因素的课程，如数学、生理学、解剖学、伦理学等，尽管有特定内容，但都包含美的因素，都可直接或间接地成为美育的途径和方法，成为课堂审美教育不可缺少的组成部分。

（二）学习医学美学是培养具有创新性完美人格的有效途径

学习医学美学是医学人文素质教育的一个极为重要的内容和手段。医学归根究底是一门"人学"，加强当代大学生的医学审美教育应是题中之意。而医学审美教育对于造就跨世纪的高素质医学人才具有不可替代的作用。通过美学和医学美学学习，可以使医学生、医务工作者掌握美学和医学美学的基本理论、基本原理，树立正确的审美观，形成科学的审美标准。正确的审美观的树立和科学审美标准的形成，可以提高医学生、医务人员的审美素质，从而培养医学生、医务人员的高尚美德，有利于建立和谐的医医、医护及医患等各方面关系。更为重要的是，通过学习美学与医学美学知识，可以塑造具有创新能力的完美人格。

1. 树立创新的理念 医学美育始终贯穿着一种创新意识的教育，学习医学美学，对于进一步开发当代医学生、医务工作者的智力与技能，培养和训练他们的创新思维并促进创造型医学人才的形成，有着不可忽视的积极作用。一个人的创造活动是建立在创新意识的基础上，一个缺乏创新意识的人，不可能有创造性的行为和实践活动。通过医学美学的系统学习，让医学生、医务人员欣赏医学创造美，感受医学审美创造的成就，激发他们创新意识形成，并在以后的医学科学理论研究与实践活动中始终保有这种意识。任何科学的发展离不开创新，更离不开具有创造性思维的人才。医学审美创造是医学审美创造思维和实践的产物，是人类创造力最明显、最生动、最完善的体现。塑造创造性人格是医学审美创造美育的出发点，也是医学审美创造教育的目的。

2. 培养审美创造能力 审美创造能力是审美素质重要的组成部分，它是指人们在审美实践的基础上，自觉地按照美的规律去创造具有审美价值事物的能力。医学审美教育的内容之一，就是要通过各种有效的形式和手段，提高医务人员的审美创造力，尤其是对医疗环境美、医学社会美（如高超的医疗技术、高尚的医德、优质的服务、科学的管理等）、医学技术美（如医疗、护理、检测艺术）的创造能力。只有通过学习获得这些能力，才能构建防病、治病、维护健康的最佳服务措施，促进个人与社会群体健康水平的提高。

3. 创新精神是个人全部知识、智能、情感结构的最高层次 首先，医学审美活动与单纯的医学实践和理性反思有重要的区别，它是一种高级的、社会的情感活动，具有一种渲染人的心理状态的作用，而心理状态是审美过程向人格特征过渡的中间环节。医学审美创造主体一般都是具有优秀人格的人，都有从事创造活动所必需的人格特征：强烈的责任感、荣誉感、进取心、合作精神，他们往往具有强烈的好奇心、浓厚的兴趣、饱满的工作热情、客观全面的认识风格、独树一帜的见解、敢于冒险勇于挑战的精神以及稳定的情绪、乐观的精神、宽厚的态度等。医学审美创造的美育往往通过形象性教育、情感性渗透等环节，诱导医学生、医务人员去探究、模仿、追求创造性人格，在获得外部情感力量的基础上强化或移化自我性格，从而向创造性人格接近，促进自我创造性人格形成。其次，医学审美创造美育还重在引导医学生在审美创造实践中塑造创造性人格。审美创造实践是审美活动的最高层次，在这一层次，人的美感活动自觉而又自由。在医学审美创造实践中，医学生不是被动地承应对象的影响，而是化被动为主动，通过想象，积极创造对象，并在创造对象的同时创造自我。医学审美创造的教育贯穿在大量的具体的审美实践活动中，通过学习，引导医学生无数次地投入到美的世界和美的创造中，这是自由的创造，是个人本质力量的外在显现。一般说来，个人的知识结构和精神素质对创造的结果有直接的影响作用，因为任何创造活动都以个人的知识结构与精神素质为依托，所以丰富并调整个人的知识结构，历练个人的精神品质就显得尤为重要。

4. 开发医学生和医务人员的智力 掌握一定的医学美学知识，加强形象思维的训练，可弥补医学生及医务人员形象思维的不足，这对于丰富抽象思维和逻辑思维，促进形象思维和抽象思维的有机结合，充分发挥两种思维的作用有极大的帮助。它可以使人的智力得到更大限度的开发，挖掘当代医学生的创新潜能。而且可以通过培养医学生健全的医学审美世界观，养成一定的文化素养，对德、智、体等其他各种教育起到渗透协调作用。学习医学美学，事实上已经成为弘扬新的医学人文精神、协调社会发展的重要渠道，成为知识经济中创新能力培养的重要途径。

当代医学生存在医学审美误区，表现在医学审美趣味的媚俗性、医学审美判断的盲目性、医学审美对象的选择倾向于流行性以及医务人员形象审美注重外在包装，忽视内在素质的提高等方面。必须提高认识，走出误区。学习美学与医学美学知识，并在实践中养成完美的人格，进行自由创造是两条有效的途径。知识越丰富，实践能力越强，就越能使人放弃掺杂着欲望与俗念的低级情感，越能提高自己，锤炼自己，净化自己，陶冶自己，最终使自己的人格日臻完善。

（三）可以满足医学生、医务工作者医学审美的迫切需要

医学审美是人类在医学活动实践中积累起来的认知、情感和能力，它包括审美感受、审美观念、审美理想和审美创造等一系列心理活动。

《临床技术操作规范·美容医学分册》中明确规定："在美容医学临床技术操作中，医学审美不仅仅是一种指导原则，还必须成为一种医疗操作技能，并贯穿于其实践的全过程"。

1. 医学审美是一种对人体美的直觉。它与人的心理因素息息相关，其中包括人格特点、社会心理背景、个人审美习惯等方面。因此在美容医学临床护理审美的操作过程中，一定要顾及就医者的心理因素，把握审美技能、心理技能与临床技能三者的综合实施这一重要原则。在这三者中，医学是基础，心理是条件，审美是核心。这是每一位美容医师的必备条件。

2. 不断提高医学审美技能的水准。美容医者的医学审美技能水准，是建立在其对医学人体美学要则的深刻理解和长期临床实践的基础上的，是反映其医疗水平高低的表现之一。医学人体美的要则主要有对称、比例（如黄金定律等）、对比、协调、和谐、整体性和多样统一等形式美规律，以及对色彩、亮度、层次和角度的掌握。医疗美容专业技术人员，应将上述理论与规律运用于美容医学临床审美的始终，并不断总结提高，才能使自己的医学审美技能日臻完善。

3. 在临床审美实施中贯彻整体性原则。对人体健康状态和审美评价整个过程都应遵循整体与局部并重的原则，既重视局部美化，也不可忽视整体的审美和健康。

4. 审美具有极强的社会特性。作为社会的医疗美容专业人员，应了解人体审美的社会流行性，如体形、眼形、脸形、眉形、鼻形等的造型变化，以及不同职业、不同年龄的差异。但绝不允许任何损害人体功能而一味追求时尚性，甚至追求改变人种的面型等错误做法。

美容医学专业人员既是美容医学活动中的主体，又是审美的客体，他们除需要有医学专业工作者所必需的基本素养外，更重要的是从外表至内心应给社会、人群，特别是求美者以直接的美感，这是美容医学专业人员必备的知识和素质。作为称职的美容医学专业人员，对美应充满激情与执著追求，有塑造自我美的能力，根据年龄、性别、职务、性格等自身特点，展示出或雅静端庄美或青春活泼美，使自己成为人们心目中美的使者。要达到这一目的，内在美上，必须学习美学与医学美学等理论知识，并在艺术欣赏与艺术实践中提高自己的美学修养；外在美上，要学习形体美、服装美、修饰美等，并进行相关训练。只有自身美丽的人，才会感染爱美者，激发其对美的渴望与正确认知，使爱美者树立信心，产生信任。不难想象，请满脸是青春痘的人做皮肤护理师，请五官不端正者做美容外科医生，让大腹便便者给人做减肥治疗，其效果如何。美容医学需要医者与患者进行充分的面对面交流、沟通、疏导、指导。作为现代美容医师必须具有医学审美的意识和能力，否则就不是一名合格的美容医师。

审美具有一定的调节功能。现今社会，人与自身、人与自然、人与社会，极易出现失衡、失谐、失调等心理状态，审美调节就是通过一定的审美诱导、渲泄、转移等心理过程，调理审美主体与客体关系，使之趋于缓和、和谐、平衡。

（四）学习医学美学对满足人们特别是美容求美者的审美需求有着极为重要的意义

2002年国家劳动和社会保障部所做的《中国美容就业调查报告》表明，目前我国已有2000多万人从事美容或相关行业。据国家工商联的统计，到2003年底，全国有美容院154万家，全国城镇美容业创造的总营业额为1680.4亿元，全国城镇平均每个美容就业者创造的营业收入为2.14万元。全国城镇美容业年产值占到全国GDP的1.8%，并且以每年20%的速度增长。而全国政协委员、《中国美容时尚报》社的社长张晓梅，告诉记者的数字更令人吃惊：目前全国的美容店总数已超过169.8万，就业人数超过1200万，每年新增就业人数近100万，年产值超过1848.44亿元。中国美容业是第三产业中新生的民营经济形态。

根据政府的统计，目前全国有1万多家医院开展了美容手术，北京拥有美容手术执照的医疗中心，从2003年的57家激增到2004年3月的100多家。中国医学科学院整形外科医院每天要做50例美容手术，是3年前的两倍，是1999年的3倍；上海第九人民医院去年为25000人做了去皱、抽脂、割双眼皮等整容手术。未来5年内，美容业总产值将翻番。据估计，到2010年，将接近5000亿销售额。城镇人口月平均美容花费（1680.4/47731/12）×100%=29.33（元/月）。中国城镇平均每位美容就业人员目前承担着52位城镇人口的美容消费需求（流动人口）。

背景材料：网上一篇题名为《人造美丽，能产生多少经济效益？》的文章介绍：一家投资类杂志说，2001年全国高校毕业生的求职花费人均约为1500元，而2002年猛增至人均6800元。这些白花花的银子中，有一部分是流入了美容院和整容医院。据公开报道，中国医学科学院整形医院，每天接受手术最多可达100多例，仅今年的高峰期就突破了1000例。而在德国，每年大约有8万人出于职业上的原因让外科医师做整容手术。据经济学家们研究分析，发现全国美容市场的产值占第三产业产值的5%以上。充分说明，我国的“美容经济”正在成为房地产、汽车、电子通讯、旅游四者之后的“第五大消费热点”。所以说，当代人们的审美需求是非常巨大的。

医学美学与美容医学的创立本身，就是审美需求高涨的必然产物。学科面对的是具有生物、心理、社会、文化、时空等多种因素组成的、具有审美特征的生命有机体。在医学审美实践中，既要保持人体的自然完整性，又要满足审美对象的文化需求；既要塑造人体的个性美，又要促进审美对象良好地适应群体；既要解除人体的病痛，又要达到审美对象的审美愉悦等。要解决如此众多的关系和冲突，单凭传统学科的力量是难以胜任的，医学美学的兴起和发展及时地解决了这个审美需求的“瓶颈”。

（五）学习医学美学对医学美的创造有着方法论上的指导意义

美，只有被用来为人的医疗、预防保健服务时才成为医学美。医学美贯穿在医学理论、临床医疗、美容医学、预防保健、医疗管理乃至整个医学领域。医学美学既从理论上不断揭示了人体的自然基础以及维护与塑造人体美的一般规律，又在理论指导下从事维护、修复和塑造人体美的实践。医学美概念的外延基本包括两个方面：一是人体美及其健康之美，即医学人体美；二是维护、修复和塑造医学人体美，增进人的生命活力美感的一切医学现象，包括与之有关的一切医学技术实施、医学审美理论、医学审美行为、医学审美环境和医学审美关系等。

从医学美的内涵来看，它是存在于医学领域内诸多美的总和，它是关系到医疗预防保健，且有益于人的身心健康的种种感性形象和理性形态。因此在医学美概念的内涵上，可分为感性美与理性美两个方面，所以学习医学美学对医学美的创造具有方法论上的指导意义。

（六）医学美学是美容医学专科医师必备的知识和技能

现代国际著名整形外科大师米拉德教授曾说："美容外科是整形外科高度发展的尖端学科。这个学科的医生必须具备三个条件：①坚实的整形外科基础；②精湛的整形外科技巧；③一定的美学知识素养，三者缺一不可。"《临床技术操作规范·美容医学分册》一书中开宗明义："美容医学临床技术操作，是以医学美学和美容心理学为指导，运用药物、手术、医疗器械以及其他具有创伤性或侵入性的医学手段和方法，对人的容貌及各部位的形态加以修复和再塑，以达到维护人体健美为目的的一类医学技术"。规范美容医学临床技术操作的基本原则之一就是医学审美原则。

"第二届国际医学美学美容学术大会"论文汇编（2002年7月）中，提出了21世纪美容专科医（技）师的专业基本知识、基本技能要求和目标是：

（1）具备一般临床医（技）师的基本知识和基本技能。

（2）具备当代业已确立的美容医学整体学科中的某一门或两门分支学科（如美容外科、美容皮肤科、美容牙科、美容中医科和美容医疗技术等）的临床基本知识和基本技术。

（3）具备医学审美的基本知识和基本技能。

（4）具备美容医学心理学基本知识和基本技能。

（5）具有良好的美容医学职业道德品格和职业形象。

现代医疗美容实践不能没有医学美学的参与，而且医学美学越广泛，越深入地参与这种实践，所取得的成效就越显著。在医疗美容实践中，既存在医学水平的问题、医德问题，也有美学问题。例如当一个大面积烧伤患者出现在医生面前时，医生在检查了解病情的基础上，首先考虑如何挽救生命和减少患者痛苦，同时还应该从医学审美的角度考虑，怎样才能减少患者的外露面积，特别是颜面的变形，能不能在患者身上取皮移植？如果不能，就借助现代科技成果提供人造皮瓣。医生审美认识和医学审美能力的高低，将直接关系到治疗效果。修补生理缺陷，美化健康人的形体、容貌，高明的医术是不可缺少的，但这种修补并不是纯医学、纯技术性的，同时需要很高的医学美学修养。如医疗美容实践要求医生善于掌握整体美与局部美的辩证关系，了解比例、对称、均衡、节奏、主从、多样统一等形式美规律。

医生的审美创造能力与审美预测能力等审美素养必须有对医学美学理论的理解，对自然美、艺术美、人体美的长期知识与经验积累，以及长期的美容外科手术实践效果的反馈，只有美容理论、审美实践的完美结合，才能使我们的医学审美实施达到一个较高的层次。

第二章 医学美感经验

研究审美活动必然要讨论美感经验。美感经验又称作美感。本章主要介绍美感的基本内涵，美感产生的生理条件、心理基础和社会根源，概述美感的一般特征及其基本形式。在此基础上，讨论医学美感的产生与发展、医学美感的特点、医学美感的生理心理条件和社会基础、医学美感在医学发展中的作用。

第一节 美感及其基本形式

一 什么是美感

（一）美感经验是审美活动的唯一标志

在日常话语中，我们经常把美和美感这两个概念混淆起来使用。面对一处美景，我们情不自禁地发出感叹："真美啊！"这里的美既肯定了此风景是一个美的事物，同时又表达了观赏者内心对美的真切感受，即感觉或体验到此风景的美。但在美学范畴中，美和美感是两个既相区别、又相联系的概念。一般来说，美主要描述对象存在的审美特征或属性，而美感则主要指主体内心的一种特殊的感觉经验或者一种特殊的意识。美感有广义和狭义之分。狭义的美感指审美感受，是由审美对象引起的一种精神上的自由愉悦和精神满足。广义的美感则是包括审美感受在内的审美意识活动的各个方面和各种表现形态的总和，又称为审美意识，它是审美主体在观照审美对象时所产生的感受、体验、认识和评价，其具体内容除审美感受之外，还包括审美趣味、审美观念、审美标准和审美理想等方面。这里主要是从狭义的方面来探讨美感的内涵。

狭义的美感，从心理感受上说，就是审美活动（包括艺术创造或艺术鉴赏）发生时所产生的一种独特的心醉神迷的瞬间经验，它产生于客观美的属性与审美主体的审美观念的相互碰撞，首先表现为由审美对象引起的审美主体的一种精神上的自由愉悦和精神满足，即审美快感，这种审美的快感是人的情感，不同于情绪。情感与情绪是人的感情生活的两个方面，情绪是机体的感觉，较为原始，而情感则是文化的方面，包含有观念的因素，情绪为人类与部分动物所共有，情感则是人所独有的，它不仅区别于动物性的生理快感，而且也有别于人的理智感、道德感等精神情感。

无论是狭义的美感经验还是广义的美感经验，它的形成过程，就是审美活动过程，美感是审美活动过程的结果，美感经验是审美活动和美的现象的唯一见证和标志。

（二）美感与快感

美感最显著的特点，就是它能给获得美感经验的人以极大的快感。快感就是人的整个心灵与身体都具有巨大快适感，既指肉体感官上的舒适感，也指精神上的愉悦感和自由感。关于“快感”这个词语，有人认为其仅仅是指肉体感官的舒适感，不包括精神上的愉悦感和自由感，把精神上的愉悦感和自由感排斥在快感之外，这种观点把“快感”作了庸俗化的理解。人类与动物都有快感的体验，但动物只有生理快感，人类除了具有生理快感之外，还有建立在社会实践和社会生活基础上的心理快感和社会快感，这种心理快感和社会快感统称为精神快感。审美快感属于人类的精神快感，它与生理快感有着根本的区别。

由于美感总是与人耳目等感官以及人的内在情感等联系在一起，所以人们很容易把美感与由感官的满足所产生的生理快感混同起来。在美学史上，关于审美快感与生理快感的关系有许多的争论，主要的观点有三种：

第一种观点，认为审美快感与生理快感没有本质的区别。这种观点主要是从生物本能，即直接从人的生物性需要出发探讨审美发生的根据，认为审美活动是人的本能使然。达尔文是持这种观点的代表之一。达尔文认为人和动物都有美感，只是动物的美感和人的美感在程度上有一定的区别。达尔文认为，人是从动物进化而来，人的许多特性，其中包括爱美的天性，也是动物所具有的。他说：“当我们看到一只雄鸟在雌鸟面前展示它的色相俱美的羽毛而唯恐有所遗漏的时候，而同时，在不具备这些色相的其他鸟类便不进行这一类表演，我们实在无法怀疑，这一种的雌鸟是对雄鸟的美好有所心领神会的，……如果雌鸟全无鉴赏能力，无从领悟雄鸟的美色、盛装、清音、雅曲，则后者在展示或演奏中所花费的实际劳动与情绪上的紧张岂不成为无的放矢，尽付东流？而这是无论如何难于承认的。”他还说：“各种蜂鸟的巢，各种凉棚鸟的闲游小径都用各种颜色的物品点缀得花花绿绿，颇为雅致；而这也说明它们这样做绝不是徒然的，而是从观览之中可以得到一些快感的。”由此他得出结论：“人和许多低于人的动物对同样的一些颜色、同样美妙的一些描影和形态、同样的一些声音，都同样地有愉快的感觉，”“而这种感觉应该不算不合理的被称为美感。”不过，达尔文认为动物的美感与人的美感虽然在本质上相同，但是在程度上是有区别的。达尔文认为动物的所谓“美感”以及对美的追求和欣赏，只是限于“对某种颜色、形态、声音或简称为色、相、声，所提供的愉快的感觉”，只限于对异性的追求和受异性特征的吸引，它们对于“夜间天宇澄清之美、山水风景之美、典雅的音乐之美”是没有能力欣赏的。只有人才能具有这种高度的审美感受能力，因为这种审美感受的能力需要通过文化的熏陶，与种种复杂的意识与思想紧密地联系在一起才能获得。

第二种观点，认为审美不是快感，与生理快感没有任何关联。德国著名哲学家康德在他的美学著作《判断力批判》中论述了这种观点。康德认为美感不是快感，快感是感官的快适，它直接发生于客体对象存在给予感官感觉的满足，并激起一种趋向这个对象的欲求，对象对于感官是有利害关系的。而美感则不同，它虽然是一种经验，却不关涉对象的存在，只关涉对象的形式与快感或不快感的功能的联系；美感是静观形式而来的、无利害的情感经验。

第三种观点，认为审美快感以生理快感为基础，又超越于生理快感之上，相当多的人接受这种观点，本书也赞同这种观点。古希腊的亚里士多德在其《伦理学》一书中对美感有十分精辟的概括，他把美感看做是一种经验，①这是一种在观看和倾听中获得的极其愉快的经验。这种愉快是如此的强烈，以至于使人忘却一切忧虑，专注于眼前对象；②这种经验可以使意志中断，不起作用，人似乎觉得自己像是在海妖的美色中陶醉了；③这种经验有种种不同的强烈度，即使它过于强烈或过量，也不会使人感到厌烦（其他的过多时，人会厌烦）；④这种愉快的经验是人独有的。虽然其他生物也有自己的快乐，但那些快乐是来自于气味的嗅觉或味觉。而人的审美快乐则是源自于视觉和听觉感受到的和谐；⑤虽然这种经验源自于感官，但又不能归因于感官的敏锐。动物的感官也许比人敏锐得多，但动物并不具有这种经验；⑥这种愉悦直接来自于对象的感觉本身，而不是来自它引起的联想。”

亚里士多德指出了生理快感与审美快感的联系与区别，为我们把握两者的关系提供了基础。首先，美感虽然不是生理的快感，却是由动物的生理快感进化而来的，它需要有生理条件的参与。美感不能离开审美主体的耳目活动、大脑的记忆以及其他的意识功能而产生，感官的健全是美感产生的生理条件。比如要感受色彩的美，就需要有能感知色彩的眼睛，色盲是无法感受到彩色的美的；而要感知声音的美，就需要有能聆听声音的耳朵，一个聋人听不到声音，自然也无法去体验音乐的美。其次，美感虽然以生理快感为基础，但是美感又不同于快感。生理快感是人与动物共有的心理反应，是一种单纯的感官需要的满足。如饥饿促使人去寻找食物，消化促使机体排泄废物，疲乏促使人去休息放松，性欲保证物种的无限繁衍。生理快感是“沉湎于肉体之中，局限于感官之内的快感”，是生理欲求得到满足后所产生的快适。这种快适，来自对象直接刺激肉体感官所给予的个体生理欲求的满足，是对象存在与主体生理欲求的利害关系的反应，它总是和人体生理欲求、本能需要联系在一起，带有明显的、直接的、狭窄的个人功利性。

鲍桑葵（B. Bosanquet）认为，美感是“由感受力或表象力所产生的一种快感，而不同于官能那种短暂的或由预期的刺激所产生的快感。”桑塔耶拿说：“快感确实是审美感知的要素，但是显然在这种特殊的快感中混杂了一种其他快感所没有的要素，而且这种要素就是我们所说的审美快感和其他快感之间区别的根据，留意这种差异的程度，将是有益的。”审美快感来自审美主体内心的精神愉悦，它“直接把注意引向外在的事物”，把直接的、狭隘的功利性抛弃一边，而在精神的世界里自由自在地遨游飞翔，这是一种精神对肉体感官的直接需要的超越，它搁置对象存在与个体生理欲求的直接利害关系，只涉及对象形式与主体心理功能相对应的情感关系，摆脱了个人感官欲求、利害算计而凭借多种心理功能的谐调活动来满足精神自由的需要。

（三）美感与理智感

在哲学的意义上，求真、求善和求美是人的现实生活的三种需要，与之相对应，人的活动可以划分为三个领域：追求真的认识活动领域，追求善的道德活动领域，追求美的审美活动领域。因此从情感经验方面看，由认识活动产生的情感称为理智感，由道德活动产生的情感称为道德感，而由审美活动带来的情感体验则是美感。美感与道德感、理智感这类情感既相互联系，又相互区别。

美感与理智感的关系需要从认识活动和审美活动的关系去揭示。在美学史上，审美活动一直被认为是一种认识活动，直到今天仍然有学者坚持这种观点。因此相当一部分的哲学家们把美感和理智感等同起来，认为两者是相同的，有的学者甚至完全把审美活动作为一种认识活动来进行分析和研究，对审美活动的这种理解可谓源远流长。亚里士多德说：“我们看见那些图像所以感到快感，就因为我们一面在看，一面在求知，断定每一事物是某一事物。”在古希腊，美学观点是在哲学中产生并存在的。古希腊哲学是一种自然宇宙本体论哲学体系，力求从自然出发，探究世界包括人在内的本原。包含在这种哲学中的美学，只不过是要从自然宇宙中找出一种堪称为“本体”的东西来说明人类社会中众多的审美现象，说明为什么有“美的东西”存在。柏拉图提出的美的“理念”和亚里士多德提出的美的事物的形式，尽管是截然不同的两种本体，但都是独立存在着的实体，与人的存在无关。这种美学就是把美看做了一种离开人、离开人的活动的存在，所以要像哲学探索世界的本原那样去探讨美的本质问题，相应的，审美活动也需要作为一种认识活动来把握，即认为审美活动就是对美的认识过程。然而，认识活动与审美活动毕竟是两种不同的活动，存在着诸多的不同点。

1. 活动目的不同 认识活动的目的在于了解客观世界，是掌握客观真理的活动。在认识活动中，认识主体关注的是对象的存在状态、本质内容、内在关系及其与外界的联系；而认识的对象则对人显示出它的存在实质与状态，即它“是什么”与它是“怎样的”。而审美活动的目的在于追求一种纯精神的享受，它在一定意义上甚至可以说是无目的的，无目的就是它的目的，它是一种轻松的享受，一种感性的、情感的活动。审美主体关注的是对象的情感表现，审美对象向审美主体呈现的是它所蕴涵的情感意义和价值。

2. 活动过程不同 认识活动和审美活动的起点虽然都是感觉，但是随之进行的过程和最终的结果是截然不同的。认识活动从感觉开始进入感性认识阶段，去把握对象的外在特征和关系，在这个基础上必须进一步上升到理性认识的阶段，达到对对象的内在关系、内在本质的掌握。审美活动由感觉进入情感的状态，经由想象、联想等活动获得一种精神上的满足感，它并不乞求对审美对象本质的真实把握。

3. 活动方式方法不同 认识活动是一种艰苦的工作，因为它是一种理性的、逻辑的活动；审美活动则是一种享受的活动，它无须艰苦的思索，无须理智的直接参与，因为它是一种非理性的、直觉性的活动。理智感正是在认识过程中发生的，它的感受对象是真，好奇心、求知欲、惊讶感，认识上成功的满足和失败的痛苦，这都可能转化为人们追求真理的动力，但是理智感一般不直接渗入认识过程。在认识活动过程中，不论人们的理智感如何强烈，都必须把这种情感抑制下来，做客观而周密的观察，冷静而连贯的思考。而美感却直接进入审美活动，贯穿于整个审美活动过程的始终，并且作为是否是发生了真实的依据。

（四）美感与道德感

在某种意义上，美感与道德感的关系较之美感与理智感的关系似乎更为密切，更难以区分。在美学历史上，“善”与“美”总是如影随形，这在中西方都一样。亚里士多德就明确地指出，“美是一种善，其所以引起快感正是因为它是善。”在中国传统文化中，作为审美的主要对象的艺术都担当着一种道德的功能，只不过在古代艺术的道德教化功能可以说是居于主要的地位，因此艺术教育或者审美教育的目的是为培养至善的人服务的，“要达到教育的目的，就应该选用伦理的乐调。但是在集会上听旁人演奏时，我们就宜听行动的乐调和激昂的乐调。……某些人特别受某种情绪的影响，他们也可以在不同程度上受到音乐的激动，受到净化，因而感到一种轻松舒畅的快感。因此具有净化作用的歌曲可以产生一种无害的快感。”桑塔耶拿也说：“蔚蓝的天空使人心旷神怡，主要因为它仿佛象征安然自得的心情，或者在历经无数腐化杂念之后而能永葆青春和天性的纯朴。然而，蓝天之所以意味深长，是由于某些感性的特质使我们从蓝天联想到一切幸福和纯洁的事物。”在现代艺术的发展中，艺术的道德教化功能逐渐被弱化，但是也没有完全丧失这种功能。例如我们国家提出的“以科学的理论武装人、以正确的舆论引导人、以高尚的精神塑造人、以优秀的作品鼓舞人”，这里的“以优秀的作品鼓舞人”中的“作品”，包括所有的艺术作品，这其中就强调艺术作品的道德教化功能。

尽管“善”与“美”有如此密切的关系，但是由道德活动产生的“道德感”和由审美活动产生的“美感”还是有区别的。道德感是对别人的行为和自己的行为的情绪态度，它的感受对象是善的事物。道德感是在一定社会道德准则和行为规范的基础上发展起来的，它要求立即化为符合某种道德准则的现实行动。而审美情感尽管和道德情感有密切的联系（特别是悲剧感和喜剧感，本身就具有道德的因素），但一般并不要求立即转化为现实行动。这是因为美感所包含的社会功利性是潜藏在感性直觉之中的间接功利性，它已经不表现为现实的善恶利害关系，审美必须通过直接感受和情绪感染来达到某种社会功利目的。

当然，人的活动实际上是整体性的。在人类的现实活动中，感性与理性、道德与审美总是相互作用、相互渗透的，认识活动、道德活动和审美活动在现实中必然有相互的渗透和相互的作用，从而构成人类的实践活动的整体存在。

二 美感经验产生的根源

人类独有的美感是如何产生的呢？在美学发展的历史上，美学家们进行了各种各样的解释。人类学家马林诺夫斯基说：“人是一个制造工具、使用工具的动物；一个在团体中能够传达交通的社员；一个传统绵延的保证者；一个充分合作团体中的劳作单位；一个留恋着过去和希望着将来的怪物；最后，靠着分工合作和预先准备所获得的闲暇的机会，他又享受着色、形、声等所造成的美感。”美感作为人类特有的一种心理、意识反应形式，从根源的意义上，是劳动这种人类独特的生存方式的真正产物。

（一）劳动生存方式造就美感的生理条件

劳动使人逐渐获得“人的五官感觉”，即造就了美感的生理学基础。人类是由动物进化而来的，美感的产生和发展是一种由低级向高级发展的生命活动过程，这些过程是人类进化的根本标志。

人类通过劳动“自己生产他们所必需的生活资料”，“劳动首先是人和自然之间的过程，是人以自身的活动来引起、调整和控制人与自然之间的物质变换的过程。人自身作为一种自然力与自然物质相对立。为了在对自身生活有用的形式上占有自然物质，人就使他身上的自然力——臂和腿、头和手运动起来。当他通过这种运动作用于他身外的自然并改变自然时，也就同时改变了他自身的自然。使他自身的在自然中沉睡着的潜力发挥出来，并且使这种力的活动受他自己的控制。”劳动产生了工具，“当原始人制造工具时，就必须注意它们的功能和形态，并把他们联结起来，如能穿刺的尖形、能滚动的圆形等，在对事物的功能、形态的把握中，透过形式看到它的价值意义，这就使人的感官更加复杂。”通过劳动，各种器官组织系统和性状都沿着有助于增强美感升华的方向发展，力避种种阻抑美感升华的器官组织和性状的发展，并力求使之退化和消亡，人的动物性的身体逐渐向人的身体发展，从而使人类的动物性器官形成审美的器官，使人具备有音乐感的耳朵、能感受形式美的眼睛等“五官的感觉”，即动物感官的人化，为美感的产生和美感的发展造就了生理的条件。

（二）劳动的生存方式产生了审美的需要

劳动的生存方式是形成美感的心理基础，或者说，劳动的生存方式催生出人的审美需要。爱美是人正常的社会心理需求，人类为了生存和发展，要满足自己各种各样的需要，其中包括审美的需要。人类的审美活动同样是以人的内在的审美需要为根据的。现代比较心理学家和社会学家马斯洛（A. Maslow）认为，“审美需要的冲动在每种文化、每个时代都会出现，这种现象甚至可以追溯到原始的穴居时代。探讨人类审美发生的根源，最基本的是解决人类审美需要的产生问题。人的需要与人的本性是紧密相连的，也就是说，人的需要产生于人的本质。人的本性复杂多样，概括地说，人的本性包括自然的、社会的和精神的三个层次，人的需要也包括自然需要、社会需要和精神需要。”人的自我实现需要是最高层次。这是“一种想要变得越来越像人的本来样子，实现人的全部潜力的欲望”，它包括个人责任、意志自由、探求真理以及审美的需要。

马克思主义经典作家曾经把人的需要分为生存需要、享受需要和发展需要三个层次。其中生存需要是作为生物的人存在的必要前提，享受需要是在劳动使基本的生存需要得到满足的基础上产生的一种需要。发展需要则是最高层次的需要，这种需要表现为人的一种精神追求，即表现自己的生命意义感、人生价值感的需要，包括审美的需要。人的这三种需要之间，具有一种历史的递进关系。人的审美需要作为一种精神需要，是由于人类不像其他动物那样仅仅依靠本能来生存，人依靠劳动不仅满足了生存需要，而且在满足生存需要的基础上产生出了享受和发展的需要。因此审美需要只能是劳动这种生存方式的必然产物，仅仅依靠本能来生存的动物不可能有审美的需要。因此美感是劳动生存方式的真正产物。

（三）劳动的生存方式创造了美感的社会文化基础

劳动生存方式与自然本能的生存方式不同，劳动是天然地要求合作的活动，“生产关系总合起来就构成所谓社会关系，构成所谓社会，并且是构成一个处于一定历史发展阶段上的社会，具有独特特征的社会。”社会是指人们在一定的物质资料生产活动的基础上形成的相互联系的有机体，是历史上形成的人们相互交往、共同活动的关系和形式的总和，它包括一定时间空间范围内的生产力、生产关系、经济基础和上层建筑以及人的各种关系、各种活动形式的有机整合。“社会不是由个人构成，而是表示这些个人彼此发生的那些联系和关系的总和。”在劳动生存方式中形成的社会组织的发展产生出整个社会文化，包括宗教、哲学、道德、政治、自然科学等，早先这些文化是混沌地合在一起的，随着社会的发展才逐步分化出文化的各个分支，这些社会意识形式的分支所构成的社会文化总体是美感产生和发展的社会文化基础。

三 美感的基本特征

（一）美感的直觉性

美感的第一个特征是直觉性，就是说美感经验的达成既不是在理性分析中进行的，也不是在概念的推理中进行的，而是人的整体生命与一个对象之间不假思索地在瞬间直接达成的整体契合，是一种诗性直观。美感的直觉性包括两个方面：

1. 审美主体在审美感受上的直接性和直观性 审美始终是在形象的、具体的、直接的感受中进行，在审美活动过程中，审美主体的审美体验不是通过对审美对象进行逻辑的分析和论证而产生的，而是直接对客观对象做出美或不美的直接判断。康德说：“美是不依赖概念而作为普遍愉快的对象被表现出来。”面对审美对象，审美主体在做出审美判断时，依据的是自己的直觉，这种直觉性，陶渊明曾经用诗的形式表达出来，“采菊东篱下，悠然见南山。山气日夕佳，飞鸟相与还。此中有真意，欲辨已忘言。”这显然与人们的认识活动是很不相同的，人们掌握自然科学的知识，如数学公式、物理定理、化学定律，或是掌握伦理道德上的道德准则、道德规范、道德理想等观念，既可以通过直接经验来获得，也可以通过间接经验来实现，不是一定要有感受的直接性的。然而，如果人们想要欣赏《红楼梦》的美，要想感受《蒙娜丽莎》的微笑魅力，要想领略大自然的美景，就必须亲自去读《红楼梦》，亲自去观看《蒙娜丽莎》的作品，亲自到大自然中去体验和品味，才能获得美的感受。

2. 美感的直觉性是无须借助理性概念或逻辑推理而获得直接的悟知 人类的许多悟知是建立在概念、判断及推理的基础上的，但美感经验的直觉却无须依赖于概念和逻辑推断等抽象的思维活动，可以不假思索地直接感觉到对象美或不美。比如听一曲轻音乐，并不是必须具备乐理的知识和作曲的知识才能体验曲子的美妙，悦耳的旋律本身直接引起人的内心共鸣，使人陶醉其中；一幅中国写意的山水画，有很多时候不知道某一笔墨的形象到底是云雾还是树木，但是人们却可以从画面的直观中感受到一种意境的美；读一首诗，也许还没有弄清它的作者是谁，不知道作者想表达的主题思想究竟是什么，但那些充满情感的，或者激昂，或者忧郁的音乐般的语言，早已把人带进特定的情绪快感之中。普列汉诺夫说过："一件艺术品，不论使用的手段是形象或声音，总是对我们的直观能力发生作用，而不是对我们的逻辑能力发生作用，因此当我们看见一件艺术品，我们身上只产生了是否有益于社会的考虑，这样的作品就不会有审美的快感。"

（二）美感的愉悦性

美感是一种愉快的感觉，这是历史上绝大多数美学家所认可的。康德认为"美是无一切利害关系的愉快的对象"，在康德那里，审美愉快是趣味判断的必然的心理事实。前面在谈到美感与生理快感的关系时已经肯定了美感就是一种精神快感，这种精神快感作为主体在审美过程中的一种特殊心理体验，就是美感愉悦性。这里讲的美感的愉悦性当然不是指单纯的感觉上的高兴或快乐，而是作为审美主体对审美对象的一种特殊感觉或感受，不管审美对象的具体表现形态如何，甚至在审"丑"的过程中也能得到一种精神上的愉悦性。也就是说，审美的终极效果都呈现为某种特殊的心理愉快。如果说，直觉性是美感在呈现形式上的特点，那么，贯穿于美感过程始终的动情性，则反映着审美主体对于审美对象的态度，表现了美感的强烈主观倾向，并瞬时转化为审美主体在心理上的一种愉悦感。在某种意义上，愉悦性即快感是美感的最显著的特性。

美感经验的愉悦感主要根源于生命的充实感、自由感和生命内在意义生成的表现。正如英国美学家科林伍德的描述："如我们所看到的，一种未予表现的情感伴随有一种压抑感，一旦情感得到表现并被人所意识到，同样的情感就伴随有一种缓和或舒适的新感受，感到那种压抑被排除了。这类似于一个繁重的理智或道德问题被解决之后所感到的那种轻松感。如果愿意，我们可以把它称为成功的自我表现中的那种特殊感受，我们没有理由不把它称为特殊的审美情感。但是并不是一种在表现之前就预先存在的特殊情感，而且它具有一种特殊性，即一旦它开始得到表现，正中表现就是富有艺术性的。"中国传统美学总是把审美和艺术与"乐"相联系，孔子就有闻《韶》三月不知肉味的佳话，他感叹说："不图为乐之至于斯也。"这是一种何等的愉悦体验！

（三）美感的超越性

审美的超越性也称为审美的超功利性，这里的功利性是狭义的，指的是物质功利性。人们面对一个审美对象，首先是去感受和欣赏，而不是去占有和消费。黑格尔认为，"审美带有令人解放的性质，它让对象保持它的自由和无限，不把它作为有利于有限需要和意图的工具而起占有欲和加以利用。""美的特点并非刺激欲望或把它点燃起来，而是使它纯洁化，高尚化。比方一个美女……她愈是长得美丽，人们愈是见了品格如此高贵的造物，他们的肉欲，必然愈加受到一种优美娴雅的情感的调和，有时甚至被无私的崇拜心理所替代。"

审美活动与一切有着直接或间接功利目的的活动相区别，真正的审美活动几乎是不存在功利性的考虑的。在面对一种审美对象，如自然风光、艺术作品时，人们不会去想着要占有它们，也不会去估算它们的价格，当然也不是要弄清它们的科学含义。朱光潜先生曾经用著名的看松树的例子来说明美感的超功利的性质。他说："面对一棵古松，商人的活动是功利性的活动，想到的是它能出多少方木料，能卖多少钱；科学家的活动是认识活动，想的是这棵古松的科学分类及生长年代；而只有画家是在进行审美活动，画家会马上被古松的外形所吸引，沉醉于它的苍翠遒劲。"朱光潜先生由此指出，人对一件事物的最主要的看法或态度有三种，即实用的、科学的、美感的。只有用美感的态度去看事物，才能看到美。这种美感的态度，就是不合利害关系的态度，就是超功利性的态度。潘天寿先生说："美情与利欲相悖而不相容。去利欲愈远，离美情愈近，名利权欲愈炽，则去美俏愈远矣。"

（四）美感的差异性

美感虽然是人类共有的一种精神活动，但也存在差异性。美感差异性的产生主要有三个方面的原因：第一，审美客体方面。客观世界的各种事物和现象种类繁多，每一种事物和现象本身的属性也十分复杂多样，而且也在变化发展，人们面对这些对象的时间、地点和条件不同，会引起不同的审美感受。第二，审美主体方原因。不同的社会文化传统、政治生活环境以及不同的生活经历、教养程度等，使得不同的个人、不同的群体拥有不同的审美观念和审美标准。对于个人来说，个体遗传素质的差别也可能是造成个体审美差异的原因之一。第三，社会历史方面。美感是历史的产物，具有历史性，不同的历史阶段人们劳动生存能力和水平有很大的差异，人们的劳动生存能力越强，审美对象的范围越广；而且人的劳动生存能力越强，闲暇时间越多，美感的敏感性和多样性就越能得到发展。美感的差异性主要表现在三个方面：

1. 时代差异性 劳动生存方式是美感产生和发展的根源，不同时代劳动的方式、劳动的具体内容、劳动的关系是迥然有别的，人类美感也必然随着劳动方式、劳动内容、劳动关系的改变而不断升华和丰富。"燕瘦环肥"是这种差异性在人体美感上的一种表现，服饰的流变是这种差异在人们着装上的美感变化的具体化，绘画艺术不同时期所出现的各种流派的更替更是人们的美感变化的集中反映。

2. 群体差异性 群体差异性，包括民族的差异性、阶级的差异性、职业群体的差异性等。美感是人类精神意识的重要组成部分，它与人的具体生存环境（包括自然环境、社会环境）以及文化传统息息相关。不同的民族具有不同的生存环境、不同历史遭遇和不同的文化心理传统，从而形成了不同的美感，在审美上往往大相径庭。美学家越诺尔兹说："我们对自然作品爱好这一种，不爱好那一种，理由很多，其中最一般性的人认为是风俗习惯。习惯在某种意义上可以颠倒黑白，只是由于习俗，我们才偏爱欧洲人的肤色而不爱非洲人的肤色，同理非洲人也偏爱他们自己的肤色。我想没有人会怀疑，如果非洲画家画美女神，他一定把她画成黑颜色，厚嘴唇，平滑的鼻子，羊毛似的头发。"不同的职业群体从事不同的劳动、担任不同的劳动角色，他们在美感上也是差异甚大。医务人员不仅具有一般的美感，而且具有医学美感，面对一个人体，医务人员的审美感受与艺术家的审美感受是不同的。

3. 个体差异性 个体的遗传素质、成长经历、知识修养等都有可能会造成个体美感的特殊性。美感与个体的人生际遇是密切相关的，正是在这个意义上，亚里士多德才把美感等同于一种经验。由于人生际遇的不同，面对同一个审美对象，个体的审美感受相去甚远。都是欣赏古诗，有人喜欢李白，有人崇拜杜甫，而有人却对陶渊明情有独钟，这就是每个人的人生态度、人生价值选择以及对人生的终极追求的不同造成的审美差异。

第二节　医学审美活动

一　医学审美活动的结构

（一）医学审美及其特点

1. 什么是医学审美　医学审美就是发生在医学实践活动中的美的欣赏、美的体验与美的创造的过程。其中医务人员、患者及社会其他人员都可以是审美主体，而发生于整个医学实践过程中的人、物、事件、言行等则均可以成为审美的对象，即医学审美客体。

2. 医学审美的特点

（1）医学审美是一种特殊的医学实践活动：医学实践活动是围绕保障和促进人的身心健康以及提高人的生命质量这一目的而进行的实践活动。广义而言，医学理论的研究和应用（如人的健康和疾病规律的研究）、药物和医疗器材及技术的研究和应用、医疗建筑和环境的研究和应用、医学伦理和医学美学以及医学相关法律法规等诸领域的研究和应用，所有这些实践活动都直接或间接地指向保障和促进人的身心健康以及提高人的生命质量的最终目的，因而都是医学实践活动。

依据医学实践活动所涉及的直接目的，可将其划分为相互联系又互有区别的三类。第一，以求“真”为目的的医学实践活动。这类活动在于研究和发现人的健康和疾病发生的机制和规律，以不断地丰富医学科学知识和理论，为实现医学实践活动的最终目的作保障，它需要科学的实事求是的态度。如药理、病理、医用生物化学、解剖生理等方面的探讨和研究，均属于此类活动。第二，以达“善”为目的医学实践活动。这类活动包括：有关医护人员如何人性化（或者说更人道）地为患者服务的理论探讨和研究（如医学伦理研究）、保障医患各方合法权利和义务的法律法规的探讨和研究（如医师法研究）、有利于保障和促进患者身心健康的各种“善”的行为（如抢救患者的生命和医治患者疾病的行为）等。第三，臻“美”的医学实践活动。医学审美属此类活动，它的特征是：从审美心理的角度探讨在求“真”和达“善”的医学实践活动中，其实践成果（如患者整形后的容貌、医用器材、医用建筑等）如何才能更好地体现出美感（发现和体验或欣赏医学美的过程）；并将所掌握的美的原理应用到求“真”达“善”的医学实践活动（医学美的创造过程），以更好地促进求“真”达“善”的医学实践活动的完成。

（2）医学审美是一种特殊的审美过程：医学审美具有特殊性：第一，医学审美具有高度的神圣感和崇高感。医学实践是以维护和促进人的身心健康并进而提高生命质量为宗旨的神圣和崇高的实践活动，医学审美面对的主要客体是人的生命，决定了医学审美具有高度的神圣感和崇高感。第二，医学审美必须遵循医学规律的特殊要求。不同领域的审美受它所在领域自身规律的约束（如艺术审美遵循艺术自身的规律要求），而呈现出自身领域的审美特殊性。各个领域的审美研究都有其自身的价值，医学审美的研究更是如此。第三，医学审美具有一定的功利性。医学审美与其他审美活动的超功利性不同，必须考量人的健康这一功利目的。

（3）医学审美具有特殊的复杂性：针对患者成为医学审美客体而言，这种特殊的复杂性是由于以下原因所致：

第一，生命有机体的复杂性。生命体不同于冰冷的无机体，这种复杂性除了体现于医学美的创造必须顾及机体的身心健康及机体的功能等因素，以及医学美的创造需要特别的医学知识及技术能力外，还体现在生命体本身是一个复杂多变的动态系统。雕塑家将一块石头雕刻成艺术品，这件艺术品的形式及所反映的内涵就相对稳定，容易保存下来，因为这件艺术品载体（石头）的物的性能是稳定的。人的生命体处于不断地新陈代谢过程中，受复杂的内外环境因素的干扰，可在较短时间内从“形式”（身体外观）到“内容”（内在的身心健康状况、组织器官的功能状态）发生较大改变，乃至于“突变”（如器官突然丧失功能，乃至突然丧失生命）。在这一过程中，医学美的创造者起了积极作用还是消极作用、作用到底有多大，有时很难界定。如某些整形手术（如唇裂修复），术后当时容貌外观美学效果尚能为医患双方接受，但由于机体健康区与修复区生长发育的不均衡，使得当初修复效果未能像石雕艺术品那样稳定地延续下来，而不得不做Ⅱ期手术。这样一种因生命有机体自身的客观变化所引起的修复美学效果的改变，临床上并不一定能让患者理解和接受，有时还会发生医疗纠纷。

医学审美必须考虑医学美的风险性及其流变性，或者说既要考察医学美当时的静态效果，更要对其动态效果有相当的预见性，并需要将这种预见性与患者做充分沟通。鉴于此，在医学美容领域，国内外均开发了不少有关美容术后当时效果的预测模型，对临床沟通起到了积极作用。机体生长发育的复杂性、动态性，使得美容效果的长期预测变得较为困难，有关这方面的软件开发也较为薄弱。

第二，医学审美需求的复杂性。医学美的创造不同于在无生命物体上美的创造，它的创造对象（患者）是活的生命体，他（她）总以某种方式自觉或不自觉地介入医护人员对其医学美的创造。患者根据自己的意见，或综合亲友的意见，以提出相关愿望或要求的方式，去直接或间接影响医护人员医学美的创造过程。他们可以对医疗部门的医疗环境、医疗设施、医疗言行、医疗效果等，提出自己的审美评价。医疗部门又可根据他们的审美评价的反馈意见，改进自身的工作。由于医学实践活动所涉及的环节较之一般的活动往往更加复杂，医患双方的审美观也常常交叠不足，有时就会造成对某一环节（特别是疗效评价环节）难以达成共识的困难局面，这往往是引发医疗纠纷的一个重要原因。

第三，医学审美主体的多元化和非对等性。医学审美主体不仅指医学美的创造者（医护人员），也包括医学美的创造对象——患者本身（患者在此既是审美客体也是审美主体）及有关人士（特别是患者最密切的亲友）。医学审美主体具有多元化的特点，而且在医学审美主体的三个群体之间，其审美科学性、预见性、稳定性以及审美标准、审美期望值和满意度等各方面均存在普遍的不对等性（下文将详述）。医学审美主体的多元化和非对等性也是造成医学审美复杂性的重要原因。

第四，患者作为医学审美客体的特殊性。这种特殊性主要表现在两个方面：其一，医学审美客体与医学审美主体的相兼性；其二，医学审美客体的社会性，这两点特殊性也是造成医学审美复杂性的重要原因之一，对此将在下文中详述。

（二）医学审美活动的基本原则

1. 据“善”是医学审美价值判断的根本宗旨　医学审美必须以“善”为前提，也就是说，我们一切医学实践的行为及其结果，必须首先满足患者身心健康和功能的需要。如果医学实践的行为及其结果不能指向患者身心健康和功能的改善或增进，甚至伤害了患者的身心健康和功能，那么这一医学实践行为及结果就不具有审美的积极意义，这一现象临床中并不鲜见。一种医疗行为也许能解决某一种病症，但同时会给机体带来另外其他组织器官更严重的功能和健康的伤害（即严重不良反应），这种医疗行为不仅偏离了“善”的前提，也就失去了医学审美的积极意义。类似的医疗行为还有：过度医疗行为，过失医疗行为等。

2. 依“仁”是医学审美价值判断的重要依据 我们的一切医疗行为规范的制订和实施、一切医疗服务设施的设计和安置、一切医疗环境的创造等所有行为，除了要体现“善”的要求，也需要体现“仁”的要求。具体而言，所有这些行为，应该尽量体现高度的人性化服务——平等地尊重不同的患者、服务言行礼貌而温暖、收费合情合理、就医环境设施安全而舒适、医疗流程简约高效等。如果不能符合这些要求，即医学审美活动不能充分体现“仁”的要求，就将影响医学审美价值朝向积极方向的判断。

3. 从“真”是医学美创造的保障 “真”是指我们的一切医学实践行为必须在科学的理论和知识指导下展开，这是从方法学意义上指导医学美的创造。换言之，“真”是医学美创造的保障。不遵循医学规律、不遵循科学理论和知识的指导，我们的行为是盲目的行为，纵然怀有“善”“仁”之心，也难成“善”“仁”之果。

4.“和谐”是医学形式美感的外在形式要素 “真”“善”“仁”给出了医学审美活动的宗旨、方向、方法，“和谐”则是对一切医学审美客体所呈现出来的医学形式美感的外在形式要素。

二 医学审美关系

（一）医学审美主体及其特征

1. 什么是医学审美主体 医学审美主体是指以医学实践活动的过程和活动结果为对象（即审美客体），而展开审美活动的个体。医学审美主体和医学实践主体是相互联系又相互区别的两个概念。医学实践主体是具有相应医学知识和技能并参与到医学实践中去的人，主要涉及医护人员这一群体，患者自身一般不是医学实践主体，即使参与医学实践一般也只是以一种间接的方式（如提出医疗的相关要求或建议）介入其间。医学审美主体和医学实践主体可以是重叠关系，也可以是分离关系。

当医学实践主体依据一定的医学审美需要、医学审美态度及审美能力进行医学实践活动时，同时便是医学审美主体。当医学实践主体没有医学审美的需要时，就不可能有医学审美的行动，因而此时就不是医学审美主体，当医学审美主体缺乏相应的医学审美态度和医学审美能力时，此时也难以胜任良好的医学审美主体的角色，甚至根本不能成为医学审美主体。反之，患者及其亲友和社会关注人士，只要有医学审美需要和相应的医学审美态度及审美能力并对医学审美客体展开审美时，就可以成为医学审美主体。由此可见，医学审美主体较医学实践主体更宽泛和开放，不仅仅局限于医护人员自身。

2. 医学审美主体的特征

（1）医学审美主体的多元性：医护人员、患者以及社会关注人士（特别是求医者亲友）三个群体，都可能以医学审美主体的身份参与医学审美实践活动，只是参与的广度和深度不同罢了。任何一方对医学审美评价都不具有绝对的单方面的垄断性，这就是医学审美主体所具有的非单一性特征，或称之为多元性特征，而这又是由医学美的建构需要医患双方共同参与才能达成的这一特点所决定的。

（2）医学审美主体利害关系的非旁观性：医学审美主体的主要构成是医护人员、患者及社会关注人士（特别是求医者亲友），其中以前两者最为重要。其他领域的审美（如对文艺品的审美），审美主体往往是旁观者，他们可以以一种超然的姿态对审美客体进行审美，并作出各自自由的审美判断。这样一种状态的审美有较大的宽容性，大众审美结果一般不会对文艺作品及其作者造成实质性的伤害。在一个宽松自由的社会里，作者自己有权决定是否对大众审美的反馈意见作出反应。对自然物或人造物品的审美，除了物的拥有者外，其他审美主体往往也是同样以超然的姿态参与审美的。

由于参与医学美建构的医患双方都具有医学审美主体的身份，任何一方都是医学美的创造者（患者以提出要求、愿望或建议的方式介入医疗方案的拟订和实施，是医学美的间接创造者），又是医学美的评判者（即审美评价者，或者说审美判断者）。医患双方审美评价的共鸣程度，将直接涉及医患双方的利益。作为医学美建构对象的患者，具有审美客体和审美主体的双重身份，他（她）一方面关注自己的意见是否得到医护人员的尊重，另一方面关注自己的疗效是否合乎自己的愿望或理想，显然患者是利害关系的当事者而非旁观者。作为医学美建构的主导者——同样也是审美主体的医护人员，他（她）所关注的是自己对患者的关爱、真情和技艺以及与患者术前所达成的对疗效的审美共识，有无充分地“对象化”到患者的身心中去；同时也关注这种“对象化”的程度到底能在多大程度上得到患者的认可，这将事关医护人员的荣誉和经济利益，更关乎个人价值能否实现及社会整体利益是否符合，因此医护人员必然也是利害关系的当事者而非旁观者。医学审美主体都是利害关系的非旁观者身份，决定了医学审美过程具有慎重、严谨及复杂等性质。

（3）医学审美主体的非对等性：医学审美主体的非对等性，指作为医学审美主体的医护人员及患者，在审美的科学性、预见性、稳定性以及审美标准、审美期望值和满意度等各方面均存在着明显的差异。这种不对等性可用如下简表予以表达（表2-1）。

表2-1　医学审美主体的非对等性表现比较简表

	医护人员方	患者
审美科学性	强	弱
审美预见性	强	弱
审美稳定性	强	弱
审美标准	较合理	偏严厉
审美期望值	较合理	偏高
审美满意度	易把握	较难把握

由于医护人员比患者熟悉医学专业知识及其规律，又有临床成功与失败或者满意和不满意的各种经验，对医学能力所及的范围相对较为明晰，所表现出的医学审美的科学性、预见性、稳定性均应相对较强，所把握的审美标准和审美期望值也趋向合理，也相对容易把握己方对审美满意度的评价。相反，患者由于缺乏对医学的了解，其医学审美的科学性、预见性相对较弱，其审美判断也相对容易受他人的影响而表现出审美的不稳定性，对审美满意度的评价相对容易发生摇摆。由于欠缺对医学相关知识的了解，对疗效容易脱离现实、抱有幻想，自己内心持有的审美标准往往比医护人员苛刻，审美期望值也往往偏高。

医学审美主体的非对等性说明了医学审美的复杂性，这预示着医学美的建构中潜伏着出现的纠纷的可能性较大。因此在医学美的建构过程中，必须通过充分的交流沟通（包括医护人员履行种种告知义务，让患者享有充分知情权等均需列入交流沟通范围之内），尽可能地缩小这种不对等性的程度，以提高医患双方对所建构的医学美的共同接受程度。值得提出的是，尽可能地节约求医者的费用，以良好的医德医风对待求医者，这些都是医学伦理学中“善”的要求，也是医学美的合目的性的内容，必须加以认真对待和体现，如此才能取得较高的审美满意度。

（二）医学审美客体及其特征

1. 什么是医学审美客体　医学审美客体是指为了全面实现医学目的（患者的身心健康）

而展开的医学审美实践过程（包括医学美的创造和欣赏）中所涉及的一切审美对象。我们可以将医学审美客体分为以下三大类：

（1）保障实现医学目的的“物”：这里的“物”包含各种医疗设备、构成医疗环境的建筑和设施等。人们可以对这些作为审美客体的“物”作出美感判断。

（2）实现医学目的“行为”的主体（医护人员）：这里的“行为”，包括医疗技术的实施、医护人员的言行仪姿等。“行为”成为审美客体，其意义是人们可以对“行为”展开的动态过程进行美感判断。所谓医护人员的“仪姿美”、“语言美”等审美判断，就是以“行为”为审美对象的。在此，医护人员是医疗技术实施和言行仪姿等“行为”的主体，也是“行为”美感判断的承受者，此时的医护人员是医学审美客体。

（3）彰显医学目的“效果”的主体（患者）：“行为”产生“效果”，这里与“效果”对应的“行为”是指医疗技术实施后所产生的医学疗效以及医护人员言行仪姿所产生的效果。这些效果的承载主体是患者，患者是我们的效果考察对象，当然也是医学审美效果的判断对象，即医学审美客体。

2. 医学审美客体的特征

（1）医学审美客体的多元性：医学审美客体可以分为多种类型，而不仅仅局限患者。了解这一特征具有积极的临床指导意义。由于医学临床实践的诸多方面皆可成为审美对象（即审美客体），因此我们有必要完善每个环节，使各个环节尽可能地呈现出良好的审美效果，从而有利于达到医学的根本目的——患者身心健康尽可能的完满。

（2）患者作为医学审美客体时的特殊性：第一，医学审美客体与医学审美主体的长期相兼性。求医者作为医学审美客体，同时又具有医学审美主体的身份。例如患者被实施美容手术后，其本身必然成为医护人员及其他社会人士的审美对象，因而不可避免地成为医学审美客体，但同时患者必然会自己审视自己，此时他（她）兼具了审美主体的身份，这也是医学审美的特殊性及复杂性之所在。这种相兼性特点，在其他领域的审美中往往不具备，即便是有（如演员、模特等），也有很大的区别。以演员为例，他（她）是观众欣赏的对象，是审美客体，同时也可作为审美主体，事后对自身的演技及化妆等美学效果作出评价，甚至也可以像患者以审美主体的身份介入到对其医学美的建构过程中那样，演员也可以一种审美主体的姿态介入到对其艺术美（演技的美及化妆的美等）的建构中（如提出自身对剧情的理解，并提出如何将理解贯彻到自身的演技中去）。但作为艺术中的审美客体的人，随着表演的结束，回到生活中，其作为审美客体的身份暂时也就停止了。但医学审美客体则不同，患者一旦成了医学美的建构对象，其作为医学审美客体就具有不可复性（尤其是医学美容，机体上所进行的形态塑造，具有侵入性和不可复性的特点，而不可能像化了妆的演员卸妆后即可脱离审美客体这一角色那样——表现出化妆的非侵入性和角色的可复性）。这种不可复性决定了患者作为医学审美客体和作为医学审美主体的长期相兼性。这种相兼性，迫使医护人员作为医学美的直接建构者必须以一种严肃认真的态度去履行自己神圣的职责，尽自身最大努力建构作为审美客体的患者可以接受的医学美（如重塑后的人体美）。

第二，医学审美客体的社会开放性。由于作为医学审美客体的患者是与社会有着千丝万缕联系的人，他（她）在生活工作中，不可避免地与社会人群中的其他个体发生着强度不同的关系，尤其在交通通讯高度发达的当代社会，人的交往频率在不断提高，人更不可能生活于与世隔绝的状态里。成为医学美建构对象的求医者，作为医学审美客体展露于社会，使其具有社会性是不可避免的，他（她）也就必然自愿和不自愿地接受着社会群体中的其他个体对其所作出的审美评价，并由此必须承受所受到的鼓励或打击，而这或多或少地会对其生活工作以及身心健康产生正面或者是负面的影响。对此，从事医学实践的医护人员必须有所了解并引起足够关注，要通过方方面面的努力，尽可能使医学审美客体所具有的社会性产生积极的正面作用。

第三，医学审美客体的动态变化性。由于生命体新陈代谢的复杂性、变化性，患者作为医学审美客体也就具有了动态性、变化性。如随着年龄的增长，儿童时取得的颌骨畸形的矫治效果，因内在遗传因素的持续作用，进入青春期后颌骨畸形可能会再次出现。这样一种由生长发育变化所引起的审美效果的改变或反复，口腔医生自身有时也是难以掌控的，甚至难以作出肯定或精确的预测，更遑论患者。我们当然希望，既能考察医学美的当下静态效果，也能对其动态效果作出相当的预见，然而，正是作为审美客体的患者生命体新陈代谢、生长发育的复杂性、动态性，有时造成对动态审美效果预见的困难性，这也是医学审美复杂性的重要原因之一。注意到患者作为医学审美客体时的这一特征，有助于医护工作者养成以动态和发展的眼光去审视疗效，并采取必要的临床对应措施，降低医疗纠纷的风险。

第三节　医学美感经验

一　医学美感经验的产生

（一）医学美感经验的内涵

医学美感经验是在医学实践活动基础上产生的一种特殊审美感受和审美经验，它是社会发展和医学自身发展到一定历史阶段的产物。是一种以追求功利性的医学实践活动和以超功利性为特点的美学相互交汇融合而形成的新的人类审美意识，医学美感有着自身独特的内涵和特点。

实际上，人类的一切实践活动中都包含着真、善、美这三个纬度。随着人类社会的发展和人类自身在身体和思想上的进化与进步，医学实践活动求“美”的纬度也逐渐显示出来。

“医学美感”属于医学审美心理学研究的范畴，这一概念首先在我国学者彭庆星和邱琳枝1988年合著出版的《医学美学》一书获得明确的定义，并逐渐成为医学审美心理学的核心概念之一。与美感的概念相一致，医学美感也有广义和狭义的理解。狭义的医学美感是指医学主体在医学实践活动中产生的精神上的愉悦与满足，是由医学审美对象引起的审美主体的一种特殊的心理状态。广义的医学美感又可称为医学审美意识，是指医学审美主体反映美的各种审美意识形式，包括医学审美感受，以及在医学审美感受基础上形成的医学审美观念、医学审美理想、医学审美趣味和医学审美标准等。本文只是在狭义的意义上去探讨医学美感。

（二）医学美感的产生与发展

1. 医学美感产生的一般心理过程　美感的产生过程分为三个阶段：准备阶段、实现阶段和成果阶段。准备阶段需要审美主体要有端正的审美态度（审美立场），并投入一定的审美注意。在医学审美中，无论是医方审美主体，还是患方审美主体，医学审美态度需要强调客观公正，以一种较为平和的态度去面对审美客体，不能做到这一点，则会严重影响美感的正常判断。

医学审美注意是指审美主体面对审美客体时将情感注意力集中到审美客体上，即将各种心理因素倾注到对象形式本身，从而充分感受形式及形式背后的内容。医学审美注意所倾注的是对象的形式结构，其要素主要包括：形状结构（如患者身体的形状结构、患者疾病治疗后的功能恢复形态，医学建筑的形状、医疗器材的设计形状等），色彩（如患者组织器官功能恢复前后的肤色、神色、音色，病房的环境色彩，医护人员的装色彩等），尺寸大小和比例（如患者各器官的正常大小和比例、医用建筑物及医用设备器材的尺寸大小和比例等），声音特性（如患者相应疾病治疗后的声音恢复情况、医护人员与患者交流时的语调高低、医院内噪声高低等）。和谐、节奏、平衡、统一等形式美规律都在这些因素中得到体现。审美态度经过审美注意进入审美经验，标志着审美进入了实现阶段。美感的实现必须有审美感知，理解、想象及情感等心理功能的和谐参与方能实现，医学美感的实现也必须有医学审美主体的感知、想象、理解和情感的和谐参与才能获得。

医学审美主体用眼睛直观感知对象时，同样也遵循一般视知觉规律，这一点与其他审美没有什么不同，也正因如此，才可将其他领域适用的视错觉一类的原理，应用到临床治疗（如利用视错觉原理，使真实尺寸的义齿看起来可以显得大或显得小）。医学审美理解需对前面所述的医学审美活动的特殊性（包括审美主体、审美客体的特殊性）和复杂性有正确的认识和把握，这一要求体现了医学审美的特殊性。

感知作为审美的出发点，理解作为审美认识性的因素，其中介、载体或展现形态，则是想象。医学审美中的想象具有其自身的特点。以发生的时间特点来分，可将医学审美中的想象分为动态想象和静态想象。动态想象是指患者在医学美创造前及过程中所发生的对未来医学美感的想象。这种想象具有期待性的特点，在期待中，想象容易伴随焦虑的心情。对于这样一类患者，要以一种平静的心情与医护人员合作，共同去创造医学美。也有部分患者，其动态想象存在一种向往心理，往往将术后的美感想象得很理想，这种想象也会危及术后对医学美感的正常评价。想象得越理想，对结果的评价就越苛刻，引发医疗纷争的可能性就越大。对于这类患者，医护人员同样需要做正确的引导。静态想象是指对现已存在的患者的自身美感效果的想象。当整个医疗行为（技术使用或药物使用）结束后，患者便以一种新的“形式”（形体外观）和精神状态呈现于社会。面对着自身原先一直期待而现已明确了新的形象，患者依然会展开想象。这种想象既包括将现有的新形象与治疗前的旧形象进行回忆对比，也包括与原先所期待的形象进行想象比较，甚至包括横向与他人（如电影明星、完全健康人）的形象进行想象比较。医护人员应引导患者避免做后两种的想象性比较，这两种想象性比较缺乏公正性和合理性，常常容易使患者产生悲观失望的情绪，并引发患者的非理性诉求。引导患者做疗前疗后医学美感的比较是合情合理的，医护人员能够做到而且应该做到的是，对患者有疾患的机体经过治疗后取得的健康纵向加以强调。医学美感评价主要是建立在纵向比较意义之上的在静态想象中，特别应注意提防求医者可能存在的诸如躯体异形心理障碍的患者，想象自身形体外表存在着实际上又并不存在的缺陷，或将轻度的缺陷自我夸大，由此产生心理痛苦，若不辅以相应的心理治疗和（或）药物治疗，单凭美容手术，其疗效是难以令患者满意的，表现为患者对疗后医学美感的苛求和否定。

渗透在美感实现阶段中的还有审美情感的因素。没有情感的介入，美感也不可能实现。医学美感的产生只有审美主体倾入情感，才能使开始的审美注意变得有意义，并使美感的产生进程不会因为审美主体的偏见而中止，或导致医学美感作出无价值的判断。但不同群体（医护人员群体、患者群体）以及不同个体，在以审美主体身份出现时，由于各自所投入的情感的偏向性和强烈程度不同，对医学美感评价的偏向性也往往不同，这种情形应引起医护人员的足够关注。

总之，医学审美主体在医学审美过程中，医学美感（审美愉快）是在多种心理功能（理解、感知、想象、情感等）协同作用下实现的。其中任何一种心理功能的改变，都将会影响医学美感产生的结果。美感的获得是在过往审美经验的参与下实现的，而每次美感的获得又会使审美经验得到积累，并由此逐渐促进审美观念、审美趣味及审美理想的产生，这也就是所谓美感进入了成果阶段。当然，除了审美经验以外，个人的生活环境、经历、兴趣爱好、文化修养、个性倾向以及先天气质、潜能等，也都对审美观念、审美趣味和审美理想的形成有重要的影响。医学美感同样具有普通美感的这些特征。由此可见，作为医学生及临床医护人员，要树立自身健康良好的审美观念、审美趣味和审美理想，必须不断地积累自身的审美经验，不断地提高自身的综合修养。

2. 医学美感发展的历史过程 医学美感的形成与发展是和医学实践活动的形成与发展相一致的，医学美感产生于医学实践活动，它经历了自发与自觉两个发展阶段。

在人类早期的医学实践活动中，美感因素就混沌地包含在医学思想观念之中，以自发的形式存在于医学认识和医学实践的活动过程。被誉为西方医学之父的古希腊名医希波克拉底曾经留下一句至理名言：医学的艺术乃是一切艺术之中最为卓越的艺术。几千年来，这一名言是西方医务人员从事医学活动的指导原则之一。在我国，以中国传统文化的生命整体观为基础的中医理论与实践更是天然地包含着医学美感的思想。中医提倡"阴阳平衡"、"五行相生相克"的观点就具有深刻的美学内涵。可以说，在人类医学实践活动中始终蕴涵着维护、修复和塑造人体健美的审美意识、方法和标准等知识，但是这种医学美感是自发的、零散的，缺乏实践与理论的自觉。

医学美感在理论和实践上的自觉是社会发展需要和医学自身发展规律共同作用的结果。实践是满足人的需要根本方式，对人性的认识制约着我们对人的需要的认识，从而影响着人的需要的满足方式与满足程度。从社会发展的方面来说，20世纪在整个人类社会发展历史上是一个具有里程碑意义的世纪，因为科学技术的快速发展，社会生产力的水平得到了整体的提高，在人类社会的发展史上，大部分人第一次解决了吃饱穿暖的问题，开始由保有生命进入到提高生命质量的新阶段。对于在生命保有过程中担负着重要使命的医学，人们也提出了新的需要：医学审美的需要。因此医学不仅要保全人的性命，使人们免于疾病、残障，而且还要满足人们审美的心理需要，美容医学正是为了适应这样的一种新的社会需求而产生的医学分支科学和技术。从医学自身发展的规律来看，20世纪70年代，西方学者开始提出医学模式的转变问题。在近代医学发展的过程中，人们把医学看做是纯粹的自然科学，只是研究人的生物属性，形成了生物医学模式。在生物医学模式下，它以认识、治疗、预防人的身心疾病为手段，以恢复、保持和增强人的身心健康，保证人的生命的持存是医学的神圣使命。但是人的生物属性、社会属性和精神属性对于个人来说并不是孤立存在，人性是个整体，人的生物属性决定医学的自然科学性质，人的社会属性决定医学的社会科学性质，人的精神属性决定医学的人文科学性质，医学以自然科学为基础，又具有人文科学和社会科学的性质。人具有生物、心理、社会的属性，生命之真、生命之善和生命之美应该成为医学整体关注的对象。在医学理论的建立与医学技术实施的过程中，在保证生命持存的基础上尽可能满足人的审美需求。社会需要和医学实践的发展使得人们开始去关注医学领域的审美问题，与之相应，医学美感的专门研究也伴随着医学美学和美容医学整体学科地兴起和发展而受到学者和医务工作者的关注。医学审美心理学的诞生则是医学美感理论自觉的标志。

二 医学美感的主要特征

医学美感是医学审美主体以防病、治病，增进身心健康，延年益寿，提高生命质量为目的（即医学目的或健康目的）的一种特殊的美感过程。与一般的审美活动相比既有共同的规律，又有不同的特点，主要表现在以下三个方面：

（一）医学美感以理性认识为主导

医学理论的研究和应用（如人的健康和疾病规律的研究）、药物和医疗器材以及医学相关的法律法规等诸领域的研究和应用，所有这些实践活动都直接或间接地围绕保障和促进人的身心健康以及提高人的生命质量这一最终目的而展开，它需要科学实事求是的态度，医学审美必须遵循医学规律的特殊要求。在医学审美中，无论是医方审美主体，还是患方审美主体，医学审美态度需要强调客观公正，以一种较为平和的态度去面对审美客体，不能做到这一点，则会严重影响美感的正常判断。医学实践活动直接指向人的身心健康，尤其是机体的健康，医学美感的产生首先取决于医学活动是否能保障机体的健全与功能的实现，因此审美不能忽视对象是否满足功利的要求。例如治疗是否促进了患者机体功能和健康的恢复；医学建筑是否满足功利的要求，器材设备的尺寸和外形设计是否人性化，药物是否存在严重不良反应等。医学审美只有在充分考虑医学功利之后，对形式外观的审美才能显出它的意义。

（二）医学美感以“生命活力美”为核心

医学美感是医学实践和医学理论整体发展基础上产生的人类审美感受，医学审美对象的范围包括医疗活动所涉及一切对象，如医疗技术设备、医院建筑与医疗环境、患者自身等，但是医学审美感受的主要对象是医学人体美。区别于日常的现实人体美和艺术的理想人体美，医学人体美的对象是现实的、活生生的、健康的人体，健康是医学人体美的前提条件和基础，它的评价以人体解剖学、人体测量学、体质人类学等为基础，“健康”是个概括性的概念，健康的表征是人的生命活力的状态。由于人之生命的内容与形式不同于其他生命的内容与形式，审美主体对这样的审美客体作出审美判断时，不是局限于对他们形体外观的直观的美感判断，面对一个病入膏肓的人，无论他或她的外形特征如何符合比例，都不可能产生审美意义上的医学美感，机体功能是否健全、身心健康有无恢复或促进等方面的条件是医学美感产生的基础。

医学人体美的核心是力求从生物、心理、社会状态等多角度和全方位来维护机体的和谐和统一，从而使每一个生命个体成为“和谐统一的机体”，使一个地区、一个民族、一个国家，乃至全人类的生命群体成为“和谐统一的整体”。在此基础上，彭庆星教授首先提出了“生命活力美感”这个概念，他认为，生命是人体美的载体，形态结构完整、生理功能健全是构成人体美的两个基本要素，生命活力才能赋予人体真正的美感，生命活力美感是医学人体美追求的核心。因此医学美感实质上是一种生命美感，是生命在生理、心理、社会上的自由感，“生命活力感”是生命自由感的集中表现。

（三）医学审美主体的审美沟通对医学美感的发展具有重要的作用

在医学实践活动中，医务工作者和患者都是审美主体，医务工作者与患者之间适当的审美沟通对医学美感的产生和强化有着十分重要的作用。尤其是在美容医疗实践中，医患之间的审美沟通是作为整个美容医学实践活动的一个重要环节。美容医学实践是求美者和美容医生以求美者的身体和身体的某一个部分作为审美客体，经过审美评价，对审美客体进行再塑造，以获得求美者所期待的效果的过程。在这个过程中，美容医生必须重视与求美者之间的审美沟通，以避免美容手术纠纷，提高美容手术的成功率。

医学美容实践的审美沟通在两个环节的作用最突出：一是美容手术方案的设计过程。方案的确立过程实际上就是美容医生与求美者审美沟通的过程。在这个过程中，美容医生和求美者就美容手术的审美目的、审美条件、审美内容进行讨论，确定美容手术的方式、方法、步骤，预测美容手术的审美效果，最终确定手术的详细方案。二是在美容手术的评价过程中审美沟通起着画龙点睛的作用。美容手术结束后，美容医生、求美者、社会特定群体（与求美者相关的人群）都会对手术的审美效果进行评价。第一次评价在美容医生和求美者之间进行，第二次评价在求美者和与求美者相关的特定群体（例如求美者的同事、亲友）之间进行。美容医生和求美者的审美沟通是一个关键性的环节，因为这次沟通会直接影响到求美者和特定社会群体的沟通。医患之间这种审美沟通的反复进行，可以促进医学美感的发展。

三 医学美感的作用

医学美感的作用产生于医学实践活动，是医学实践发展一定阶段的产物，它一经实现理论上的自觉，对医学实践具有能动的反作用，良好的医学美感对医学实践活动具有非常重要的意义。

（一）医学美感可以促进医学模式的转变

医学模式是医学发展中一个非常重要的概念，它是指人们用什么观点和方法研究和处理健康和疾病问题，是对健康和疾病的总看法，它直接影响着人们对生命、生理、病理、预防、治疗等问题的基本观点，指导人们的医疗实践活动。医学模式也可以称之为“医学观”。医学美感虽然在当代社会是医学模式从生物医学模式向生物-心理-社会医学模式转变的产物，但它一旦形成，又反过来进一步促进医学模式转变的实现。

在20世纪70年代，西方学者根据社会发展和医学发展的状况提出了医学模式的转变问题。如前所述，近代医学时期，占据绝对统治地位的医学模式是生物医学模式。生物医学模式有两个重要特点：一是立足于科学实验的基础之上，二是立足于生物科学成就之上。生物医学模式是人类在生物科学领域取得巨大进步的产物。从16世纪开始，由于解剖学、生理学、组织学、胚胎学、病理学、生物化学、药理学、微生物学、免疫学、遗传学、药理学、病原微生物学、生理学等都得到了迅速的发展，许多医学上的难题逐渐被解决。人们直接感受到生物科学对医学的重要意义，并创用了“生物医学”这一术语，以表达医学与生物科学之间的紧密关系，而这种研究医学的方法和形式也相应被称之为“生物医学模式”。生物医学模式立足在生物科学基础之上，认为每种疾病都必须并且可以在器官、细胞或生物大分子上找到可以测量的形态和（或）化学改变，都可以确定出生物的和（或）理化的特定原因，都应该能够找到治疗手段。这实际上是把人只是看成生物意义上的人。但是人不仅具有生物属性，还有心理属性和社会属性。人的生物属性、心理属性和社会属性在个体生命活动中是以整体的方式相互依存的。因此人的生命活动不仅与人的血肉之身躯相联系，而且还与人的心理活动、社会状态有联系。

随着心理学、社会学以及整个社会的进步，生物-心理-社会医学模式被提出来。生物-心理-社会医学模式最基本的观点是：把人看做是具有生物属性、心理属性和社会属性的系统存在，医疗实践活动不仅要满足人的生理需要，而且要满足人的心理需要和社会需要，包括审美的需要。医学美学和美容医学就是为了满足人们的审美需要而发展起来的一门新兴的医学整体学科，这一整体学科的发展加速了对医学美感的研究进程，培养出一大批重视医学美问题的医学专家和医务人员。这些接受了医学美学思想的医务人员在医学实践中自觉地融入审美的元素，从而有效地促进生物-心理-社会医学模式在理论层面和实践层面的转变。

（二）医学美感有利于审美医学环境的形成

美感一经产生就具有调节功能，主要包括两个方面：审美主体自身的调节活动和审美主体与审美客体之间的调节活动。在审美活动中，人与自身、人与自然、人与社会，会出现许多失衡、失谐、失调等心理状态。审美的调节就是通过一定的审美诱导、渲泄、转移等心理过程，调理审美主体与客体的关系，使之趋于缓和、和谐、平衡。随着现代文明的发展，环境美成为人们社会生活的普遍要求。医疗环境就是指对医疗场所的内部环境和外部环境所产生的心理、生理以及社会意识的总和。现代医学把环境列为具有治疗意义的重要因素。审美医学环境包括医疗卫生单位的自然地理、环境状况、人际关系、建筑设备等，其中人际关系居于核心地位。一个良好的审美医学环境，特别是和谐的人际关系环境可以使人舒适快慰、心旷神怡、心悦诚服，增进身心健康。然而在现实生活中医学审美环境并不尽如人意，因此不仅要创造和维护有利于人的身心健康的医学审美环境，而且还要在此基础上能动地改善和提高医学审美环境，使医学审美环境能真正地起到增强人类医学美感素质和人类身心健康的作用。医学美感的发展要求在医疗环境的建设中加入审美的元素，从审美的视角来设置医院的环境，因为与一般环境的审美建设相比，审美医学环境建设对于治疗疾病以及促进健康具有更为直接的意义，审美医学环境建设的任务由此提出。

1988年，我国学者邱琳枝、彭庆星主编的《医学美学》专著中，曾经系统的提出医院审美环境建设的理论。认为可将审美医学环境划分为生理（生化）学、心理（伦理）学和社会（表现自身）学三种类别（也称三个层次）。审美医学环境的建设主要从两个层面来着手：第一是心理学审美环境的建设。在医学技术实施的具体环境中，首先要为就医者创造一种视觉上赏心悦目、听觉上动听悦耳、嗅觉上具备植物芳香气息的舒适环境，这是建设审美环境所需要的基本条件。医务工作者必须加强审美素养，在医院建筑的室内装饰色彩、采光的科学化加以考虑，放置一些季节性的鲜花，选择一些轻松的音乐。在医务人员的职业形象上加强塑造，态度上和蔼可亲、彬彬有礼，讲究职业道德。第二是社会学审美环境的建设，充分体现以人为本的理念，为医疗实施营造优良的环境，使就医者获得美的享受和熏陶，使医务人员不忘自己的使命。

（三）医学美感是提高医护人员综合素质的催化剂

人的素质可以简单地分为人文素质和科学技术素质，提高医护人员的综合素质是现代医学发展的要求。医务人员在高中多数学习理科，又经过系统的医学专业知识与技能的训练和学习，科学技术素质比较高。但是在我国现有的医学生课程中，医学人文课程的开设尚未规范；在医学领域，生物医学模式的影响又很深，许多医务人员在人文素质方面比较欠缺。一般来说，人的知识通过内化形成主体的素质，人的素质经由实践外显为主体的能力。人的能力的大小与人的素质高低关系甚为密切。过去，我们对综合素质的理解往往是片面的，更多的是强调业务素质、政治素质，而不注重医务人员的审美素质的提升，这与现代医学模式的发展要求显然是不相适应的。审美素质是人的素质的重要组成部分，医学美感的形成可以培养医护人员正确、健康的审美观点和审美情趣，提高医护人员欣赏和创造美的能力，在提高医务人员的综合素质中起着催化剂的作用。

（四）医学美感能够提升医学技术的服务质量

医学美感的形成和发展对于提升医学技术的服务质量具有重要的作用。主要体现在三个方面：第一，医学美感的形成和发展使医务工作者在医疗技术服务活动中自觉地渗入审美的要素，提高医学技术的服务质量，尤其是美容医学技术的服务质量。人体美是形成生命美感的重要方面，人们对人体美的要求渗透到各种求医行为中。但是在目前的医学实践中，医生中的大部分人没有较好的审美素养，对求医者的审美的需求不能进行较高水平的审美沟通和审美引导，影响了医学实践活动结果的审美质量，甚至引起医疗纠纷。医务工作者拥有良好的医学美感，在医疗实践活动中就可以自如地把握求医者的审美需要，并融入整个医疗活动的过程，提高医学技术的服务质量。第二，医学美感的形成和发展对医学技术服务结果的评价提出了审美的要求，推动医学服务质量的提升。例如评价手术的成功与否虽然要以科学性为基础，先要确保求医者在机体上的完整性和功能上的健全性，但是同时也要求在机体完整、功能健全的基础上达到健美的效果，这样自然会提升医学技术的服务质量。第三，医学美感可以激发医务人员的内在潜能，促进医务人员和求医者的审美追求，从而增强医务人员创造美的愿望，激发医务人员内在的审美创造能力，使医务人员不断去探索、认识、追求、鉴别医学实践活动中的真善美，不断地提高医学技术的服务质量。

第三章 医学形式美

任何事物都是内容与形式的统一体，美的事物也不例外。然而审美活动与认知活动、道德实践活动不同，它不仅仅要专注于事物的内容，更要从简单的内容感受上升到形式感，从现实的世界进入形式的世界。学习与培养形式感及形式美，进而具体探讨医学形式美感，是培养医学生、美容医生审美素养的关键所在。

第一节 形 式 美

一 形式与形式美

（一）美的形式及其特点

事物都包含形式和内容两个部分。内容是指构成事物内在要素的总和，它是事物存在的基础。形式是指构成事物的各种要素的结构及组合方式，是事物存在的条件。事物的形式可分两类：一类是事物的外在形式，它是事物内部结构或内容的感性外观，与事物的内容不直接相关，它的改变不直接影响事物的内容，如人的高矮胖瘦。另一类是事物的内在形式，是事物本质的表现，与事物的内容直接相关，如人体内部结构。内在形式决定外在形式，如人体骨骼长短粗细、肌肉发育程度等，会直接影响人的高矮胖瘦等外在形式。

1. 美的内容与形式 美同其他事物一样，也有自己特定的内容和形式。任何美的事物总是内容和形式的统一体作用于人的感官，引起美感。美的事物可以表现为飞流直下的山水，春意盎然的大地；也可以是健康匀称的体态，银发秃顶的科学家的风采等。由于美蕴涵着丰厚的内容，它才有动人和耐人寻味的美，更由于其具体可感的客观形式，才使得我们可以用感官直接感知。

美的内容，是指通过宜人的感性方式显现出来的人的本质力量。人类的实践活动，必须遵守真和善两个尺度。所谓真的尺度，指人的认识必须如实反映事物的本质与规律，即“合规律性”；所谓善的尺度，指人的认识必须符合人的需要，即“合目的性”。实践活动只有遵守合规律性与合目的性的统一，才能取得成功。所以作为实践结果体现的产品，往往既具有满足人的生产、生活、心理及精神需要的属性，而且其外感形式也体现了人类的自由创造，凝聚了人自身的力量、智慧、才能与情感，使人产生愉悦感。美的形式，就是指构成美的内容的相关要素构成方式，是人的本质力量的显现。

美的内容和美的形式是辩证统一的关系。美的内容决定美的形式，美的形式表现美的内容，服从并服务于美的内容，同时对美的内容具有能动作用。适当的美的形式可以作为一种积极的能动力量对美的内容起推动作用，医疗美容就是通过创造美的形式，来发掘、表现人的生命活力美，为人的健康与美好生活服务。

美的形式使审美活动得以呈现，它通常包括三个方面，第一，构成美的形式的基本单位，如色彩、声音、语词、线条、某些简化出来的形体等。第二，这些基本单位的组织、结合，以及这些组织、结合构成的整体。第三，作为审美活动呈现的“有意味”的形式。

2. 美的形式的特征 美的形式不同于一般事物的形式，具有以下特征：

第一，美的形式是感性的、具体的。一般事物的形式可以是理性的，也可以是感性的，如思维的形式就是概念、判断、推理的抽象形式，而美的形式要由一定的物质要素构成，如果没有这些物质要素，美的内容就无从体现。如在自然美中，山川的美离不开它险峻的山势、潺潺的溪流、茂密的林木；花朵的美离不开它的绚丽色彩、芳香扑鼻的气息。在社会美中，劳动者的美，通过其形象、动作及活动所构成的一定场面、环境来体现。再如艺术的美，提香的油画《达娜伊》，画家运用了光的明暗对比，使得达娜伊通体明亮，老妇人则暗淡；色的冷暖对比，达娜伊用暖色调，老妇人则用冷色调；从而突出了达娜伊，加强了艺术形象的美丑对比，有力地鞭笞了老妇人的贪婪，歌颂了达娜伊的爱情。

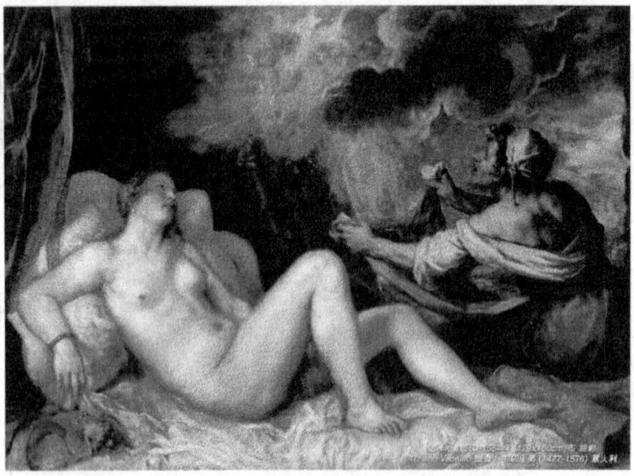

第二，美的形式是宜人的。美是一种具有观赏价值的形象，具有一定的感染力和吸引力，能够使人的生理、心理和精神达到和谐状态而形成愉快感、舒适感，通常具有适宜人的特点。

但是我们在关注美的形式的时候，还要关注其内容，美的感染力和吸引力的源泉在于其内容与形式的统一，即美的形式只有在人们欣赏活动中深入地感受美的内容的时候，才是真正的美。黑格尔认为，美是理念的感性显现，美或艺术作品作为感性存在，其造型、色彩、线条、音调的运用等“形式”，背后蕴涵的“内容”是作为世界本原的“绝对理念”，这些美的形式呈现出的是一种内在精神，即“意蕴”。他说：“艺术的内容就是理念，艺术的形式就是诉诸感官的形象。艺术要把这两方面调和成为一种自由的统一的整体。”但美的内容与形式并非等价并列，而有主次、高下之分，作为内容的绝对理念是本体，是主因，决定它的显现形式。

在现实生活中，美的内容和美的形式关系是相当复杂的。第一，内容与形式都美；第二，内容美形式不一定美；第三，形式美而内容不一定美；第四，内容和形式都不美。也就是说，每一具体事物的美，其美的内容和美的形式都只能是具体的、历史的、相对的统一，而不可能是完美无缺的绝对统一。人类在创造艺术品的时候，要致力于达到美的内容与美的形式统一。

（二）形式美的产生与发展

1. 形式美 形式美是指自然、生活、艺术中各种形式因素（色彩、质感、线条、形体、声音等）及其有规律（对比、对称、和谐、节奏等）的组合所具有的美，是指美的形式的某些共同特征。形式美是人类在审美实践中，经过世世代代的经验总结，从无数美的事物形式中抽象概括出来的，具有独立审美价值的符号体系。由于人们反复接触美的形式，长期以来，就会形成这样的结果：只要接触这些形式就能产生美感，而不必考虑其形式所代表的内容，从而使美的形式具有相对独立的审美意义。

2. 形式美的产生 人类最初对形式美的发现和利用是建立在实用的基础上。

人类的劳动是从制造工具开始的，工具的制造最明显地体现了人类有意识、有目的的活动。从工具造型的演变上，充分体现了人类自由创作的特性，并具体说明了形式美的产生首先是基于实用的目的，而不是审美的目的。

旧石器时代早期的北京人的石器尚无定形。到旧石器时代中期，丁村人则略有规范，石器呈尖状、球状、橄榄状等，从实用出发注意均衡对称，在石器的加工中注意到造型，外形和自然形态的石块有了较明显的区别。旧石器时代晚期，山顶洞人对形状、样式等进行了有意识的选择和设计，石器已经很均匀、很规整。这一时期，还出现了石珠、兽牙、海蚶壳等装饰品，并将红色、黄色、绿色等色彩用作装饰，直到今天，人们仍然认为红色代表鲜血，是生命的源泉。这些充分反映了原始人类在解决物质生活需要的基础上，审美需求随之产生并有所发展。如“金银的审美属性，很明显是指金银作为自然矿物的‘天然的光芒’色彩”，同时，因为金银具有货币的职能，与人们的生活息息相关。所以客观事物的自然形式同一定的社会生活相联系，在实践过程中反映到人的头脑中，经过头脑的多次反复提炼概括，逐渐把握其普遍的共同特征，进而在人们的心理活动中得以肯定，形成了各种带有独立性的形式感，经过代代传承，形式美与形式感的对应关系越来越稳固。

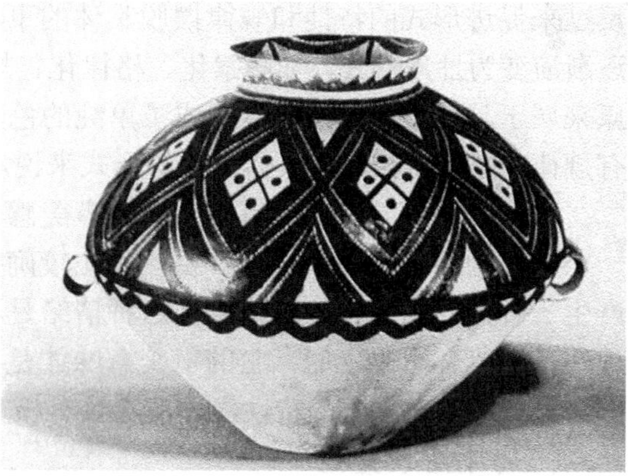

彩陶的造型和纹饰是人类在完善产品功能的基础上进一步美化产品的又一力证。如半山类型瓮，图案装饰是由多种线条组成，这些线条运用重复、交错的手法巧妙地组织到一起，线条明快流畅，构图布局均衡，虚实有度，装饰花纹丰富多彩；又在适当部位涂下彩绘，既体现了人类自由创造的个性，也体现了人类对形式法则的自觉运用。

总之，形式美源于社会生活实践，体现了人的本质力量的外化，是人类既合规律性又合目的性的自由创造的结果。

二 形式美的主要特点

（一）相对独立性

所谓形式美的相对独立性是指形式美可以脱离美的内容而直接引起美感。由于在审美活动中，人们反复地接触美的形式如对称、均衡、多样统一等，便会产生这样的结果：人们无须考虑这些形式所表现的内容，暂时“忘掉”它所表现事物的内在本质及意义，甚至“忘掉”事物与人的功利关系，只要接触这些形式就能引起美感，仿佛美就在形式本身，这就是美的相对独立性。大致可分为以下几种情况：

第一，当形式胜于内容时，人们通常把这类美作为形式美来欣赏。如自然美就具有形式胜于内容的审美特征，有些艺术表演也侧重于形式，如花样滑冰、花样游泳，俗称为冰上或水上芭蕾，一般说来它们并不表达十分确定的内容，而是表演者的舞姿、旋转、跳跃等优美动作使人们倾倒，这里人们主要欣赏的是动作与力的美，并不刻意追求其中蕴涵的意味。

第二，从具体物象中抽象化了的形式美。如有些艺术作品的装饰性绘图、花边，建筑物上的飞檐斗拱、雕龙画凤、装饰图案、玉石栏杆等，都是经过长期的历史积淀，将其原来包含的社会美的内容“过滤”掉而将其形式固定化。又如波浪形的线条，人们既看不到汹涌的波涛，又没有层层涟漪，然而人们在它们那些有组织的、有层次的、连续结构关系中，仍然能够欣赏到它的图案美。

第三，还有一些美的对象，内容与形式不一致，内容不但无益甚至有害，而人们的感官却取我所用，把它所具有的形式作为美的对象来欣赏。如蝴蝶常常被人们视为美的化身，其实蝴蝶是农作物的害虫，能给人类带来灾害，但是因为它有着华丽的外表，靠着它那漂亮的“服饰”、翩翩的风度、斑斓的色彩，成为人们普遍承认的美。

（二）抽象性

形式美的抽象性是指人们舍弃了众多美的形式的其他特征，从中概括出所有形式的共同特征，使形式美具有最大的普遍性，如从动物体的对称、人体结构的对称、植物的对称等概括出“对称”。形式美独立地成为人们的欣赏对象，经历了一个从美的形式逐渐脱离美的内容独立发展的过程。在这个过程中使人们在头脑中形成了某种特殊的形式感，这种形式感又反过来促进形式的特性和规律摆脱具体的事物而获得更自由的表现，从而使事物的具体形式逐渐演变为抽象形式，如图案化、格律化、规范化的演变，都是具体形式向抽象形式的演变。原来属于具体事物的形式，变成了单纯的色和线等形式因素的有规律的组合。这种色和线的有规律的组合，相对于具体事物的形式来说，就是抽象的。

形式美的抽象性，使审美主体的审美感受具有不确定性。人们欣赏形式美时，不像欣赏一个具体的美的事物那样，产生一种比较确定的意味，如人们对以红色为主的图案，一般会产生一种热烈而兴奋的情绪，但这种情绪是不确定的，只有当这种红色处在一定的环境中表现在某一具体事物上时，它的审美意味才是确定的，如红旗、红花、红灯、红衣服。然而正因为形式美具有抽象的特性，才使它具有极大的适应性，从而适用于表现各种事物的美。

（三）社会历史性

形式美的各种表现并不是凝固不变的，随着时代、文化与个性的变化而变化。例如节奏，就是随时代的变化而变化的，人们可以从每个时代崇尚的节奏美发现它时代痕迹，如我国民乐中二胡的喁喁独奏，反映的是过去以小农经济为基础的社会律动的脉搏，而西方音乐中的钢琴奏鸣曲和交响乐，则体现着资本主义工业化大生产的旋律，今天电子音乐的产生，又反映出在科学飞速发展的时代中，人们对旋律和节奏的新追求。

三 “有意味的形式”

（一）“有意味的形式”及其构成条件

有学者将形式与人的生命表现关联起来，认为审美活动的形式，是通过形式元素及其组织来显示生命活动的，审美活动的显现形式本身就是一种生命形式或情感形式。持这种观点的代表人物是英国美学家克莱夫·贝尔，德国哲学家、美学家恩斯特·卡西尔和美国美学家苏珊·朗格。他们的共同特点在于讨论形式的结合所形成的对生命的表现，而不是单纯谈论纯粹的形式要素美。“有意味的形式（significant form）”是克莱夫·贝尔在其重要著作《艺术》中提出的一个著名的美学观点。贝尔认为，美的形式就是“有意味的形式”。所谓“有意味的形式”并不是说形式指称着它之外的某种意义才形成了形式的意味，也不是对自然形式或现实生活的模仿，而是各种艺术作品中线条、色彩等“形式因素”之间的特殊关系和组合所构成的表现。

对于“有意味的形式”，克莱夫·贝尔在文中是这样论述的：“艺术品中必定存在着某种性质，没有它，艺术品就不能作为艺术品而存在；有了它，任何作品至少不会一点价值都没有。这是一种什么性质呢？什么性质存在于一切唤起我们审美情感的客体之中呢？……看来，可做解释的回答只有一个，那就是“有意味的形式”。在各种不同的艺术作品中，线条、色彩以某种特殊的方式组成某种形式或形式间的关系，激起我们的审美情感。这种线、色的关系与组合，这些审美的感人的形式，笔者称之为“有意味的形式。”

（二）“有意味的形式”的基本特征

1.“有意味的形式”具有自足性 “有意味的形式”作为各种艺术作品中线条、色彩等“形式因素”之间的特殊关系与组合所构成的表现，超越了现实进入形式自身的世界，从而获得形式的自我丰足。其中投射了人的本质、生命与情感，它所表达的东西不是在它之外，而就在其自身的形式中。

2.“有意味的形式”是一种生命形式 通过“有意味的形式”，人们可以感受到生命的律动、情感的脉动、喜悦与悲哀的起伏等。正是由于这种活生生的生命特征，才使得一幅画、一首歌或一首诗等艺术品，与普通事物区别开来，使它们看起来是创造出来的生命形式。

3.“有意味的形式”具有直观性 “有意味的形式”弃绝任何对它进行理性的比较和逻辑判断的尝试，它呈现的是超越于人们认知领域与利害领域的生命本真状态。如毕加索的名作《格尔尼卡》，呈现给观众的是一张支离破碎的被打散而重组构成的“画”，与传统不同的是，作者并不是以绘画再现的情节象征某种精神，而是运用变形、分解几何形体的抽象形式呈现并揭露法西斯的暴行和人民的苦难，使人们从直观中深切感受到法西斯的暴行和人民的苦难，进而产生摆脱这一状况的强大力量。

4.“有意味的形式”具有唤起纯粹形式快感的特性 “有意味的形式”作为一种独立自足的形式，由于其摆脱了物质与现实的重负，切断了与现实之间事实上的联系，以纯粹的形式呈现一切，可以带给人们直观形式的快乐和意味，其对生命的表现使得形式构成了形式美。

“有意味的形式”的表现是丰富多彩的。因为其艺术的境界，正是以具体的宇宙人生为对象，品味它的色相、秩序、节奏、和谐，借以窥见人们的心灵和生命活动，化实景为虚境，创形象为象征，使人类的心灵具体化，形体化。瑞士思想家说：“一片自然风景是一个心灵的境界。”中国大画家石涛也说：“天可以授人以作画，大知而大授，小知而小授也”。

第二节　构成形式美的感性因素

一　色彩

（一）色彩及其属性

色彩是一种涉及光、物与视觉的综合现象，由不同波长的光波辐射产生，其本质是电磁波中波长在390～770mm之间的可见光波段，形成的红、橙、黄、绿、青、蓝、紫七色连续光谱。其中红、黄、蓝是三原色。色彩是通过眼、脑和我们的生活经验所产生的一种对光的视觉效应。马克思说：“色彩的感觉是一般美感中最大众化的形式”。

色相、明度、纯度是色彩的三属性，灵活运用它们是色彩设计的基础。

色相是指颜色的名称，如红色、黄色等。人眼可以分辨的颜色达2万种以上，但主要由三原色组合而成。原色就是不能用其他色彩调配而得的颜色。原色分为两大类：色光三原色即红、绿、蓝，它是直接发光的颜色，色光三原色相加即为白色。电视荧屏就是由红绿蓝三原色组成。另一类是颜料三原色，即红、黄、蓝，颜料靠反射显示色彩，三原色相混是减色混合，变为黑色。两类原色的原理相反。

明度指眼睛感觉到的每个色相的明暗程度。白色明度最高，黑色明度最低。有彩色中，接近白色者明度高，接近黑色者明度低。光线的强弱均影响着人们的情感。明亮的物体对人们的心理刺激大，暗淡的物体对人们的心理刺激小，不同的明度产生不同的感情效果，高明度会给人愉快、轻松的感觉；低明度则给人以朴素、低沉的感觉。色彩的光强度相差很大，白色为100，黄色为78.9，橙色为69.8，绿色为30.3，红色为4.9，蓝色为4.9，紫色为0.03。不同的明度构成了高调、中调和低调。

纯度也称彩度，指色彩的强弱、鲜浊和饱和程度。颜料加水过多或混入无彩色时，纯度就会降低。有彩色和无彩色，是指色彩的两大色系：黑、白、灰色系列是无彩色系，它们只有明度变化；而可见光谱中的全部色彩都属于有彩色系，它们都具有色彩的三属性。红色彩度最高为14度，最低为1度。蓝绿色彩度最高为6度。

人对颜色的感觉不仅由光的物理性质所决定，而且往往会受到周围颜色的影响。不同波长的可见光投射到物体上，有一部分波长的光被吸收，一部分波长的光被反射出来刺激人的眼睛，经过视神经传递到大脑，形成对物体的色彩信息，即人的色彩感觉。光、眼、物三者之间的关系，构成了色彩研究和色彩学的基本内容，同时也是色彩实践的理论基础与依据。

（二）色彩效果

色彩的审美特性十分明显，它具有表情性，能够向我们传达出一定的感情意味，引起人们的情感反应。色彩的审美效果可以体现在视觉、情感、象征等方面。

1. 色彩具有审美的视觉效果 色彩是人们辨别事物的重要依据。色彩在传递信息中起到重要作用，如信号灯、指示标志等。但不同的色彩会带给人不同的温度感、涨缩感、进退感、软硬感、清洁感等。视觉感知，如红、橙、黄给人温暖的感觉，称为暖色；蓝色、青色是冷色，给人寒冷的感觉。深色看上去重，浅色看上去轻。如果以白色视觉重量为100，黄色则为113，紫色是152，黑色是187。鲜艳和对比强烈的色彩有前进感，冷色和暗色，或对比弱的色彩有后退感。冷色和明度低的色彩有收缩感，暖色和明度高的色彩有膨胀感。了解和把握色彩对人的视觉感知的不同影响，对日常生活、医疗实践等具有重要的指导意义。如依据粉红、鹅黄一类为软色，暗而纯色为硬色的知识，儿童病房的装饰、布置，适宜用软色调。

2. 色彩具有审美的情感效果 色彩是一种物理现象，本身没有情感。但人们在长期生活实践中，积累了许多视知觉经验，一旦知觉经验与外来色彩刺激发生一定的呼应时，就会在人的心理上引起不同的情绪与情感反应。无论是有彩色还是无彩色，都有自己的表情特征。如红色是热烈而兴奋的，黄色是明朗而欢快的，绿色是平静而稳定的，紫色是高贵而优雅的，白色是纯洁而明亮的等。色彩的这种强烈的表情性能，是它审美特性的本质所在。

3. 色彩具有审美的象征效果 我们对色彩的反应不仅仅局限于生理上，它同样受到我们所处环境文化的影响，即某种色彩与某种特定内容形成固定的联系，可以使色彩获得一定的象征意义。比如在一个大多数人都会驾驶汽车并熟悉红绿灯的社会中，人们自然会将红色与静止、绿色与前行联系在一起。如果是在一个几乎看不到汽车的社会里，那么这种联系就不会存在了。如不同的文化环境中，人们会用不同的色彩来象征死亡。在西方文化中，黑色象征着死亡，哀悼者往往穿着黑衣，而逝世者的灵柩也是由黑色轿车来负责运送的；而在古老的埃及，执行人死后是否可得到永生审判的“冥界之王”奥西里斯，被称为“丰饶之神”，是复活、降雨和植物之神，但它的雕像却被涂成黑色，用来表示种子还在土里萌芽的孕育阶段；在西印度群岛，人们却使用鲜艳的色彩来纪念死亡，实际上是庆祝死者的灵魂进入了一个更美好的世界；而在中国和印度，死亡的颜色是白色，穿着未经染制的衣服是谦卑的表示，“死者为大”，以示对逝者的尊重。一般说来，不同的文化背景，色彩的象征意义不同。

色彩审美的个体、民族、地域、环境等差异，在生活、工作中有着广泛应用。在医疗实践中，应用色彩审美知识，既有利于提高工作效率，又有利于健康的恢复与保持。如北京某医院对医护人员的服装从健康与审美的角度进行了色彩方面的设计与选择，改变过去“医护服装一片白”的传统，倡导妇产科医生穿粉红色衣服，手术室医生穿果绿色衣服，内科医生穿藕荷色衣服，只有化验室医生仍穿白衣，此举不仅深受医生与患者的欢迎、称赞，更为重要的是给生命、健康以及医学以审美视角，对医学理念及实践的影响是深刻的。

（三）人体色彩美

人体色彩分为人体固有色彩和人体装饰色彩。

1. 人体的固有色彩 人体的固有色彩主要是指人的肤色和发色。人的固有色彩有严格的遗传性，不同的人种具有不同的色彩，当今世界主要存在白、黄和黑三大人种体系。

（1）人体的肤色：人体的白、黄、黑三原色，形成了现今世界上主要的三大人种体系，但同一种族之内的不同个体由于性别和生活方式等方面的不同，肤色也有差异。一般而言，女性肤色较男性肤色要淡一些，青年人较之老年人要淡一些。即使同一个体，身体的不同体表部位颜色也不尽相同。一般阴囊、阴唇、乳头等处肤色较深，手掌和足跖部分肤色浅淡。毛细血管的密度、血流量和皮肤所含黑色素的数量及分布状况决定了每个人都有自己的肤色特征，其中黑色素对肤色特征的作用最为重要，人体的肤色、发色和眼角膜的颜色都由黑色素决定。

不同人种对肤色有不同的审美观。黄种人以肤色黄里透红为美；白种人以白里透红为美；黑种人以棕黑色为美。虽然肤色主要由先天因素决定，但后天因素也对人的肤色产生或多或少的影响，如日光浴会使人的肤色加深。一般认为正常或健康的肤色就是美的。我国著名皮肤界泰斗朱学骏教授给健康的皮肤总结了一个“4S标准”：即smooth，平滑；shining，有光泽；soft，柔润；sexy，有美感。

（2）人体的发色：人的发色也与种族有关。健康的发色对人体色彩美有积极影响，健康美观的头发应该是干净、柔顺、亮泽而没有头屑。有人提出东方女性健美头发的几个标准：第一，整洁，无头屑。第二，自然光泽，富有弹性。第三，柔顺：表现为无静电感，易梳理，无分叉，无断裂、不打结。第四，色彩一致，发根到发梢颜色无明显差异。第五，头发无明显脱落，疏密适中。

人类发色以黑色、棕黑色和金黄色为主，步入老年后头发都会变白，这是由人体衰老而产生的代谢功能降低、酪氨酸酶减少造成的。无论是黑色、棕黑色和金黄色，还是年老以后的灰白、花白甚至全白，从发色来看，只要富有自然光泽而不枯干，具有健康头发的特征，就是美观的。

2. 人体的装饰色彩 人体的装饰色彩是指人体肤色和发色以外、对人体起修饰和点缀作用的色彩。人体的装饰色彩要依据人体固有色彩和人体体态而定，主要指服饰和化妆色彩的运用。正确的人体装饰色彩，不仅能够突出和强化人体色和人体体态，而且还能够弥补和改善人体体态及人体色，是人体色彩美中不可分割的部分。

（1）人体的服饰色彩：服饰色彩设计，主要是利用人对色彩的视错觉，针对每个不同的人体体态，使用具体的、适当的服饰色彩，使服饰色彩美与人体体态美相得益彰，从而产生一种整体的美感。

比如身材矮小的人，整体用色上可以利用浅色调和暖色调，同时最好上下身服饰色彩相同或相近，这样可以产生纵向感和丰满感，使矮小的人显得高大些。身材矮胖的人，整体用色上可以利用冷色调和深色调，同时上下身服饰色彩也应以同一或近似色为宜，可以使身材显得高瘦些。身材高大的人，在整体用色上适宜冷色调和深色调来调节粗壮体型。身材高瘦的人，在用色上适应范围较大，主要注意在上身服饰色彩上适宜暖色调和浅色调，会使过瘦的身材略显丰满，身材比例关系会更协调。当然，在服饰用色时，还应注意一些细节。比如如果要强调女性丰满的胸部，那么在服饰胸部色彩设计上，可以多采用亮色和暖色。

（2）肤色与装饰色彩：肤色与妆容色彩、服饰色彩配合恰当，可以使人体美更具有魅力。化妆及服饰的色彩，能对肤色及人体起加强和烘托作用，显示或强化人的个性、气质和美感，也能在体现肤色美的同时衬托出装饰色彩的美感。

比如肤色呈现白皙、细腻而有透明感的浅象牙白色、暖米色，适宜用明亮、鲜艳的颜色进行修饰，会给人以活泼、年轻、娇美的视觉印象。肤色呈现象牙色或暗驼色，适宜采用以金色调为主的暖色调，会给人成熟、稳重、华美的感觉。肤色呈现白皙的粉白色、乳白色，适宜用轻柔淡雅的颜色来烘托女性温柔、清新、恬静的气质。肤色呈现冷白色或偏白的黄褐色，那么无彩色和大胆热烈的纯色可以塑造女性充满个性和与众不同的气质。

不同的色彩会给人们的生理、心理带来不同的感受。由于人们的生活经验、传统习惯及年龄性格等不同，对色彩产生的心理反应也自然不同。巧妙地运用这种直观的、无声的语言，可以帮助我们提高审美品位和进行人体美的塑造。

二　形体

（一）点、线、面与形体

任何事物的存在都占有一定的空间，有一定的外形，通常可见、可感、可触摸。形体是视觉审美的重要感性要素之一，构成形体的基本要素是点、线、面、体、声。

1. 点　点是形体要素中最基本的元素，在空间起标明位置的作用。点是各式各样的，有圆点、椭圆点、方点、三角点、锯齿点、梯形点等。点是构成一切形态的基础，是造型形态中最基本的元素。作为形式美的点，不仅有大小，而且有形状，是一个的特殊的面。如一个圆形物体，远看为点，近看则为面。人们只是凭具体的视觉效果把它同圆和面大致地加以区别。点可以组成线或面，并有疏密、聚散等方式。

点是视觉中心也是力的中心。当画面上有一个点时，人们的视线就集中到这个点上。单独的点没有上、下、左、右的连续性和指向性，但是视觉和力的中心，往往产生积聚力和视觉效果。当出现两个点时便表现出长度和方向感，在两个点之间产生特殊的张力，多点可形成线化和面化。由于点的位置以及颜色、明度和环境条件的变化而产生大小、远近、空间等感觉。明亮或暖色的点有处于前面的感觉，反之就有后退的感觉。同时由于周围的点大小不同也会有视错感。瓦·康定斯基在《论艺术的精神》中指出："一个点的面积虽小，却有着强大的生命力，它能对人的精神产生巨大的影响。如果画家将增加一个点设置在恰当的位置，它便很服帖，如果增加这个小点被安放在不适当的位置上，你会感到极端的别扭”。

2. 线 线是点的运动轨迹以及面的转折现象，可分为直线、曲线和折线。线起着贯穿空间的作用，形体的轮廓是由线来表示的，所以在构成物体形式美的诸要素中，线居于特殊地位。线条的美是一切造型美的基础，或者说线条是形体造型中形式美的基本语汇，凡在形式美占有突出地位的艺术如建筑、雕塑、绘画、装饰等造型艺术中，线条的运用往往是最普遍、最基本的艺术手段。线条可以表现形体轮廓，动静韵律，材质纹理，具有强烈的情感性审美本质。

直线有长度，具有阳刚、力度、稳定、安静、庄严、安全等美感。王维的“大漠孤烟直，长河落日圆”，描绘了直线和圆的美。水平线平和、安静、稳定；垂直线具有崇高、上升、权威、紧张、希望的感觉；斜线具有运动指向性、不安定感。

曲线有长度及曲率变化，是富于吸引力的线条，它同时朝着不同的方向旋绕，能使人的视觉得到满足。曲线的凹凸变化包含着极丰富的审美信息，给人以柔美、运动之感。人的视线看曲线省力，看直线费力，正如站比走累，走直线比走曲线累。自然界曲线形体远比直线形体多。曲线、蛇形线、波浪线有非常奇妙的艺术审美效果。人体是最优美的曲线，骨骼隐含着直线，肌肉充满了曲线。

折线实际上是直线的转折，有直线和斜线的性质，往往给人一种灵动之感，折线形成的角度则给人以上升、下降、前进等方向感。

线的长短、粗细和运动状态在人的视觉、心理上产生不同的感受，我们人体本身就是很好的例证。直线与曲线可以组合成复杂的形体，例如苗条的人直线和曲线高度和谐，会给人以美的享受；丰满的人直线和曲线和谐，以曲线为主，也会给人带来一定的美的愉悦。肥胖的人直线和曲线失调，曲线接近球形；消瘦的人直线和曲线皆失，曲线几乎消失，乃至内凹紧贴骨骼直线，过度肥胖与消瘦都不会使人在视觉及心理上产生美的愉悦。

3. 面 面的主要功能是用来表现物体的形状，人们通常说三原形即圆、方、三角形，就是指物体的平面图形。不同形状的面，能给人以不同的视觉效果和心理反应。

圆形或由圆形演化而来的图形，给人带来柔软、温和、弹性之感，因而具有一种柔性美。古希腊毕达哥拉斯学派认为：“一切立体图形中最美的是球形，一切平面图形中最美的是圆形”。因为圆形比其他形体含有更大的空间、更多的容量，所以一般的容器通常都制成圆形。舞蹈的基本动作就是一个又一个的圆，造型艺术——雕塑、绘画、建筑中，圆形也用得非常普遍。但是也有人认为椭圆比圆形更美，因为在圆中又有变化，比圆形更富于动感。

方形一般给人方正、平实、刚强、安稳感，是一种刚性美。圆形和方形交错使用，可收到刚柔相济，相得益彰之美。

三角形的各种变态，对于人的心理往往也产生不同感应：正三角形具有稳定感，倒三角形具有倾危感，斜三角形则造成运动感或方向感。

4. 体 （或称立体形）是点、线、面的有机结合，体与面的关系最为密切，面的移动、堆积、旋转就成为体。现实中存在的物体大部分是体，人们观察一个物体，直接作用于视觉的是面，但是人们凭借不同角度和方位的观察，或凭借以往的经验，却可以感知或确定整个物体的形状。因此事物的体所给予人们的视觉效果和心理反应大致上同面是相似的。体可分球体、方体和锥体，即相当于面的圆形、方形和三角形，只是体给人的感觉比面更强烈、更具体、更确定。

在西方造型艺术体系中，“无点不成线，无线不成面，无面不成体”的说法，高度概括了点、线、面、体相辅相成，缺一不可的关系。

（二）人体的线条

人体的线条是人体空间结构的重要美学要素，它包括人体轮廓线和人体动态线。人体的线条是由直线和曲线组成，以直线为中轴，在求得稳定的基础上，同曲线发生种种关系。人体的线条美是指人体形态所构成的线条所具备的美感魅力。《创世纪》里说，上帝创造了一切之后，就照自己的形象造人，所以人的形象是天地间最完美的。黑格尔也说："人体是高于一切其他形象的最自由最美的形象"。线条是构成人体视觉形象的最基本的要素，是表现人体美的最直接、最明确，也是最富有概括力的部分。

1. 人体静态的线条 人体是三维形体，人体的线条也应是立体的，它包括人体轮廓线和内部结构线（脊柱线、中轴线和重心线）。人体的轮廓线包括人体的正面轮廓线和侧面轮廓线。人体正面轮廓线是两侧面以脊柱为中心轴线所形成的对称的双曲弧线。人体侧面轮廓线是人体前后不一致的双曲线。人体的轮廓线是以多样变化的曲线为主，参以刚柔并进的直线而形成。人体的脊柱是构成人体躯干的主架结构，也是人体结构和形态的主要特征。人体在静止的时候，正面看，脊柱线和中轴线是一致的，即位于躯体正中的垂线上。侧面看，健康的脊柱是一条优美的曲线。脊柱弯曲的生理功能在于它可以缓解来自下肢的震动，从而保护大脑，使人体的重量平均分配于重心线的前后。人体的重心线是躯体重心引向地面的垂线，其支撑面是支撑人体重量的面积，对保持躯体稳定起着关键的作用。人体静止时，中轴线就是重心线。从正面看，人体被中轴线平分成左、右两半；从侧面看，中轴线将人体划分为前、后两半。

人体轮廓线和内部结构线是由直线和曲线的变化交错形成的。但在人体线条中，曲线和医学人体美的关系最为密切。人体曲线是人体美的重要表现形式。从人类的进化，直立行走，肌肉和骨骼的协调所形成的特有的曲线美，具体到宽宽的额头，突出的颧骨，端庄的下颌，美丽的眉，炯炯有神的双眸，一启一闭的眼睑和睫毛，高而醒目的鼻，富于表情的口唇等，都彰显了多样而趋于统一的曲线之美。

人体的线条是人类特有的风景线，由于性别不同线条特征也不一样。女性的曲线美表现得更完美。从侧面看，女性整个躯体呈大"S"形，即胸部向前突起，臀部向后翘，腰部起到自然衔接的作用，这是女性特有的"曲线美"，它变化柔和流畅，充分展现了曲线的丰富魅力，也是人体线条美的精华所在。美国著名美学家威廉称"美蕴藏于'S'形曲线之内"。大"S"曲线主要是指整个躯体线条。但是具体来讲，女性面部及躯体侧面是5个"S"形，主要体现在耸立的乳峰、平而微收的腰部和敦厚的臀部。从正面来看，女性的躯体是由无数条弧度不同的曲线和直线构成，女性的躯体线条美给人以柔和的美感，同时也表现出一种弹性的质感美，即所谓的"阴柔之美"。女性形体的曲线是世界上最复杂、最精美、最和谐的线条组合，显示出强烈的生命魅力，使人赏心悦目。

男性人体的线条是一种开放式的，具有爆发力的长方形线条。男性一般具有平直的肩部和"倒三角形"的体型，头方耳大，显得有棱有角，胸腹腰部刚柔有度，强劲有力，展示出男性的"阳刚之美"。

2. 人体动态的线条 人体动作是人的情绪、智慧和精神状态的外在呈现，是世界观、人生观、价值观及内在情志、心理活动的整体结果。动作的内在质量和外在形态紧密结合，构成具有丰富表现力的充满内在含义的动作符号。法国雕塑家罗丹就说，"人体是心灵的镜子，最大的美就在于此"。人体姿势动作的美，是人体各部分协调配合呈现出来的外部形态的美，即人体在运动时，躯干和肢体发生变化，其运动姿态构成不同的人体动态线。

主线和支线交错形成人的形体的基本骨架。主线是指躯体的形态变化所形成的主要倾向线，而由躯干四肢的变化形成的线，称为支线。人体在处于垂直、水平、倾斜、倒立、弯曲旋转等不同的运动状态时，会形成各种不同弧线的曲线，这种运动状态所形成的曲线美，极大地丰富和发展了人体曲线美。这些线既有长短、强弱、急缓、疏密的节奏，又有形态的高低、转折、起伏、跌宕所形成的韵律，从而展现出人体各种动态的美。面容表情的舒展，眼睑的启闭，眼球的自如转动，胸腹部伴随呼吸的起伏以及躯体和四肢的运动，特别是女性行走风姿中表现的体态都充分展现出动态的曲线之美。可以说，动态曲线的美显示了千姿百态的自然发展规律，带给了人类美好的享受。我国古代美学家曾把人体曲线之美比喻为“宛若游龙”。

三 声音

（一）声音及其构成

声音是空气振动的机械波，又称音响，同色彩、形体一样，也是物质材料的自然属性之一。声音是物质的运动形式，它是通过介质（空气、固体或液体）传播并能被人或动物听觉器官所感知的波动现象，即通过物体振动产生声波，声波由物体振动的频率、振幅和波形决定，一般的声音包含一定的频率范围。人的耳朵可以听到声音的频率范围是在20～20000Hz，如果物体振动频率低于20Hz或高于20000Hz，人耳就听不到了，低于20Hz的频率叫做次声波，高于20000Hz的频率叫做超声波。

不同的声音会产生不同的心理感受。当自然之声、人声和艺术之声等声音同人类生活实践发生关系之后，声音的强弱、快慢、高低、长短与人的生理机制之间就会产生一定的对应关系，人们从中就可以作出美的判断和美的评价。如鸟语虫鸣、风吼雷炸，人的语音和歌唱以及乐器声。如果将自然界的声音加以挑选，并按一定的逻辑（旋律、调式、速度、节拍等）进行组合，并在时间中运用，用以传达一定的情思，就会形成优美动人的音乐。

人可以凭借听到的不同声音，判断事物的性质及远近、方向等。不同的声音是不同声音形式的体现，声音形式包括纯音和复合音。正弦波是最简单的波动形式，是优质的音叉振动发出声音的时候产生的，正弦声波属于纯音。而任何复杂的声波都是多种正弦波叠加而成的，称复合音。此外乐音的共鸣方式也有所不同，有不同的音色表现。如钢琴音色纯正、宽厚、深沉、明快，表现力极为丰富，被称为乐器之王。小提琴音色纤柔、细腻，被人誉为乐器之后。嘈杂而无规律的复合音会令人感到刺耳，引起人的反感，时间长了会影响人的健康和寿命；和谐而有规律的复合音会使人感到悦耳动听，时间长了会有助于人的健康并延年益寿。

旋律是音乐的灵魂。所谓旋律，又称曲调，是指高低不同的一群音的有组织的连续，组成音的线条。节奏和旋律是声音这一形式美的主要构成因素，节奏是旋律的骨干，也是乐曲结构的基本因素。

近代实验美学家用仪器测验证明，声音不仅影响人的神经，而且对血液循环和脉搏的跳动等都有一定的影响。

（二）声音的审美特征

1. 人们可以凭借声音获得信息　人们不仅凭借声音（语音）来表达自己的思想情感，而且凭借声音的不同接收信息，判断外物的性质、远近和方位等。优美的声音，能够直接引起人听觉的快感，如天空中云雀的歌喉清脆优美，令人心旷神怡；秋夜中蟋蟀纤弱的低吟，催人安然入眠；古刹里拂晓浑厚的钟声，震撼人的心扉；清晨时军营高亢的号声则令人精神振奋。

2. 作为形式美具有情感性 一般说来高音使人情绪高昂，低音深沉引起悲伤，轻音乐给人舒畅柔和之感。以声音为自然媒介的音乐艺术，是一种表现和激发人的感情的艺术。音乐在表现主体的内心情感和情绪方面，有其他艺术所不可比拟的优越性。声音所引起的人们生理和心理的反应，比色彩、形体更为强烈。人们可以利用特定音响的变化与特定情感起伏的对应关系，间接或直接地反映复杂的社会生活，特别是人的思想感情的变化。因而表情功能是声音的最突出特征。音乐的表情性就更加明显。黑格尔说，“音乐是心情的艺术”。《乐记》道：“乐者，音之所由生也；其本在人心之感于物也”。《毛诗序》中写道：“情发于声，声成文谓之音”。

声音，具有一定的摹拟、类比和象征功能。音乐主要通过感情的抒发和宣泄，用摹拟、象征和类比的途径间接地揭示事物的本质特征和人物的性格特点。如李泽厚就指出《田园交响曲》第二乐章结尾就应用了摹拟手法。而在《梁山伯与祝英台》的乐曲中，人们能随着乐曲的旋律在脑海里联想起二人从相识、结交、知情、抗婚、化蝶等一幕幕的故事情节，体现了音乐艺术与人的内心感情的本质联系。

声音的审美性还体现在听觉艺术方面上，具体而言，声音具有时间上的运动性、变化性，具有一种蕴涵着高度理性内涵、体现着严格形式美规律的表情性和规整性。例如《史记·律书》中就记载了古代五音（宫、商、角、徵、羽）之间的率数：“九九八十一以为宫。三分去一，五十四以为徵。三分益之，七十二以为商。三分去一，四十八以为羽。三分益之，六十四以为角”。古代的毕达哥拉斯也曾将音乐与数学联系起来加以研究，认为音乐的和谐美是来源于数学关系。奥地利音乐美学家爱德华·汉斯立克说，“音乐是一种形式的美，它不依附、不需要外来内容的美，它存在于乐音以及乐音的艺术组合中，优美悦耳的音响之间的巧妙关系，它们之间的协调和对抗、追逐和遇合、飞跃和消逝——这些东西以自由的形式呈现在我们直观的心灵面前，并且使我们感到美的愉快。”

四 气味

（一）气味及其分类

气味是嗅觉的产物，是生命科学的范畴，可从生物学、医学、化学角度给予不同的理解。气味，是生命体对气态物质的感知，当气态物质与嗅觉细胞分泌物发生化学反应时产生的一种信号，经嗅神经传递给嗅神经中枢嗅球后，就产生嗅觉。气味的产生是化学反应的结果。

每种物质都有自己的气味，没有气味相同的两种不同物质。物质不变其气味就不变，气味改变了就是物质发生了变化。气味既是生物交流信息的工具，又是它们的攻防武器，也是生物界的共同语言。气味对生物来讲有三种关系：有益、有害和无关。嗅觉是生物的辨毒器官，对生命有重要的保护作用。嗅觉能感知有益和有害的气味，而对与其无关的气味则感知不到。生物用产生的有益气味和微生物产生的防御性气味来保护自己。在不健康的时候，生物自身的体味也会发生相应的改变，这就会给药物研究和疾病的诊断提供依据。

关于气味的分类，有人主张分为七类，是因为人有七种嗅盲，这七种嗅盲物质称为原物质，简称嗅素。人的嗅觉细胞也有七类，每一类嗅觉细胞可以感受一种嗅素，七种嗅素的组合构成了千变万化的气味。酸、甜、苦、辣、咸五味的划分是人们普遍认同的，而且人们找到了构成五味的化学结构特点，并据此特点合成了多种甜味剂和苦味剂。气味物质的分类法被公认的只是香和臭两类，好闻即是香，难闻就是臭。香和臭，无法用物理量（如波长和频率）来表示，也无法找到化学分子式的结构及特点。

（二）气味的审美特征

1. 积极调控情绪 嗅觉喜欢的气味，使人产生生理和心理上的愉悦感受，一定程度上可调控人的情绪。如薰衣草的花香可以让情绪激动的人心平气和，而香橙的味道能令人精神一振，柚子味有制怒的作用，浓郁的姜味可以提高应变能力，石竹的香味可以增强记忆力等。医学家很早就发现，许多含有挥发油性质的香料可使神经受到抑制，可以用作麻醉药和治痉挛的药。这些香料也可以增强消化作用，促进血液循环，令人情绪稳定，感到极端舒适。优雅的气味对人有益，例如合适的花香对人的刺激，有利于改善精神状态。国外有试验报道：两天内不闻任何香气者打字14140个/时，错误率1.1%；闻树木香味者打字15284个/时，错误率0.9%；闻花香者打字16122个/时，错误率为0.08%。电脑屋里如有草香，误差可减少20%，有茉莉香误差可减少33%，有柠檬香误差竟可以减少54%，所以对气味的使用要给予充分重视。

2. 刺激人的食欲 不同的食物有各自独特的气味，在其新鲜成熟的条件下，如西瓜的甜、柠檬的酸、辣椒的辣等，可以给人带来很好的食欲刺激。

3. 生理病理改变后人体气味的异常 不论男女，人体总有几分气味，这种气味往往因年龄和种族而有所不同，这种气味称为人体的体味。人的体味与人的健康密切相关，有的人，特别是某些体格健全的人，身体散发出来的气味，闻起来令人感到舒服。如果人体产生疾病，体味就会发生变化甚至不正常。影响人的体味常见疾病是口臭和狐臭。口臭是口中散发的臭秽的气味，它与多种疾病有关，如胃肠功能障碍、牙齿疾病等；狐臭是由皮肤中的顶浆腺（又称大汗腺）分泌的浓稠液体（通常含有油脂、蛋白质及铁分），再经由腋下的细菌分解分泌汗，形成的恶臭。口臭和腋臭既是人体不健康的征兆，也影响人体形式美，必须及时地给予治疗。

4. 性感的气味 俗话说“男女搭配，干活不累”。“异性相吸”在生活实践中显而易见，这其中的奥秘就来自每个人自己所独有的生理气味——体味，这种体味自己不易觉察，但其他人却能很容易地感受到，特别是异性。据说拿破仑从战场上回家之前，就会给妻子约瑟芬写信，让她不要在他回家之前洗澡，原因就是拿破仑特别喜爱约瑟芬未洗澡之前的身体味道。美国有个叫基威尔的男子，其貌不扬，但是却深得女孩子的喜爱，据说是因为他身上会散发出像蜜糖一样的香味，令人心旷神怡。在中国，汉成帝皇后赵飞燕的妹妹赵合德之所以得宠，就是因为她身上天生的体香。所以说，人们在选择配偶时，依靠与性别相关的气味分子来激活脑部情欲区域。另外，人的口气也是构成体味美的重要部分，据《鸡跖集》记载，汉武帝喜爱一个叫丽娟的宫女，因为她“吹气如兰”，兰花香气幽远、高雅华贵，所以赢得了汉武帝的宠爱。当然也有很多“同性相吸”的实例。事实说明体味既可反映人们的健康状况，也具有一定的审美特征，在医疗实践中越来越引起人们的关注。

第三节　形式美法则在人体美中的体现

一　形式美法则

形式美法则主要包括单纯齐一、对称均衡、比例尺度、调和对比、节奏韵律、多样统一。其中最基本的法则是多样统一即和谐，因为它体现了形式结构的秩序化，作为一种形式美的法则，它恰好与自然规律相吻合。

（一）单纯齐一

单纯齐一也叫整齐一律，是最简单的形式美。单纯，是指事物各种形式因素中没有明显的差异，齐一，是指同一形式物体的反复出现。单纯给人纯洁、明净的审美感受；齐一则给人整齐、完美的审美感觉。反复作为某个形体的重复出现，也属于齐一的范畴。黑格尔说，“整齐一律一般是外表的一致的重复”。较常见的单纯是色彩，如自然界单纯的色彩有蔚蓝的天空、碧绿的湖水、银白的冰川、金黄的麦浪。而较常见的齐一如庄稼的行距、军训时整齐的步伐、统一的着装，合唱时的整齐发声。单纯齐一的形式能给人以次序感、条理感。

（二）对称均衡

对称是指一个轴线两侧的形状以等量、等形、等距、反向的条件相互对应存在的方式，其特点体现为“在差异中保持一致”，是最简单、最直观、最典型的均衡形式，被称为静态的均衡。早在远古时代，先民们就发现了动物体型和植物叶脉的对称这一奇妙现象，普列汉诺夫说，“欣赏对称的能力也是自然赋予我们的。”对称是生物体结构的普遍现象，如人的眼睛、耳朵、鼻孔、四肢，它是许多生命体的正常发育状态，也是人类之所以把对称看做是美的重要原因之一。人们在长期实践中认识到对称具有平衡、稳定的特性，是健康人体的重要特征，如果肢体残缺或畸形，反而会使人产生心理上的不适与挫败感。但是人们并不满足于这一形式，所以常用轻巧灵活的对称形式来保持均衡，这就是动态的均衡。

均衡是指对应的双方等量而不等形，即对应双方左右（上下）在形式上不一定对称，但在量感上是均等的。均衡是在静中有动的对称，最突出的是杆秤式对称，即平衡点固定不变，但两边平衡物体的距离则随秤锤的移动而不同，使重量平衡。格式塔心理学也表示，物体之间的组合最终会形成一种“力的图式”。均衡的“力的图式”能给人以美感，也就是均衡是人们在审美过程中所获得的生理的（视觉）和心理的力的均衡。均衡更有动态的美感，如舞蹈、杂技的造型，盆景的左右空间的设计。人体的肾脏也高低不同，这既是进化的结果，符合生理学上的标准，也能让人类更好的生存。

均衡法则在实践中应用广泛，如中医美容学理论强调的就是身体的阴阳“动态平衡对称”。现代建筑中也喜欢采用均衡法则，典型代表如法国建筑师勒·柯布西埃设计的“朗香教堂”。古希腊雕塑家坡留克来妥斯在谈到人体最优美的站立姿势时，认为全身的重心应该落在一条腿上，另一条腿保持放松状态。这样，人体重心稳定，而且身体自然形成“S”形。这以后，很多艺术家都采用此理念来进行作品表现，像米洛的《维纳斯》，米开朗基罗的《垂死的奴隶》等。

（三）比例尺度

比例是整体与局部、局部与局部之间在量度上的比例关系。符合一定的比例关系，或者说比例恰当，即我们通常所说的“匀称”。战国时期宋玉在《登徒子好色赋》中提出的所谓“增一分则太长，减一分则太短”指的就是比例关系。我国古代山水画中所谓“丈山、尺树、寸马、分人”也体现了各种景物之间比例在绘画中的合理安排。比例匀称，就会保持事物的整体和谐；反之，就会破坏整体的美感。美的比例是平面构图中一切视觉单位的大小，以及各单位间编排组合的重要因素。我们平常称赞一个人面貌美——“天庭饱满、地阁方圆”，也是使用“五官端正”的标准，就是指五官之间比例恰当。另外，西方的黄金分割率，是一种常用的比例关系，它是人们在长期的审美实践中得出的美学成果，而1∶1.618正是人眼的高宽视阈之比，其在艺术、建筑、人体审美等各个领域得到广泛应用。比如近年来，我国彭庆星等医学美学工作者经过潜心研究，发现健美的人体中存在着14个“黄金点”、15个“黄金矩形”、4个“黄金三角”和6个“黄金指数”。恰当的比例会有协调的美感，成为形式美法则的重要内容。

尺度的含义有两层，一是指物品自身的尺度；二是指物品与人之间的比例关系。前者是“物种的尺度”，后者是“人的尺度”。无论哪种尺度，从美学意义上讲，尺度就是标准、规范，其中包含并体现了事物本质特征以及美的规律。如人体的比例、画面的安排、建筑设计等都要有一个适当的标准。比如日本九州大学会堂，是以较大体量组合的，其体量之间若不加以处理，则会导致整体尺度比原有的尺度感要小。但是由于该建筑在挑出部分开了一排较小的窗洞，对比之下粗壮尺度的体量被衬托出来，加之入口处的踏步、栏杆等处理得当，使得建筑物的形体显得异常雄伟有力。

（四）调和对比

调和对比是建立在多样统一基础上的形式美的规律。调和对比反映了矛盾的两种状态。调和是在差异中倾向“同”，对比是在差异中倾向“异”。调和，是各种非对立因素即相似因素之间的统一，它综合了对称、均衡、比例等美的要素，从变化中求统一，即指形、色、质等构成因素的近似，它能够满足人们心理潜在的对秩序的追求。当相互间的差距较小或具有某种共同点的因素配置在一起，就形成调和，如色彩中同是暖色的红与橙，橙与黄之间的调和；圆与椭圆之间的形状相似性也包含调和因素。因此调和在自然界中处处可见，如青枝与绿叶，和风与细雨等。

对比，是差异中倾向“异”，指各种对立因素之间的统一。如色彩的浓淡、冷暖，线的曲直、粗细，形的方圆、大小等。自然界中处处可见对比的现象，蓝天与白云，红花与绿叶，高山与低谷等。对比可分为形式的对比和感觉的对比。形式上的对比以大小、明暗、曲直、粗细、强弱、多少等对照来加强视觉效果，对比效果鲜明、刺激、力度强；感觉上的对比是指心理和生理上的感受，多集中于动静、软硬、轻重、刚柔、快慢等方面，常给人以各种质感和快感的深刻印象。

调和对比是一对矛盾，要正确处理两者的关系。过分的对比往往太强烈、太刺激；而过分的调和又往往太平庸、太单调。因而从形式构图上讲，对比要求相对的集中，多用于画面主题和特别强调的地方，调和多用于画面的整体照应上。我国传统图案中的“方中有圆，圆中有方”，“刚中有柔，柔中有刚”，“动中有静，静中有动”，就是科学正确处理调和对比关系的极好例证。

（五）节奏韵律

节奏韵律是指形式中体现的运动节奏和规律。节奏是韵律形式的纯化，韵律是节奏形式的深化，节奏富于理性，韵律则富于感性。节奏是借用音乐的术语，指客观事物在运动过程中的有规律的反复，最简单的节奏是重复。节奏产生于各种物象的生长、运动规律之中，是自然界处处可见的现象，如花的单瓣、复瓣，四季的交替更迭，潮汐的涨落等。韵律是节奏的变化形式，它变节奏的等距间隔为几何级数的变化间隔，赋予重复的音节或图形以强弱起伏、抑扬顿挫的规律变化，从而产生更加优美的律动感。

节奏和韵律互相依存，互为因果。韵律在节奏基础上丰富，节奏是在韵律基础上的发展。一般认为节奏带有一定程度上的机械美，而韵律又在节奏变化中产生无穷的乐趣。如人的生理、心理活动无不充满着节奏和韵律。现代科学已经证明，人的体力、情绪、智力、皮肤、毛发等也有周期性的变化，体力以23天为一周期，情绪以28天为一周期，智力以33天为一周期，皮肤表皮细胞以28天为一周期，毛发有生长期、休止期和退行期等周期性的变化。人类在日常生活中，起居有序，日作夜眠，一日三餐、工作中的动静、张弛、徐疾、进退……等，正是这样一种有节奏的生命过程。

（六）多样统一

多样统一原则，是指审美形式的组合、构造，既要把各种不同的元素、不同方面统一为一个整体，又要体现整体中不同元素和不同部分的变化。“多样统一”体现了对立统一的规律，整个宇宙就是一个多样统一的和谐整体。“多样”是指构成整体的各个元素、部分的差异性，与审美主体、客体以及审美活动的多样性、差异性及变动性密切关联，正如英国美术家荷加斯所说：“人的各种感官也都喜多样，而且同样讨厌单调。耳朵讨厌一个音响接连不断的重复，正如眼睛死盯住一点或一直注视一面秃墙会感到厌倦一样。”多样性又必须是有组织的多样性，没有组织和整体和谐的多样性，没有统一，则会显得杂乱无章，缺乏层次与秩序，难以形成“有意味的形式”及形式美。“统一”是指构成整体的各个要素、部分间的有机联系，其中的每个要素既保持其自身的独立性，形成变化，同时又要服从整体的构造，在整体中获得新的位置、解释和规定，使得整体具有新功能。

传统的中医理论认为世界万事万物都存在阴阳对立、多样统一。阴阳二气是相互对立的，但又都是存在同一体中，任何一方都不能单独存在，如人体中，阴属寒、属下、属水；阳属热、属上、属火，缺一不可。老子认为：“道生一，一生二，二生三，三生万物。万物负阴而抱阳，充气以为和。”这表达了万物统一于“一”的和谐观念。科学家布鲁诺说：“这个物质世界如果是由完全相像的部分构成的就不可能是美的，因为美表现于各种不同部分的结合中，美就在于整体的多样性。”

二 形式美法则在人体美中的体现与应用

（一）人体比例学说概述

人体的健美，主要通过身体各部位之间以及各部位与整体之间的比例关系得以呈现，比例是影响人体美的众多形式法则中的基本法则。人体比例是指人的整体与局部，局部与局部之间的数学关系，它是实现人体框架各部分和谐的根本。人体比例美，也体现了人体生长发育水平、营养状况和锻炼程度等。

早在古埃及，人们就已开始对人体比例标准展开研究，他们提出的标准人体是：人体高度是足长的6倍，或者人体的高度是中指长的19倍。古希腊古罗马的雕塑家们提出的美的人体比例是：身高是脸长的10倍，头长的8倍，或人体高度应该等于双臂平举的长度。特别是毕达哥拉斯提出的黄金分割率影响最为深远（我们会在下文具体阐述）。现代医学专家指出，标准的人体应该是身体各部位匀称，身高与体重比例适当。例如两手向两侧平伸，两手中指尖之间的距离，一般与身高相等；上身与下身长度，即从头顶到耻骨联合上缘的距离和从耻骨联合上缘至足底的距离，基本相等。另外人体各部位的长度、宽度、曲度同数学比值之间也存在着美学关系。如发际到鼻根、鼻根到鼻底、鼻底到颏下点是1∶1∶1，身高同脸长之比是8∶1等。当然由于人种的不同，人体比例美的标准不可能是绝对的，这里介绍几种较有影响的人体比例学说：

1. 达·芬奇的人体比例学说 达·芬奇用自然科学、解剖学和数学统计方法，提出了人体美的比例标准：头长为身高的1/8，肩宽为身高的1/4，双臂平伸的长度等于身长，两腋宽度与臂相同，乳房与肩胛骨下端位于同一水平线，脸宽等于大腿厚度，跪下时高度减少1/4，卧倒时为1/9。达·芬奇的这些观点至今仍是十分有价值的，可以作为衡量形体美的一般比例标准。

2. 弗里奇的人体比例学说 弗里奇是德国体质人类学家，他提出女性白种人身高与其他部位的比例是7只脚长，8个头高，9只手长或10个脸长（指发际至颏下）。

3. 巴龙通人体比例学说 巴龙通人体比例学说是近代较流行的人体美标准之一，其主要观点是：成年男性身高为7.5个头高，头至臀为4个头高，肩宽一般小于2个头高，肩至肘、掌根至中指尖等于1个头高，髋宽为1.5个头高，膝以下为2个头高。

4. 阿道夫·蔡辛人体比例学说 德国数学家阿道夫·蔡辛于1854年首次提出人体中的“黄金分割律”，与现代学者对人体结构的黄金规律基本一致。

5. 中国学者的研究 中国学者针对中国成年男女的身体比例研究，发现中国成年人头长与身高比例一般约为7～7.5个头长，女性略矮一些。从头顶到颏下约为1个头长单位，从颏下到乳头线与乳头线到肚脐大致相等，均约为1个头长。两肩之间的距离约为2个头长，上臂约为4/3个头长，前臂约1个头长，手约2/3个头长。下肢从髋关节的大转子至膝部的髌骨中点与从髌骨中点至足跟大致相等，均约2个头长。人体的1/2处约在耻骨联合。少年身高的比例一般约6个头长，年龄越小头所占的比例就越大。

（二）人体的黄金分割比例

1. 黄金分割溯源 黄金分割是一个古老的数学方法。关于黄金分割比例起源，可追溯至公元前6世纪的古希腊。毕达哥拉斯学派研究过正五边形和正十边形的作图，现代数学家们据此推断他们已经触及甚至掌握了黄金分割。据说毕达哥拉斯在经过一个铁匠铺时，被清脆悦耳的打铁声吸引住了，驻足细听，进而走进铁匠铺，仔细测量了铁砧和铁锤的大小，发现它们之间的比例接近1 ：0.618。这一发现至今是各种乐器制造的科学依据。他还认为：“人体的美也是由和谐的数的原则统治着一切。”

公元前4世纪，古希腊数学家欧多克索斯第一个系统研究了这个问题，并建立起比例理论。公元前300年，古希腊几何学之父欧几里得在几何学上首先提出J=1.618值。他在《几何原本》第五卷中说：“所谓量中第一与第二之比等于第三与第四之比，是指第一与第三的任何等倍数同第二与第四的任何等倍数有如下关系：前者的等倍数必相同地大于、相同地等于，或相同地小于相应所取的后者的等倍数。”这个比例法为J值的导出奠定了基础，此书是最早的有关黄金分割的论著。公元前447年至公元前431年，古希腊建成了闻名于世的雅典帕提农神庙，柱高与柱顶至屋顶距离之比就是J=1.618。到1509年，意大利威尼斯人卢卡·帕契奥里在《上帝规定的比例》一书中，也阐述了J=1.618。他的好友达·芬奇被誉为集科学与艺术于一身的人物，他对“上帝规定的比例”用了另一个称谓，即黄金分割，又称黄金律。黄金律被认为是构图中最和谐、最完美的表现，达·芬奇称其为“神圣的比例”。文艺复兴时期的“上帝的比例”，事实上是由我国经印度、阿拉伯传入欧洲的，印度传给阿拉伯之前称为“三率法”，它在我国古算术书——《九章算术》中有记载。到19世纪黄金分割这一名称才逐渐通行。

2. 黄金分割的美学应用 黄金分割也称黄金率，是指事物各部分之间一定的数学比例关系，即将整体一分为二，较大部分与较小部分之比等于整体与较大部分之比，其比值是1 ：0.618或者是1.618 ：1，即长段是全段的0.618（图3-1）。0.618被公认为最具审美意义的比例数字，它具有严格的比例性、艺术性、和谐性，蕴藏着丰富的美学价值。

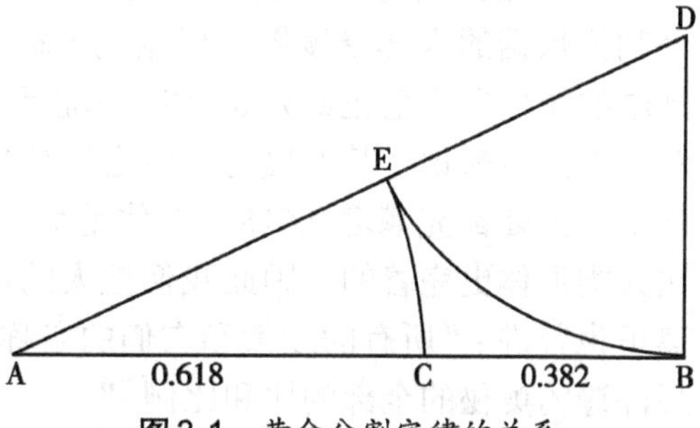

图3-1 黄金分割定律的关系
AC ：CE=AB ：AC=1.618或者AC ：AB=0.618

黄金分割的美学价值被广泛地应用在建筑、雕塑、绘画、舞台、音乐、医学等各个领域。

古代雅典的巴特农神殿，当今世界最高建筑之一的加拿大多伦多电视塔，举世闻名的法国巴黎埃菲尔铁塔，都是按黄金分割律建造的典范。由建筑设计大师贝聿铭先生设计的中国苏州博物馆新馆，建筑内的任何尺度，都与“11.25”这个模数有关，哪怕是门口的一根线条，都是这个“11.25”的倍数。据说这是贝聿铭先生经过多年设计摸索出来的，令参观者视觉感觉最舒适的一个尺度，而这个模数类似于黄金分割。

绘画上，达·芬奇的《维特鲁威人》符合黄金矩形，《蒙娜丽莎》的脸也符合黄金矩形。黄金矩形的长宽之比为黄金分割率，也就是矩形的长边与短边之比是1.618（图3-2)。《最后的晚餐》同样也应用了黄金分割体现优美的构图。音乐方面，意大利著名小提琴制造专家斯特拉迪瓦里精通黄金分割，制作了近千把音质优美的小提琴；二胡演奏中，“千金”分弦的比例符合0.618的时候，演奏出的音调最和谐、最悦耳；将手指放在琴弦的黄金分割点处，乐音就越发洪亮，音色更加和谐。另外，数学家华罗庚将黄金分割应用于优选法，可以合理地安排实验和试验，以较少的试验次数找到合理的配方和合适的工艺条件。在实际运用中，黄金比例多采用近似值。最简单的方法是按照数列2、3、5、8、13、21……得出2∶3，3∶5，5∶8，8∶13等比值作为近似值。

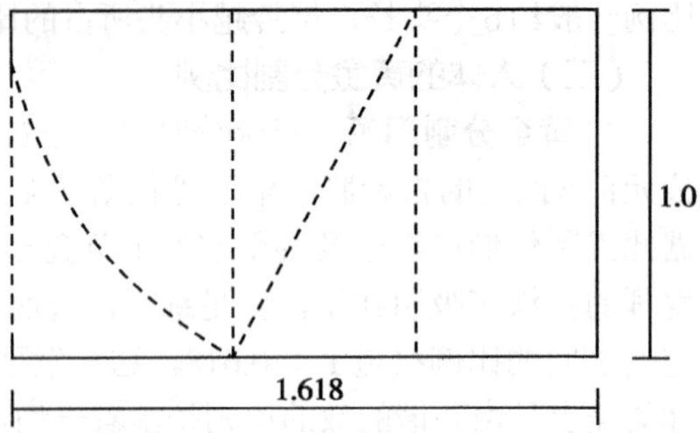

图3-2 黄金分割矩形

在医学中同样随处可见0.618的身影。温度在22～24℃时人们感觉最舒适，因为用人体温度37℃乘以0.618等于22.8℃，而这个温度是人体机体的新陈代谢、生理节奏和生理功能处于最佳状态。每天7.5小时是最理想的睡眠时间，因为一天中白天和夜晚各为12个小时，人最理想的睡眠刚好是夜晚12小时的0.618，即约7.5小时。人体穴位，如人体头顶至后脑的0.618处是百会穴，下颌到头顶的0.618处是天目穴等。人类要长寿，膳食结构也要遵循黄金分割律，即素食应占食物总量的0.618；摄入的饮食以粗粮6分，细粮4分为宜。秋季是人的性欲与免疫力最佳的黄金季节，因为7～8月人体血液中淋巴细胞最多，会生成大量的抵抗各种微生物的淋巴因子，此时人的免疫力强，较少得病。人们在测量脑电波时发现，如果人们受到美的形象刺激时所测的脑电波型为β波，而β波的低频与高频之比值接近0.618。

3. 黄金分割与人体美 近代建筑大师勒·柯布西埃根据对人体的分析，创立了以黄金分割为依据的人体模度图。根据勒·柯布西埃分析，高举双手，头顶到腰的距离与手指尖到腰的距离之比值正好是0.618，由腰到足底的距离与头顶至足底的距离之比值也是0.618。对于人的脸来说，其宽度与高度之比值以及两眼间的间距与嘴的大小之比都是0.618，在人体中，到处都充满着0.618。人体是美的数的集合体。古希腊雕塑家菲狄亚斯曾说：“没有比人类形体更完善的，因此我们把人的形体赋予我们的神灵”。文艺复兴时期的数学家巴奇奥里也曾讲：“所有的度量和它们的名称都来自人体，而且在人体中可以找到上帝揭示自然最深邃的奥秘的全部的比和比例。”

近年来，在研究黄金分割与人体关系时，发现了人体结构中有14个“黄金点”，15个“黄金矩形”，6个“黄金指数”和4个“黄金三角”：

14个黄金点（图3-3、图3-4）：
（1）脐点：头顶至足底之分割点（上短下长）。
（2）喉结：头顶至肚脐之分割点（上短下长）。
（3）、（4）左（右）膝关节点：足底至肚脐之分割点（上长下短）。
（5）、（6）左（右）肘关节点：肩关节至中指尖之分割点（上短下长）。
（7）、（8）左（右）乳头点：乳头垂线上锁骨至腹股沟的分割点（上短下长）。
（9）眉间点：发际至颏底间距上1/3与中下2/3之分割点。
（10）鼻下点：发际至颏底间距下1/3与上中2/3之分割点。
（11）唇珠点：鼻底至颏底间距上1/3与中下2/3之分割点。
（12）颏唇沟正中点：鼻底至颏底间距下1/3与上中2/3之分割点。
（13）左口角点：口裂水平线左1/3与右2/3之分割点。
（14）右口角点：口裂水平线右1/3与左2/3之分割点。

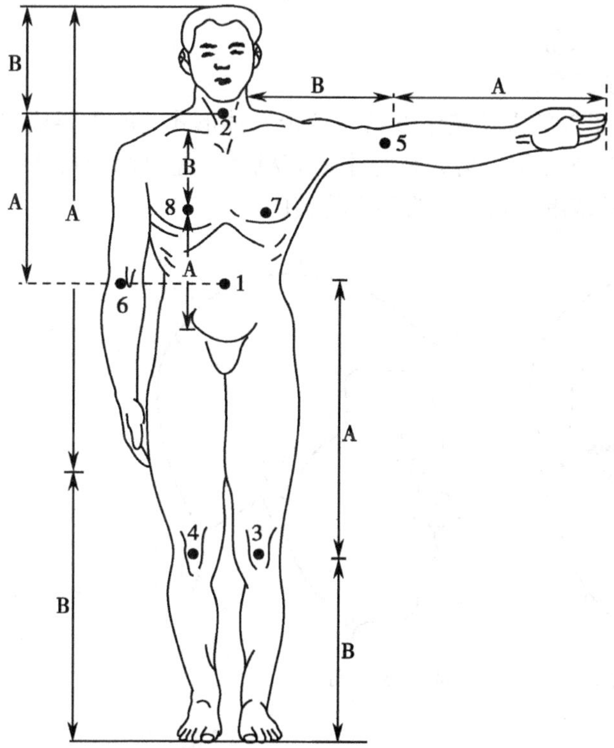

图3-3　人体黄金点（躯干部）

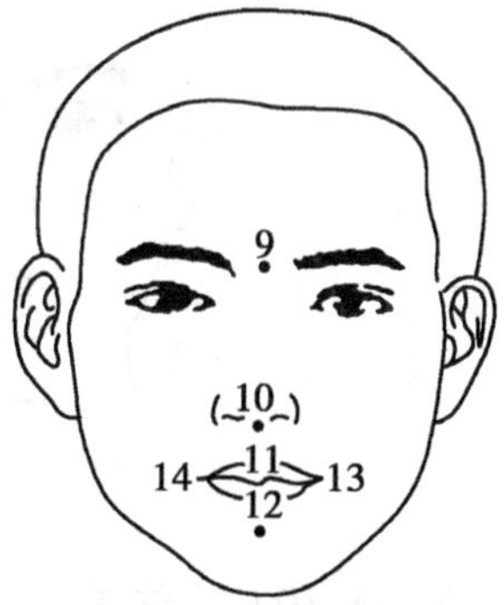

图3-4　人体黄金点（面部）

15个黄金矩形：
（1）头部轮廓：头宽（左右颧弓骨突点间距）与头高（颅顶至额点）。
（2）躯干轮廓：肩宽与臀宽的平均数为宽，肩峰至臀底间距为长。
（3）面部轮廓：眼水平线的面宽为宽，发际点至颏点间距为长。
（4）鼻部轮廓：鼻翼为宽，鼻根点至鼻下点间距为长。
（5）唇部轮廓：静止状态时上下唇峰间距为宽，口角间距为长。
（6）、（7）外耳轮廓：对耳轮下角水平的耳宽为宽，耳轮上缘至耳垂下缘间距为长。
（8）、（9）手部轮廓：手指并拢，掌指关节连线为宽，腕关节至中指尖端为长。

（10）、（11）、（12）、（13）、（14）、（15）上颌切牙、侧切牙、尖牙（左右各三个）轮廓：最大的近远中径为宽，齿龈径为长。

6个黄金指数：

（1）鼻唇指数：两鼻翼点间距与两口角点间距之比。

（2）目唇指数：两口角点间距与两眼外眦点间距之比。

（3）目面指数：两外眦点间距与眼水平线面宽之比。

（4）上、下唇指数：面部中线的上、下唇高度之比。

（5）切牙指数：下颌切牙与上颌切牙近远中径之比。

（6）四肢指数：上肢长（肩峰至中指）与下肢长（髂嵴至足底）之比。

4个黄金三角（图3-5）：底与腰之比为0.618或近似值的等腰三角形，其内角分别为36°、72°、72°。

（1）外鼻正面观是黄金三角。

（2）外鼻侧面观也是黄金三角。

（3）鼻根点与两侧口角点是黄金三角。

（4）两肩端点与头顶点组成黄金三角。

0.618这一神奇的“饱含美学因子”的人体美学参数是评价人体形式美的重要依据，对临床各科的美容整形手术起到积极的指导作用。但人体是生命有机体，任何标准尺度都会有一定的变化幅度，这一幅度只要在正常范围之内，一般都视为美的。

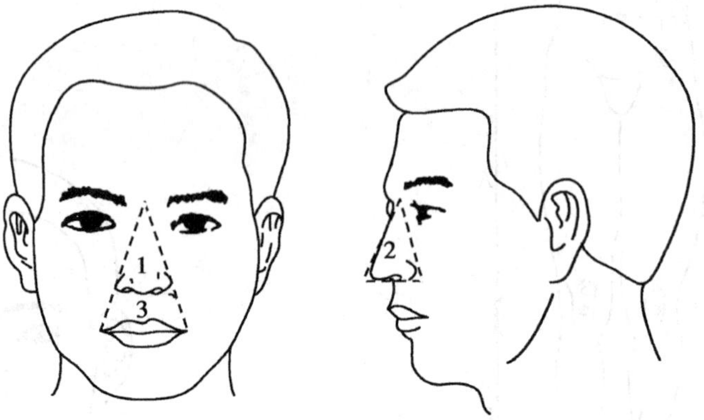

图3-5　人体面部的黄金三角

（三）$\sqrt{2}$规律与人体美

$\sqrt{2}$规律也是一种比例美。$\sqrt{2}$规律是由日本学者提出来的。日本学者发现有些庙宇的建筑结构中存在$\sqrt{2}$规律，如塔楼上下层屋檐的宽度常常为$1:\sqrt{2}=0.717$。Nakajima报告了7名日本公认的美丽女人的面部测量数据，结果发现，以虹膜宽度为基数从水平和垂直方向测量鼻部、唇部、眼部、面部位置均为$\sqrt{2}$规律，即面部各部分比例接近$\sqrt{2}$（1.414）及其数列。

面部水平方向上测量，以虹膜宽度为基数1，中线之鼻翼点间距为$\sqrt{2}$；双鼻孔外点间距为$\sqrt{2}$；鼻宽度为$\sqrt{2}$；口角间距为$\sqrt{2}$；内外眦间距为$\sqrt{2}$；双外眦间距为$\sqrt{2}$；面宽为$\sqrt{2}$。面部垂直方向上测量，以虹膜宽度为基数1，上、下唇缘间距为$\sqrt{2}$；鼻尖至口角间距为$\sqrt{2}$；鼻尖至下唇缘间距为$\sqrt{2}$；上唇缘至颏下点间距为$\sqrt{2}$；鼻尖至颏下点间距为$\sqrt{2}$；眉至下唇缘间距为$\sqrt{2}$；发际线至口角间距为$\sqrt{2}$。

我国学者经过研究还发现，上前牙宽度与面部各器官间距之间存在1 ∶ $\sqrt{2}$比例，上前牙总宽度 : 瞳孔间距 : 外眦间距 =1 ∶ $\sqrt{2}$ ∶ 2。

（四）“三庭五眼”与容貌美

容貌也称相貌、容颜、面容，是指人的头面部轮廓与五官的结构形态，体现生动的神态和质感。容貌美是容貌形态结构、生理功能和心理状态所体现出的匀称、和谐和统一的整体美。人的容貌是美的集中表现，是人体审美的核心。

如果面部的各个局部，以及局部与整体之间具有一定的比例关系，符合比例美的原则，达到容貌的和谐性、严整性和完美性的统一，这样的容貌就会给人以美感。关于容貌美的比例研究由来已久。早在古埃及，人们就将脸的长度定为中指的2.5倍为容貌美的标准。古罗马时期，采用了以身高为基准的原则，即脸的长度等于身高除以8。文艺复兴时期，容貌美的比例有了新的变化，以鼻长等于身高除以32和以脸长等于身高除以10为审美比例。近代，出现了迈克·康宁的“容貌美方程式”，提出了容貌美的新标准，即眼宽为同一水平线脸宽的3/10；下巴的长度为脸长的1/5；瞳孔中心到眉毛下缘的距离为脸长的1/10；当鼻子表面积小于脸部总面积的5%时，面部魅力就会产生大的变化；如果超过10%，容貌吸引力就会大大降低。

古代画论《写真古诀》中的“三庭五眼”是中国传统美学思想有关人体容貌美的标准典范。“三庭五眼”的面型审美比例标准仍是我们现在所遵循的基本原则(图3-6)。“三庭五眼”又可称“三横五竖”。正面“三庭”，是指发缘点到颏下点的距离分为三等份，发缘点至眉间点、眉间点至鼻下点、鼻下点至颏点各一等份为一庭，共三庭。侧面“三庭”，是以耳屏中心为圆心，耳屏中点到鼻尖点的距离为半径画圆弧，该圆弧正好经过发际正中点、眉间点、鼻尖点和颏前点，再分别以这四个点到耳屏中点作4条线段，这时脸的侧面就会形成三个扇形三角形，称为侧面“三庭”。男性此三个角最理想夹角分别为∠α27°～32°、∠β22°～25°、∠γ32°～35°（图3-7），女性为∠α25°～30°、∠β23°～27°、∠γ31°～35°。一般∠β角偏小，∠γ角偏大，最大角和最小角之间差不超过10°为美。此法可以精确地判断鼻背线的高低曲直，又可以观察到发缘点、鼻尖点、颏前点与圆弧是否吻合，如果吻合即为貌美者。“五眼”，是指人脸的宽度在眼的水平线上等分为5个眼裂宽，即内眦间距、2个眼裂、外眦至面部外侧游离缘长度相等。

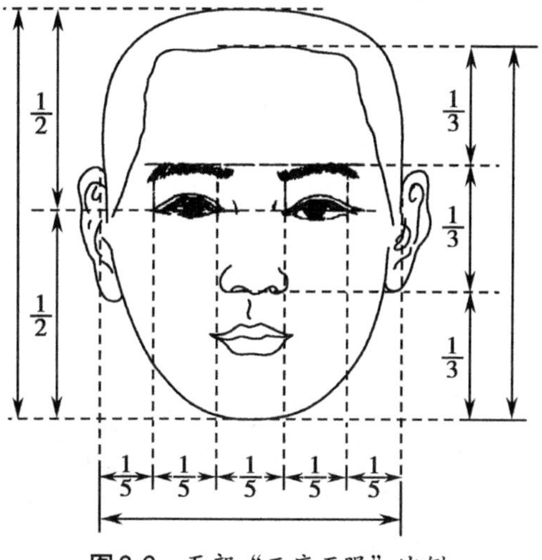

图3-6　面部“三庭五眼”比例

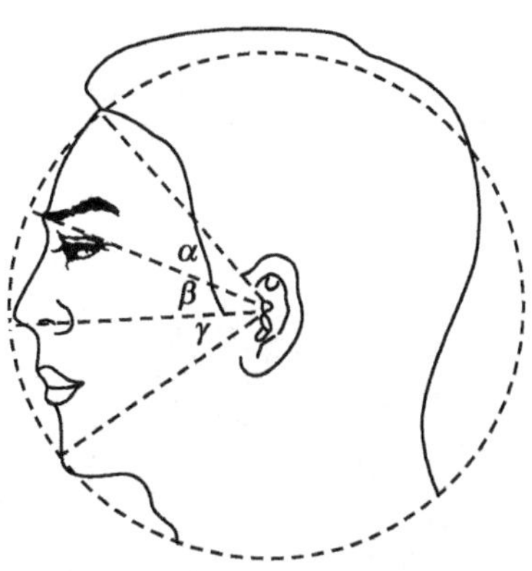

图3-7　面部侧面“三庭”(男性)

“三庭五眼”是判断人的容貌美与丑的一般标准比例，如果与此比例偏离较大，容貌美就要大打折扣。如有些人眉毛到鼻底端的距离短于另外两等分，鼻子就显得格外短；如果两眼间距小于一只眼长，鼻梁就会显得窄瘦，面部给人局促的感觉；如果两眼间距宽于一只眼的长度，则会显得五官布局松散、缺乏紧凑感。

另外，从侧面看我们也可以用“四高三低”的审美基本原则，即在垂直轴上，“四高”部位分别是额部、鼻尖、唇珠、下巴尖；“三低”分别是两个眼睛之间，鼻额交界处要凹陷。在唇珠的上方，人中沟是凹陷的；下唇的下方要有一个小小的凹陷。

当今学者在“三庭五眼”的基础上提出了一个更为精确的标准，即眼睛的宽度，应为同一水平脸部宽度的3/10；下巴长度应为脸长的1/5；眼球中心到眉毛底部的距离，应为脸长的1/10；眼球应为脸长的1/14；鼻子的表面积要小于脸部总面积的5/100；理想嘴巴宽度应为同一水平脸部宽度的1/2。

第四章　医学人体美学

无论是在艺术领域还是在现实世界，人体都是重要的审美对象。作为一种独特的审美对象，人体美是人类对自身认识的深化，也是对人体健康的更高追求。医学美学的重要目的就在于以人体美为核心，在对人体美进行生物学、人类学、医学、社会学以及心理学等多学科、综合性研究基础上，通过医疗手段与技术实现人体美。医学人体美是医学美学研究的重要课题之一。

第一节　医学人体美概述

一　医学人体美及其特点

（一）人体美与医学人体美

1. 人体美是自然和社会共同作用的产物　人体美的概念，有广义和狭义之分。一般人常说的人体美，如英俊、靓丽等词，主要指形体、容貌的形态美，属于狭义的人体美。广义上说，人体美包括人的身材、相貌、五官、体态、装饰的美，也包括人的风度、举止、言谈所表现出来的精神风貌和内在气质的美。

人是自然的产物，也是社会的基础。人体作为被观照对象，在人类社会生活中普遍存在，人们经常感受得到，并对心理产生复杂的影响。象征主义诗人保罗·瓦雷里曾说，我们背负有三重肉体问题，而且永无解决的途径。第一重是我们正“具有的”，即我们正在生活着的。这一重肉体对于人类来说，“都是最重要而且客观存在着的”，是我们正体验着的另一个自己。第二重是公众面前的，“这重肉体被艺术家所描画，承受着种种物质的修饰、装潢和保护，这是我们的爱恋者所看到和需要看到的，并渴望去触摸的。”传统艺术所表现的就是这第二重身体。第三重肉体是我们的生物体，这重肉体之所以被我们了解是通过“解剖和肢解，……没有任何东西可以使我们怀疑肝脏、大脑或肾脏的存在”。第三重肉体是我们极力要疏离逃避的，而美就是用来掩饰它，帮助我们否认它的存在的，人类热切地关注着自己的第二重肉体，渴望它以最满意的形态呈现于公众特别是异性的面前。

人体美是众多领域关注和研究的对象，而且相关方面的探讨向纵深、交叉拓展。从整体上看，人体美是自然与社会协同作用的完美结晶，主要表现在身材、相貌的比例协调、匀称，状态、动作的自然、和谐、庄重、优美。人体维系在一系列天造地设的黄金数字之中，相对应于身心节律与形体结构，其黄金分割率的高度分布，是世界上其他任何事物都无可比拟的。人体的自然因素是人体美的基础，人的骨骼组成的间架，富于造型美；自然而均衡的附着其上的肌肉，饱满而富有韧性；曼妙而精致的肤色，在一定光线的作用下，变幻着奇妙而无穷的色调；而最具魅力的第二性征，更为人体美锦上添花，把人体美这一自然美的最高表现形态推向极致。

人体美以感性的、鲜明生动的形象直接诉诸人的感觉器官，易引起人的情感变化，最富于形象的直观性和现实性。人体美作为一种审美对象，与人们的社会活动和日常生活密切相关。人体除了被视为科学理性探究的自然对象，还被视为文化的创造物、文化进程的参与者以及文化交流活动的主体和媒质。人体承载、积淀着大量的文化信息。人体运动、人体色彩、人体的举手投足、面部表情等，都是生命的符号，文化的言语，其间蕴涵着大量的感情投入。人们可以一日不吟诗，一日不赏画，却不可须臾离开自己的身体。对人体的自赏与他赏随时随地都可发生，人们可以独自关在房间里，也可以走到阳光下、大街上、海滩边去放眼纵览人体；人们可以为同类的健壮优美的胴体而欣悦，也可以为自身躯体的柔和线条而陶醉。

人体除了美妙的外在形式外，美的外表还必须与人的内在气质、仪态风度、心灵智慧等方面都处于协调、匀称、和谐与统一，才能构成完整的人体美。

2. 人体美的自然属性 人是自然属性与社会属性的统一，人体美学研究较为复杂。现代人体美学的研究，主要从外在形态入手，以身材、相貌是否对称、均衡、匀称和充满活力，作为衡量人体美丑的基本条件。

（1）骨骼美：骨骼确立了个体的框架。身材的高矮、体型的大小，肢体的长短都是由骨骼确定的。骨骼美表现在骨性框架结构的匀称与协调。如站立时头、颈、躯体和脚的纵轴线在一条垂直线上；上、下身比例协调，肩稍宽，骨骼发育良好，无畸形。

（2）肌肉美：肌肉富有弹性，能显出人体形态的强健和协调，过胖、过瘦、臃肿、松弛者不认为是肌肉美。

（3）神色美：是指肤色红润、质地细腻而有光泽，能反映人的精神面貌和人的气质。眼睛顾盼有神，既能表现眼睛本身结构的静态美，又能表现眼睛的动作、神采的动态美。

人体美具有易变的、短暂的特征。随着岁月的增长，一个青春美丽的少女会变成白发苍苍的老太太。人体美还受着外界环境诸多因素的影响，如职业、生活环境、经济状况、家庭生活处境等，都可以影响甚至改变人的自然形体。狭义的人体美多侧重于人的自然属性，注重的是人的容貌和形态学特征。这些外部结构特征受形式美规律的制约，而人体美充分体现着这种结构之美。

3. 人体美的性别特征 男女的性别差异在人体审美上是迥然不同的。有人说男性是“方”之美，女性是“圆”之美，这一方一圆就是两类不同形态的审美类型。男性美具有阳刚的特点，而女性美则表现出阴柔的特征。

（1）男性——阳刚之美：男性美是以男性作为审美对象所呈现的美，他是男性形体和气质的综合表现。其突出的审美特征为强悍、健壮的力量美。中国传统文化称为“阳刚之美”，西方学者称之为壮美。这一审美特征具有“共通感”（康德语），成为超越民族差异的人类审美的共同特征。

从人类发展史来看，男性审美始于原始社会。那时候人类过着狩猎生活，男子通常都用野兽的脚爪、牙齿、皮、骨等来装饰自己，有时还用野兽的鲜血涂抹身体，以此作为勇敢和力量的象征，有的地方至今仍保留着这种审美习俗。在远古的时候，人类的生存靠男性保护，人体的繁衍以男性为主体，由此产生人类早期对于男性生殖器的崇拜。因此男性的魅力同他的阳具有直接的关系。一些人类学家认为，男子的阳具在人类早期曾被作为男子炫耀的器官。

他们全身赤裸，用一种奇特的“阴茎鞘”来装扮自己的阳具，以此显示健康与强壮的人体美。一般公认的男性美的容貌、形体标准是：面部轮廓粗犷，浓眉大眼；肩膀宽阔，身躯坚挺，胸脯厚实，肌肉饱满，虎背熊腰，壮实而不臃肿，稳健而不迟钝；身体轮廓线显得刚毅，躯体呈上宽下窄的倒“三角形”；毛发较多，皮肤黝黑。

男性美在容貌方面还有一个显著的性别特征，是男性第二性征的象征，那就是男性的胡须。男性蓄饰胡须更能增加男性阳刚之气。中国古代关云长有“美髯公”之称。马克思那浓密的大胡须，配上宽阔的额头和威严的眼睛，显示出思想领袖的聪慧与毅力。列宁的“山羊胡”与他突出的前额，让人感到他具有非凡的气度和超人的智慧。留胡须应与年龄性格相适应。年轻人留须给人以“画蛇添足”之感，中年人留须让人感到有成熟之美，老年人留须则具有“仙风道骨”之美，是健康长寿的象征。男人留须有阳刚之美，而男性刮须则有整洁刚毅、英俊潇洒之美。

男性的魅力更在于它的内在美。因为内在美才能体现出男性本质的美、力量的美。完美的男子汉不仅是自然的产物，而且是历史的产物。男性所具有的丰富内涵，既蕴涵男子的智慧、品德、情感，又包括男子的气质和性格。

（2）女性——阴柔之美：女性美是医学人体美学研究的重要内容，也是人体美的核心部分。其突出的审美特征是优美的曲线和流畅的节奏所显示的韵律美，这成为女性美的象征。从生理角度看，一般女子体态轻盈，脂肪丰腴，线条柔和，举止灵活，声音甜美；性情温顺，感情细腻，反应敏捷，显露出温柔的特点，中国传统文化称之为“阴柔之美。”

女性美特质主要体现在妩媚、丰腴、温柔之中。妩媚的女性，身材、容貌与男性有显著的差异：如与男性身体的重心集中在上身不同，女性集中在中间偏下；传播妩媚信息的部位集中在五官容貌和皮肤上，特别细腻、晶莹、传神，表现出男性机体无法企及的韵味。丰腴的肌肉，圆滑的胴体，尤其是胸部和臀部的曲线，使女性更加具有魅力，女性的温柔之美还能从语言、动作、眼神中表现出来，深邃的蕴涵在柔和的气质之中。

从生物学角度来看，女性的面部、胸腰部、臀部有一种多层次、多线条交叉又极其和谐的曲线，这种曲线既复杂多变又柔和流畅，再加上其他自然物质难以媲美的细腻而又富于质感的皮肤，使之比男性更具有魅力。

女性是美的象征。优美的曲线，丰盈的肌体，俏丽的面庞，明净的眼睛，是大自然赋予女性的天然丽质。女性因之而显示出鲜活的生命力。女性的美令人赏心悦目，唤起人们美的情思、美的追求。女性美是人类社会生产实践中创造出来的活生生的艺术品。

（二）医学人体美及其特点

1. 医学人体美 医学人体美研究是在健全体格、健康体质基础之上的人体美，伴随生物医学模式向生物-心理-社会医学模式的转变而产生。医学人体美是指采用科学手段研究处于正常状态下人体形态、结构中符合形式美的因素，以及正常形态结构与生理功能和心理过程之间的协调、匀称、和谐与统一，旨在推进人体健康和生命活力之美。医学人体美主要表现在以下几个方面：

（1）现实人体美与标准人体美：现实人体美是指进入人类社会以来，一直存在于现实生活中的有血、有肉、有情感、有思维的人体之美，是一种具有人的生命活力，生机勃勃的人体美；标准人体美，是指在对现实人体美探索、研究的基础上，通过科学抽象从现实人体美中提炼人体美的标准参数，具有越多的标准参数的人体越是美丽，也越符合标准人体美的条件。标准人体美既直接来自现实人体美，又可维护、修复和塑造现实的人体美，使现实人体美得到最佳呈现和升华。由于美的复杂性，现实人体美难以用某种共同标准进行规范。

（2）体型美与结构美：体型美是指人体的形态之美，它是形式美法则在人体美的集中表现，又被称为人体形式美。人的体型美以人特有的结构为框架，这些有机结构包括对称、均衡、和谐统一，是一种自然美的形态。体型美也是生理结构美，简称结构美。

（3）功能美与生命美：人体的生理结构承担着人体的各种不同功能，执行生命活动的不同任务。承载着人体完成各种躯体活动的人体的各种生理功能，如果配合默契，处于动态平衡之中，保持人体处于全面健康状态，就是一种自然美，即人体的生理功能美。人的生理功能美使人的体形和结构呈现出无限的生命活力之美，即生命美。

（4）体魄美与思维美：体魄是人的体格和精力的总和，体魄美即体魄强壮之美，是体型美、结构美、功能美和生命美在同一个体中的高度统一。它是以健康为基础，并以强健、丰腴和结实为特征，男性表现为魁梧、粗犷、雄健、豪放和挺拔的阳刚之美；女性则表现为苗条、丰满、圆曲、红润和富有弹性的阴柔之美。

思维，即思想或思考的方式和过程，是人脑对客观事物的概括和反映。思维美的根基主要在于其创造性。人类通过思维，对丰富的感性材料加以分析和综合，从而得出事物的本质和规律，再将这些本质与规律作用于自身及社会实践，呈现出种种思维美。

（5）动姿美与气质美：动姿是指人的动作和姿势，身体各部分的协调运动表现出动姿美。人的一举一动、一颦一笑都是协调的，例如人在行走时，右腿向前迈出，左手就向前摆动，同时右手就向后摆动，动作协调自如。相反，如果右腿向前迈出时右手向前摆动，同时左手向后摆动，就会十分别扭，不但动作不美，还会影响行走的功能。

气质是指一个人生来就具有的典型的、稳定的心理特点，是个人心理活动的动力特征的总和。虽然气质较多的受到个体高级神经活动类型的制约，很大程度上由先天决定，但它的形成又受后天的成长环境、所受教育、学识及阅历的影响。具有某种气质特征的人，在内容完全不同的活动中会显示出同样的动力特点，使整个心理活动都带有个人独特的色彩。气质犹如灵魂之于人体，在人体美的表象中具有重要的作用。

（6）人的外在美和内在美：人体的外在美包括体型美、体姿美、容貌美、行为美、风度美和语言美；人体的内在美包括心灵美、性格美和气质美。前者为表层之美，后者为深层之美。深表两层美的和谐统一，才是人的整体之美，和谐统一的程度越高，美的素质也就越高。

2. 医学人体美的特点 人体是生命的载体（没有生命的人体叫“尸体”），人体作为审美对象与作为解剖对象的最大不同，在于前者是联系、变化、发展的有机整体，是知、情、意的统一。

（1）人的内在活力美与外在形式美的统一：医学人体美的核心内容是人体的生命活力美。我们很难想象一具没有生命的僵尸是美的，无论它多么具有形式美的要素。人的生命活力美简称为“生命美”。人的生命美是人的全面本质的显现，是自然进化与社会劳动相结合的产物，人的生命美使人的血、肉等有机物质材料与情感、思维、伦理等社会性要素紧密地结合起来，组合成为一种无与伦比的医学人体美。主要表现在以下几方面：

1）生命是人体美的灵魂：生命是形态结构与功能活动相协调的合乎目的的和谐统一状态。一般生命过程，都要经历生长、发育、生殖、衰老和死亡等不同阶段，人体的形态结构和功能是在生命过程中逐渐完善和发展的，只有在生命的形式下，这些形态结构和生理功能才能构成人体美。因此没有生命就没有人体美，生命本身就蕴涵着无可比拟的美。

2）健康是人体美的基础：人体美首先必须具有健全的组织结构，完整的器官系统，正常的生理功能。这些健康的组织、器官、系统在生命活动过程中，有条不紊的调节、代偿和适应人体内外环境的变化，具有充沛、蓬勃的生命活力，表现出诸如肌肉发达、脸色红润、毛发润泽、风华神秀、坐立挺拔、步履矫健有力，显示出人体美所具有的神奇伟力。脱离健康的功能，就谈不上医学人体美。

3）富于生命美感的形式美：人体作为生命的载体，在长达数以亿万年的历史长河中，进化成为具有对称、匀称、均衡、协调等形式美元素的复杂而又和谐的统一体，这是人体形式美的基本特征之一。集中表现在局部与整体、局部与局部、机体与环境、躯体与心理等对应关系的协调和谐上。均衡匀称的形态是人体形式美的另一基本特征。主要表现为左右对称、比例均衡、体型匀称、动姿协调（具体内容参见本教材相关章节）。

（2）人的心理与躯体的和谐和统一：人体在漫长的进化过程中演变成现在的结构和形状，是人类文明的发展在人体自身上打下的最重要标记。发达的大脑表现为高高隆起的额头，这是人的精神性的显著标志。中国古代相书就有“额耸而隆，不受贫穷；额方而广，有田有庄”之说。法国学者帕斯卡尔在《思想录》中说：“人不过是一根苇草，是自然界最脆弱的东西；但他是一根能思想的苇草，因而我们的全部尊严就在于思想。”而荷兰哲学家斯宾诺莎在《伦理学》中更是斩钉截铁地宣称：“人，即能思想者。”高高隆起的额头是整个人类文明史积淀的成果，是人的生命力在更高形态上的展示，是人类面对自然界最引为自豪的理性认识能力的象征。人是社会生活的主要角色，人的心理与躯体的和谐和统一是医学人体美的重要特征。

（3）人的自然美和社会美的统一：人体美是介于自然美和社会美之间的一类特殊美的形态。就其产生的生理形态而言，人体美基本上属于自然美范畴；但人体美则是作为人的生存状态的一种感性体现，它必然反映着某个体的经历、品质、性格，反映着深刻的社会内容。这时人体美又属于社会美范畴。

处于一定社会关系中的医学人体美的两重性具体表现为以下几个方面：

1）进入人类社会之后，远古时期的人类远祖只有以有益于族类的生存与发展的特征为美，例如比例、对称、均衡、协调等，才能在种族繁衍过程中通过类择，使这些特征得到巩固完善。这样，人类一方面既保留了祖先对某些色彩、形式、声音以及一定组织方式的天然美爱好，同时又增加了某些社会性原始美的内容，例如澳洲原始部落中盛行科罗薄利舞，男性舞者以自己有文绣图画的身躯在女性舞者面前矫健的狂舞，越是发育良好矫健灵活的美，越容易被异性吸引，从而更容易留下优秀的后代。

2）从身体作为劳动的物质前提来看，医学人体美是自然美和社会美的合璧。人在社会劳动中形成的直立，不仅塑造了人的躯干和肢体之美，也塑造了头上各器官——眉、眼、耳、牙、颈、唇、颊和鼻等。因此人的身体一半是自然的杰作，一半是社会的产物。

3）从人体作为审美对象看，不同时代、不同阶级的人对人体美标准不同，具有社会性。车尔尼雪夫斯基对此有细心的观察和精致的分析。他说：“青年农民或农家少女都有非常鲜嫩红润的面色——这照普通农民的理解，就是美的第一个条件”。“弱不禁风的上流社会美人在乡下人看来断然是不漂亮的”。可见不同阶层和职业的人的身体总是感性的呈现着不同阶层和职业的人的某些社会本质。

（4）普遍性与差异性的统一：人体具有普遍性，一般人体都表现为左右对称、比例均衡、线条柔和、体型匀称、动姿协调、眼神炯炯等美的形态。人体美既是统一的（其普遍性内容参见第七章相关部分），又是多样的，是普遍性与特殊性的统一。

人体的差异性主要表现在以下几个方面：

1）各人种、各民族、各地区人群美学参数有许多差异：在人类历史发展过程中，不同地区大气中的各种物理参数，诸如气温、气压、温度以及日照、降水等是形成人种特征的重要因素。人类学家根据皮肤颜色、头发颜色和形状及眼睛颜色来区分人种，也在皮肤颜色、头发颜色和形状及眼睛颜色形成多样性的人体审美标准。

特定的自然环境对人体的肤色及人种特征产生影响。在欧亚大陆，可以明显看出，越往南走，人的皮肤颜色越深。生活在赤道附近热带地区的人，由于光照强烈、紫外线强、气温高，人的皮肤多为黑色。黑色的皮肤具有抵御非洲酷热气候的能力，黑色皮肤可以抵挡强烈阳光损害；宽而扁的鼻子和厚厚的嘴唇便于散热；手掌和脚掌发达的汗腺有利于排汗降温。有趣的是非洲人几乎都是卷发，每一卷周围都留有空隙，当炽热的阳光向头顶投射时，这种卷发恰似一顶凉帽。

生活在寒带、温带高纬度地区的白人，由于他们生活的地区气候较寒冷，阳光稀弱，紫外线弱，因此人们的皮肤颜色浅淡，这种浅肤色易于吸收弱的紫外线，有利于身体发育。白种人鼻梁较高，鼻孔道长，吸入的冷空气经过长长的鼻道有一个“预温”过程，这样，外界的冷空气就不至于影响人体恒定体温。

黄种人介于白种人与黑种人之间，主要分布在气温温和的亚洲。中国各民族大都属于黄种人。然而中国地域辽阔，南方人身材较矮小，肤色较深；北方人身材高大，皮肤颜色也白些。究其缘由，日照等气候因素使然。

白、黑、黄种人，对肤色、人体特征方面的审美趣味有不同喜好。

2）不同年龄段的人具有不同的医学人体审美标准：人体美与人的年龄相适应。不同年龄段的人体表现出不同的审美特征。例如处于青春期这个年龄段的青年男女，体格发育迅速，身高体重的变化使男性青年显得强壮有力，肩宽腰粗，下肢细长；而女性青年则上身细窄，下肢丰满，充分表现出人体的健与美。同时由于性功能趋于成熟，性激素分泌量增多，男孩长出胡须，喉头突出，体格变得高大；女孩乳房隆起，声调变高，皮下脂肪增多，体态丰盈。处于青春期男女生理能量代谢率大，能量充足，机体运动有力，青年人表现得精力充沛，身强力壮，朝气蓬勃。人进入老年以后，随着年龄的增长，机体衰老，皮肤因张力和弹性降低而松弛，额前部出现皱纹，鼻唇沟加深等。因此在修复塑造人体美时，年龄是不可忽略的因素。

3）不同性别的医学人体美的差异性：无论是容貌还是形体，男女之间都有着明显的差异，这符合生物学规律。其不同点，除解剖学和生理学上差异外，从美学原则上看，主要表现在男性以“刚”胜，女性以“柔”长。因此在塑造人体美时，必须遵循男女有别的原则，尽量避免“男子女性化”或“女子男性化”的现象。

4）同一个体在不同情绪状态中表现出的人体外表生理特征也不同：情绪好坏不仅影响各脏器生理功能，而且会直接引起肤色变化。人遇到高兴的事，心情愉悦，大脑内神经调节物质乙酰胆碱分泌增多，体内会产生有利于血液通畅、皮下血管扩张的物质。血液涌向皮肤，面色红润，容光焕发，给人以精神抖擞、神采奕奕、充满自信的感觉。相反，当人过于紧张，情绪低落时，体内肾上腺素分泌增加，使动脉血管收缩，供应皮肤的血液骤减，面色苍白或蜡黄，同时会伴有血压升高、心慌头晕、手脚发凉等现象，则给人以晦气十足、畏手畏脚的感觉。如果一个人长期郁郁寡欢，焦虑愁闷，会使内分泌功能失调，上皮细胞合成过多的黑色素，堆积在皮肤细胞之中，使皮肤变得晦暗无华。忧愁苦闷还可导致神经衰弱、失眠，也影响到皮肤的血液供应，导致面容黯淡、无光泽，眼圈发黑。

二 医学人体美学的研究方法

医学人体美学的研究方法，涉及解剖学、形态学、生理功能学、心理学和社会学等许多领域，其中形态学研究是基础。最早也是最基本的方法是人体测量法，主要指活体测量和尸体测量。现存2000多年前的祖国医学经典著作《内经·灵枢》中的《骨度篇》，对人的活体测量已有较详细的阐述。18世纪末，法国的道本顿（L J Daubenton）和荷兰的凯伯（P camper）创立了系统的人体测量学。1892年于莫斯科召开的第十二届国际史前人类学会议上，与会者提出人体测量方法必须有统一的国际标准，以后分别在1906年和1912年的第十三、十四届国际史前人类学会议上，共制定了百余项世界统一的活体测量方法和标准。近二三十年来，人体测量学获得迅速发展，主要反映在大量合乎实用的测量项目的不断增加和新测点的确立，而且技术手段更为先进。

（一）观察法

对人体进行观察的本质，是对其进行美学评价。这也是检验科学理论的实践基础。观察法是指以直观的形式，有目的、有计划地对人体某一部位进行一系列感性观察活动，是对人体美特征的一种经验性研究方法。

1. 采用观察法应遵循的原则

（1）坚持客观性原则。对人体美的观察也是一种有计划、有目的的活动，应该如实地反映人体美的特征，既不可主观地抬高和贬低它，又要避免先入为主的偏见，以便对观察的结果给予恰当的评价。

（2）坚持全面性原则。因为客观事物是复杂的，有时会有假象出现，因而需要仔细、全面地观察，才能作出恰当的评价。例如在高原地区工作的人面颊红润，这是一种正常人的高原反应。而患结核的人亦常面颊潮红，但这是下午低热的病态表现而不是健康的美。因此我们作出判断时应该全面观察、了解才能认识其本质。

（3）坚持系统性原则。科学观察要求系统、连续、完善。对人的观察不是一朝一夕的事，特别是对人的内在美，行为美、心灵美，只有通过较长期的观察才能得出正确的结论。

2. 观察法分类

（1）个体观察：即通过对个体之美进行局部的或整体的观察，认识其特征，较适合于个体研究。

（2）群体观察：对一定范围内的社会人群的美学特征进行观察。例如对40～45岁女性眉下垂的观察，就是对一定年龄范围内的女性进行的人体面部美学特征的群体观察。

（3）分类观察：对社会人群的不同类别进行比较观察。这种分类的参照点可以是性别、年龄、种族和国度。

3. 观察法采用的手段

（1）肉眼观察。也叫直接观察，这是一种最直接、最简单、最常用的观察方法。凭借人的感觉器官从观察对象那里获得感性材料，从而取得初步印象或形成判断。此法因受到身体条件的限制，有一定的局限性。

（2）仪器观察。指借助于仪器或其他技术手段的间接观察。例如借助显微镜可观察某些细微结构。若借助电子显微镜还可以在亚分子水平上对人体进行细微研究，借助电子计算机成像系统可以从三维结构观察人体。仪器观察有利于对人生命本质的探索。

（二）测量法

测量是人类借助专门设备取得客观对象数据资料的一种手段。运用摄片立体摄影及电子计算机可以对人体各部位的点、线、面和长、宽、高的量、相互关系以及角度进行测定。根据测量手段的不同，可分为直观测量法和影像测量法。

1. 直观测量法 直观测量法就是用标尺、直角规、弯脚规、三角平行规、人体测高仪、卷尺、活动直规等各种工具对人体的点、线、面、体积、体重以及它们的相互关系进行直接测量。测量的数据可为人体美的研究提供科学的依据，为人体美学研究标准化、精确化奠定基础。目前通常用的测量内容有：

（1）身高测量：用人体身高测量仪（又称马丁测量仪）可准确测量人的身高、坐高和体部各处的高度。也可以用体重身高器或卷尺测定。

（2）耳高测量：用耳高测量器测量人的耳高。

（3）体重测量：用体重器测量人体体重。

（4）人体围径测量：用软尺测量人的头围、胸围、腹围以及四肢的围径。

（5）人体活体和骨骼横径测量：应用弯脚规测量颅骨及骨盆横径。

（6）骨关节测量：用关节量角器、指间关节量角器、旋前旋后量角器对人体各个关节的活动度进行定量测定。

（7）视力、色盲测定：用视力表测定视力，用色盲图册测定色盲。

（8）牙齿测量：用测齿规对牙齿颊面进行测定。

（9）外鼻测量：用外鼻测量器对面鼻角、鼻额角及鼻唇角进行测定。

（10）乳房体积测量：可根据阿基米德定律测定乳房体积的大小。

2. 影像测量法 影像测量法有如下几种：

（1）照片测量法：指在同等条件下通过黑白照片或彩色照片对测量对象的面部美学特征进行整体性认识的一种方法，或作为美容整形外科手术前后的对比观察材料。这种方法比较简便，直观性和可比性都很强，取得的结果还可作资料保存。此法的缺点是不能提供三维立体形象。

（2）X线头影测量法：就是用X线对头颅定位摄片。X线照片对软组织结构显示清晰，对骨架结构显示准确，可对图片上显示的线、角进行测量分析。采用此法测得的资料，对容貌美学研究有一定应用价值；对颌面美容整形的定位及定量均有重要参考价值。

3. 云纹影像测量法 此法是20世纪70年代英国和日本学者分别发明的新光测技术。其原理是光线通过基准光栅投射于凹凸不平的物体表面，产生随物体表面形态改变的变形光栅，变形光栅包含物体表面的三维结构信息。这一非接触性三维测量分析方法，是人体测量学上具有重要意义的进展和变革，多用于对人体容貌对称性的观察测定。

（三）人体解剖学方法

人体解剖学是医学的基础。人体解剖学通过对人体各局部结构和器官的位置、形态及相互之间的毗邻、比例及层次关系的研究，为探讨和揭示人体美的规律和标准提供解剖学依据。早在文艺复兴时期，达·芬奇首先使用人体解剖学方法研究人体美，发现了人体中蕴藏着大量美的数据，并由此提出“人体是大自然中最美的东西”的著名论断。人体解剖学方法研究成果对美容外科重塑人体美和再造人体美具有指导性作用。

（四）体质人类学方法

体质人类学是研究人类体质及其类型在整个历史阶段变化与发展的过程及其规律的科

学，体质人类学中的人种学与人体测量学的结合可用于医学人体美研究。19世纪以来，西方即有人用于研究人体美。我国学者何伦首倡使用体质人类学方法于医学人体美研究。

（五）计算机图像处理方法

随着计算机应用的日趋普及，采用最新现代技术图像的计算机数字处理也开始应用于临床。结合微电脑技术进行图像处理技术是20世纪70年代初遥感图片和生物医学图片分析两项应用技术取得成效后才开始迅速发展起来。目前，数字图像以其快速、精确、可控性等特征已在医学诸多领域中受到重视并取得成果。颜面整形、正颌外科、美容外科等领域的专用图像处理及其应用软件也相继建立。在医学美学、人体美学的测量研究和综合分析水平上迈出了新的步伐。例如MR-qc彩色电脑美容整形显像系统，适应了我国美容医学事业的迅速发展。该系统是融计算机图像处理技术与现代美容技术为一体的真彩色专用医学图像处理系统，可实现美容手术方案设计，术前模拟、模型参数自动测量，图像存储美学分析等功能，可对各种先天和后天的缺损肥大以及形态、面容、体型进行精确的术前模拟，为临床研究形态学和定量修复提供了先进、可靠、精确的科学分析手段。

第二节　人体美与健康

一　人的全面健康是人体美的基础

（一）生命活力美是医学人体美的核心

人作为一个生命有机体，其组织、器官、系统等要素相互依存、相互制约、相互影响、相互作用，既是生理、心理的结构与功能的有序集合，也是一个合乎规律的动态平衡过程。具有任何构成整体事物的各要素之间的有序性、开放性等特征，表现为其形式的均衡、和谐和统一。这是一种自然生命力的最高层次的美，即生命活力之美，并给人（包括其自身个体和社会人群）以生命活力之美感。

人体的健美是强大生命活力美的外在表现。人的生命活力所推动的人的一切行为活动是自由自觉的活动，这是人的生命活动区别于动物生命活动的“类”的特性，是合规律性与合目的性相统一的创造过程，是创造美的社会实践。所以任何社会实践都是人的生命活力的全部特性的体现，它包含着人的生命活力美感的全部信息，也包含着自然生命力的全部信息。

人及人的活动是自然生命力通过人来施展的现实，是自然生命力的升华。当人们接收到这种信息时，就能从有限中见到无限，在刹那中见到永恒，从而唤醒人的审美意识，产生美感。人体美之所以能给人以美感，就在于人们接受了人的生命活力这个本质所反映出来的和谐的信息。医学美之所以能给人以美感，就在于把人的生命活动作用于人的生命本质时，显示出了人的生命的全部信息，即生命有机体系统的和谐及其自由自觉的活力。因此人体的健美就是强大生命活力的外在表现。

人的生命活力美是人体的健美突出表现。人体健美的形成，对于该生命个体（人）的生命史来说，是一种可贵的生活机遇，也是一种导致良好审美情趣的内在条件和环境；对于其他个体生命（人）来说，又是一种可贵的审美对象，是一种能导致良好审美情趣的外在条件和环境。因此无论对于个体自身还是其他个体和群体来说，人体健美都提供了一种特定的良好的审美境遇，并有助于各自的审美情趣由较低层次向更高层次的升华。

（二）人的全面健康是人体美的基础

人体美与一般美的事物不同，不具有超功利性。人体之所以美，不仅因为它符合美的规律，而且能够履行正常的人体功能。也就是人体美脱离不了保持人体健康的功能，必须以人体健康为基础。

人体美的塑造与研究必须以人的生理、心理、社会适应能力的全面健康为物质载体，只有在健康基础上的美才是真正的美，失去了健康的人体不可能美。彭庆星教授认为：健美的人体是指在健康状态下的形式结构、生理功能、心理过程和社会适应等层面上全方位、合目的的协调、匀称、和谐及统一的有机整体。“健康”与“健美”两个概念相互联系，相互规定，相互补充。可以说，医学美学的“健美”概念是“健康”概念的进一步引申与说明，是对“健康”的升华，提升了医学的目的。

彭教授主要从四个方面总结了健康与美的关系：第一，健康使人体美增艳。一个健康的机体首先必须具有健全的身体结构，各器官、各系统具有健全的功能、健全的神经体液调节功能，能够调节、代偿和适应人体内外环境的变化。健康为人体增添艳丽的色彩，加强了人体美。第二，疾病和衰老使人体美减色。“疾病是机体与外界环境间的适应性被破坏所造成的特殊状态”。疾病给本应健美的人体带来了严重后果，如破坏机体的和谐统一；损害形体的均衡匀称；影响正常的生活节奏；导致审美心理的异常变化。第三，衰老也会使人失去健美的风姿。人进入衰老期之后，各种生理功能逐渐衰退，代谢水平率逐渐下降，肌肉松弛，体型的发展或趋于肥胖，或趋于消瘦，使原有健美的体型减色。第四，死亡使人体美消失。死亡是人体生命活动的终结，“健”与“美”都失去了其存在的基础，原先在其生命活动中闪光的人体美，随着生命活动的终结而消失了。

人体的八大系统正常工作，人体美才有可能产生。运动系统具有运动、支持和保护的功能，只有发育良好、各部形态和比例均衡，才能构成体态美。循环系统、呼吸系统、消化系统、神经系统及内分泌系统、生殖系统及泌尿系统发育良好，才能承担起人体各器官正常的工作责任，人的肤色、发质以及第二性征才能按正常状态发育，从而形成健美体型。反之，就会对人体美造成消极影响。如人体的内分泌系统与人的生长发育关系特别密切。如果垂体分泌旺盛，就发育成“巨人症”；垂体分泌低下，就发育成“侏儒症”。这些体型没有按正常的生长规律发育，难以使人产生美感。

联合国世界卫生组织为人的健康制定了十条标准，其中的六条属于身体健康方面的内容，有四条是心理健康与社会适应能力的内容，而且无论在谈到哪一项健康时都直接或间接地包含了审美标准，如“牙齿清洁，无空洞，无痛感，齿龈颜色正常”，“头发有光泽，无头屑”。健康在人体美中占有举足轻重的位置，健康是人体美的根本所在，美是健康的外在表现。

（三）疾病和衰老损害人体美

疾病和衰老是人体美的克星，人的容貌、行为、仪表及语言都会随时光流逝而变化。随着年龄的增长，人们逐渐衰老的同时，皮肤会失去光泽，弹性减弱而萎缩起皱；毛发干枯脱落，眉毛下垂；体态龙钟，行动迟缓，青春的风采已经不在。正是所谓“人无百年好，花无百日红”。

衰老和疾病是一对孪生兄弟，人体的衰老过程，往往伴有疾病的发生。这不仅在不同部分和不同程度上影响人体的健康，同时也在不同角度和不同程度上影响人体之美，主要表现是：

1. 破坏机体的和谐统一　如果某人罹患某种疾病，其机体原有和谐统一的协调状态就遭到破坏，也就影响人体美。疾病破坏机体的和谐统一通常以生命有机体局部与局部、局部与整体、整体与环境（包括自然环境与社会环境）的对立、冲突表现出来。其中主要方式是破坏生命有机体局部与整体之间的平衡。例如太田痣患者于面部三叉神经分布区皮肤甚至巩膜上出现大片褐青色色素沉着性斑片；鲜红斑痣患者于面部、口腔黏膜或身体其他部位出现红色斑痣，这种色素性改变虽然不影响身体的全面健康，但由于破坏了体表及容貌的整体和谐统一，就破坏了人体美，会给患者造成心理上的障碍和痛苦。

2. 损害形体的均衡匀称 健康形体之美主要体现在均衡和匀称上，但衰老和疾病却直接损害着人体的均衡和匀称。例如长期使用较大剂量皮质类固醇激素的患者所表现的满月脸、水牛背；腹水患者的蛙腹；过度肥胖的滚圆体形以及重度脱水患者的舟状腹，都属于因形体均衡匀称受到破坏而对形体美产生了消极影响。然而疾病带给体形的损害，一般属于暂时的，是可以逆转的，它会随着疾病的好转而自然消失。

3. 影响个体与社会的和谐 疾病和衰老往往使人不得不在饮食方面施加人为的限制，在社会活动方面设置障碍，原来的生活节奏和秩序被打乱。如肝炎患者，由于害怕复发和避免转变为慢性肝炎，不得不迫使自己改变原有的生理需要，控制参加社会生活的活动量。许多疾病既损害了形体的健美，又改变了生活的节奏，使个人与社会的联系发生变化，原有的和谐被打破。

4. 导致审美心理的特异变化 人们的美感和审美心理结构往往有很大不同，而每个人的审美心理也不是固定不变的，它会随着社会生活的发展而发展，并随着环境的改变而改变。实践证明，生理、病理的因素会对人们的美感等情感产生较大影响。正常人通常乐于欣赏各种艺术的美，如戏剧、舞蹈会使人振奋和陶醉，并会不由自主地“手舞足蹈”；若让一个受严重病痛折磨的人观看，反而会使他心烦意乱。疾病也会使原来善于交谈、喜欢社交的人会变得沉默寡言，孤寂无助。由疾病带来的烦恼、痛苦使个人的基本需求如生存、安全、自尊、自我实现受到严重威胁，让他们承受了心理上的巨大压力，必然抑制审美的心理功能，导致了一系列审美心理的特异变化，严重者甚至难以产生审美需求。例如不少慢性病患者，病前性情温和，待人和气，但得病以后，脾气变得急躁，性格怪异，很难与人相处，更谈不上美不美的追求了。

认识和掌握疾病对人体美的影响，对于实施正确的诊疗手段，关注人的全面健康，进而改善并建立新型的医患关系具有现实意义。

二 人体的美丑影响人的健康

（一）人体的美丑影响人的生理、心理、社会适应能力

人体的美丑对人的健康产生重要的影响作用，是人体美与人的健康相互关系的另一个重要方面，这是美容医学最终得以独立并一定会蓬勃发展的实践基础，符合医学的终极目的。尽管其发展过程出现了不少问题，如在2010年被渲染的沸沸扬扬的“王贝门”。但就如同我国医疗界存在的许许多多问题一样，不应该影响医学的正常发展，而应该在发展中规范、修正并走向完善。

不同的人体审美观、人们对自身形体美的关注客观上带来了人的健康问题。如人体过于肥胖或过于纤瘦，不仅自己和他人觉得不美观，也对人的生理、心理、社会适应能力等健康造成了一定的消极影响。科学研究表明，过于肥胖会引起体内代谢指标的改变，导致高血压、

高脂血症、高血糖、高胰岛素血症、脂肪肝等一系列疾病，使生活质量和生命质量下降。过于纤瘦容易造成机体营养不良，体力弱，抵抗力差，不能胜任社会工作，甚至带来死亡。人体的过于肥胖或过于纤瘦不仅影响人的生理健康，也容易引起人的不自信、孤僻、自闭等心理及社会方面的问题，严重的可导致心理疾病和社会沟通能力下降。根据健康体重标准BMI 20～24这一指数，人体不胖不瘦为最美。肩、臀、胸部细小无力以及由于某种原因造成的身体某部分过于干瘦或过于发达都不能称为肌肉美。

审美标准存在很强的个性化，况且求美者多伴有心理健康问题。所以从现实来看，难以找到普适的人体美的标准，但健康是其底线，以健康为基础追求人体美的医学人体审美观是当今社会的主流。

从医学服务于人类健康的角度看，关注生命、维护人体的健康是美容医学的应有之义。医学自产生以来就以消除疾病、增进健康为根本宗旨，当美与健康发生冲突时，应以健康为首要目标。2008年5月在南京召开了“中华医学会全国第四次医学美学与美容学”学术大会，发布的《美容医学伦理宣言》指出：美容医学是维护健康与生命美的崇高事业，是医疗保健事业的重要组成部分。其中第2条要求美容医学应以健与美的高度和谐与统一为终极目标。因此坚持健康第一、维护人类的健康，是医疗美容工作者应当遵循的基本道德准则。“医疗美容机构须依照国家的法律、法规，并根据自身的条件和能力，在卫生行政部门核定的诊疗科目范围内开展医疗美容服务；要根据就医者的健康状况，决定是否施行手术；当自身的利益与就医者的健康发生冲突时，不应做有损健康的美容手术。”《美容医学伦理宣言》首次对整个医疗美容行业提出了规范。

美容就医者也应具备一定的健与美的知识，对《美容医学伦理宣言》有所了解。一个人首先关注的是自身健康，不能一味地追求外在美而置自己的健康于不顾，进而危及生命质量与存在。美容就医者要根据自身的经济状况、自身的条件和健康状况决定是否美容，要对美容的效果有足够正确的认识，不能盲目整形。要客观地看待人工美与自然美的关系。

（二）树立科学的医学人体审美观

现代医学人体审美观是现代社会文化的重要组成部分。它既包含上述医学人体审美观的全部内容，又具有鲜明的时代特征。它与现代社会生产力发展水平、现代医学科学发展水平及现代人们的生活方式、社会心理、价值观念、审美取向、思维方式具有极为密切的关系。随着现代医学模式的转变，健康观念的更新，我国医学美学研究者提出的医学人体美主要是指“现实中健康的具有生命活力的人体美”的观点，为现代医学人体审美观的确立提供一种科学的思路。根据这一观点，现代医学人体审美观应具有以下显著的特征：

1. 以身体健康为美 “医学美之所以能给人以美感，就在于把人的生命活动作用于人的本质时，显示了人的生命的全部信息，即生命系统的和谐及其自由自觉的活力。因此可以说，医学美是在维护人的生命力的活动中体现出来的一种和谐信息。”事实正是如此，现在人们不仅满足于生理健康美，而且追求力量美，追求身体的力量、速度、耐力、平衡能力、定向能力、柔韧力、协调性、灵活性、适应性。追求人体美的质感、量感、光感、立体感、动感、雕塑感。因此具有风采的、富有生命活力的现实的人体美，成为现代医学人体审美观的主要内容。

2. 以“形体和谐”为美 社会教育文化水平的提高，为人体审美造就了具有较高文化水准的审美主体。“形体和谐美”成了现代人的追求。现代医学更侧重于人体美的升华，即美化人体，使人的形体整体更趋和谐。生理基本正常，但形态上还不尽完美者，往往要求施行美容手术。正如我国学者刘晓燕所写的："现代医学美学为整形外科打开了去往完美境界的大门，整形外科已不仅以娴熟的解剖功底而自傲，事实上，他们已接受了现代美学。"医学美学原则，美学标准已融入美容外科，成为美容外科学的基本原则。"和谐美"标准成为美容整形外科医生们的手术设计、手术技巧的最高追求目标。

3. 以"心理和谐"为美 医学以人为本，充满人文精神。现代社会的发展，人们越来越认识到文化、审美生活对肉体感官的重要作用，认识到人是有着自己全部生活经历和心理体验的活生生的人，人体美的基础虽在于机体的结构和生理功能，本质却是文化问题，是人类审美实践中人的自觉组成部分。我国学者何伦在"体像学"指出：人体的美丑不仅仅在于客观生理的存在，还在于自己对自己身体的感受。重塑体像，建立良好体像的目的不仅仅是为了解决体像问题，更重要的是解决生理、心理和社会全方位适应和谐的问题。事实上现代人用整形美容改变自己先天容貌和形体的不足与残缺，很大程度是希望通过这种改变去掉使人沮丧、疲惫、年迈的特征，重新建立自我心理平衡，提高自信心，再造自身魅力，以重新达致一种心理平衡与和谐。

4. 以"自然"为美 现代社会日新月异的变化使人体审美文化不断变化，但是"回归大自然"，追求富有生命活力的现实人体美，依然是现代医学人体审美观的主要内容。

人体是现代人提出的最有诗意的口号。人体是大自然的一个组成部分，生命与大自然息息相关，因此大自然是最好的人体美容师。周末是崇尚"健力美"的现代人享受阳光、锻炼身体和外出旅游的主要时间，因而可以获得相对健美的身材和渔夫般古铜色的皮肤。不少现代人认为被大自然涂抹过的深色皮肤和充满生机活力的人体是最具有时代感和最具有魅力的人体。优秀的美容医学专家们精雕细琢而展现的人体，最高境界也是顺自然而为，尽量减少人工粉饰特征。当然，这个自然是人化自然，它是专家们智慧、情感、意志、情趣及人生体验的凝聚，是人的本质的外化。

5. 以"个性"为美 人类在自身审美实践中对"人体美"的发现，特别是当代中国医学美学家们对"医学人体美"的认识，是人类认识和实践活动的重要组成部分，充分展示了人的自由自觉活动这一"类"的特性。随着现代社会的开放发展，中西文化的交融，社会由单一向多元的转变，以及社会财富增加和生活质量提高，力求以个性的方式再现人体美已成为社会进步与文明的重要标准。现代医学人体审美观是注重个性美的医学人体审美观。

科学和艺术在方法上最重要的分野在于艺术品是个性化的产物，而科学结论却是共同的、一般的东西。尽管现代临床医学实践必须以科学原则所追求的"真"为基础，但同时又必须遵循突出个性化的"美"的原则。世界上没有两片完全相同的叶子，也没有两个完全相同的人。人体虽然具有某些共性，正所谓"两个肩膀扛一头"，但仍然千姿百态，个体差异明显。而且人的心理千变万化，人自身的修养、气质，个性的发展、语言的表现力，心理素质的开掘，加上形体的加工改造等，诸如此类因素有机地整合为一个充满生命朝气的人体，这才是真正的人体美。因此美容医师不能生硬地用一个经科学定量调查得出的人体标准值作为衡量人体美的唯一标准。而应在普遍的"标准人体美"的尺度上，针对不同的手术者，用科学和技术手段，把医学审美理想导向自觉的医学审美创造，创造性地塑造出富有个性的人体美，不断追求更高更美的境界。

第三节　容貌美是人体审美的核心部分

一　容貌在人体审美中的重要地位

（一）容貌是接受外界美感信息的“主渠道”

人的容貌，集中了视觉、听觉、嗅觉、味觉、触觉等主要感觉器官，是人脑接受外部世界美感信息最重要的通道，是美感产生的基础生理部位。人体接收外界信息的绝大部分是由五官完成的，其中视、听觉占主要地位。人的眼、耳、鼻等感官是最先接受外界美感的生理器官。如果某人的眼、耳、鼻异常，外界的美感信息传递受阻，也就谈不上美感的产生。

人的容貌五官感觉不同于动物的五官感觉，它能够产生具有人类特征的美感效应，是“有意识的”，受人的意识所支配的。正如现代画家罗斯金（John.Ruskin）所说：“看得清楚就是诗”。这个“看”通过思维产生“诗”。美感，人类审美意识、兴趣等只有依赖容貌中“五官”的参与和感知才能获得与产生。

（二）容貌是人内在情感的“显示屏”

人类的容貌蕴涵着极其丰富而深刻的美感信息。人的容貌及五官不仅是接收外界美感信息的主渠道，而且是人类内在美感信息输出的重要部位和窗口。人与人交往和接触，主要是通过容貌及“五官”来实现的。人类作为具有高级思维的感情动物，其表现情感的外部器官，主要依赖和集中于容貌。人的喜怒哀乐等各种情感以及各种欲望，无不与容貌表情紧密相连，例如“含情脉脉”、“明眸善睐”都是指感情通过眼睛的流露，人们从舌、唇的触觉活动中可以表达一种特殊的美感，从而深深地传递着人与人之间的喜悦和情感，“五官”是情感表达的“显示屏”。

（三）容貌是人类个体识别的主要依据

容貌因其结构比例、五官分布、肤色、质感、表情、风度和气质等方面的不同，形成了其千差万别的个体特征，暴露在外成为人们相互识别的标志。人们在社会生活交往中，第一个环节是相互认识，而认识过程中最先接触的，目光首先扫描到的就是双方的容貌。容貌给人第一印象，容貌的个体特征是人们彼此记忆的主要依据。容貌美是具有个性特点的，正如法国小说家所说的：“美永远是特例，永远是特别的，这也是它之所以使我们感动的原因”。迄今，还没有人能给容貌美一个绝对的标准，这也是人们追求其美的原因之一。

（四）容貌美与健康

容貌美，是指面型（头型）、眼（眉）、鼻、口（齿）、耳及皮肤的综合之美。容貌美是指容貌在形态结构、生理功能和心理状态的综合作用中所体现出来的协调、匀称、和谐统一的整体之美。只有容貌的形态结构、质感、气色等构成的外在美和神情、心灵体现的内在美融为一体，容貌美的真正内涵才能得以充分的显示。

容貌是人体美中最吸引人的部分，集中而突出地反映了人体美的所有形式和内容，诸如比例、对称、均衡、节奏、多样统一、动静之美，以及生命活力美等，必然成为人体审美的主要目标。亚里士多德说过：“美是比任何介绍信都有用的推荐。”容貌美者可使自己增加自信、自尊，也会更加热爱生活，在与人的交往中可使别人产生好感而有利于人际交往的深入。健康是容貌美的基础，无论是内脏疾病或是容貌本身的缺陷，都会损害容貌美；同时容貌美的缺失又会给人带来一定的心理创伤。有些人因容貌美的某些欠缺或容貌丑而背上了沉重的心理负担，自暴自弃而导致性格孤僻，甚至还会影响婚姻、社交，工作或职业的选择。医务人员尤其是美容医学工作者应积极构建容貌美与健康的良性循环，避免上述恶性循环的发生。

健康基础上的容貌美应该满足以下条件：

1. 五官端正，眉、眼、鼻、唇、颊左右对称。
2. 面部各器官轮廓清晰且富有立体感。
3. 面部皮肤色泽红润，无皮肤疾病。
4. 颏唇沟明显，侧貌鼻唇突适宜。
5. 双唇闭合自然，微笑时不显露牙龈。
6. 颧颊部及腮腺嚼肌区无异常肥大或凹陷。
7. 牙齿洁白，牙列整齐，咬合关系正常。

二 容貌的静态美特征

容貌美可从静态和动态两种状态下的美感加以认识和把握。人类容貌的静态美感和动态美感，是当代容貌美学研究中的重要课题。这里着重论述容貌的静态美感问题。

（一）容貌的结构与形态

容貌的结构主要包括颅面骨骼、肌肉、皮肤、毛发及五官。人类颅面部组织器官的结构和生理功能的健全，是人的容貌及容貌美的基础。面颅骨对构成面部形态起决定性作用，它位于前下方，由十五块骨骼共同构成面部的整体框架结构，由此形成的眉弓、颧骨角、颧弓、骨性鼻腔、骨性口腔、下颌角、颏结节以及牙齿等对容貌外形影响最大。头颅骨有一定的年龄变化和性别差异。婴儿面颅骨较小，成年男性颅骨较粗，女性相对较圆钝。面部的肌肉有表情肌和咀嚼肌，对外形影响较大的是咬肌和颞肌。浅肌腱膜系统（SMAS）是头面部的一个皮下纤维膜状结构，与多块表情肌相连，为面部皱纹去除术提供了重要的解剖学基础。

随着年龄的增长，颅面部组织器官在结构和形态上都在不断地改变，在生长和发育中日趋成熟，形成各自的容貌特征。容貌的范围，狭义上，仅指上起额部发际，下至舌骨水平，左右达颞骨乳突垂直线的颜面部。广义上，包括整个头部。容貌形态，主要由面部的整体形态和五官形态所决定。动态表情的变化对容貌美也有一定的影响，按程度的大小依次表现在眼、口、眉、鼻和耳等部位。从形态上归纳起来可分为基本形态和表情形态两部分：

- 容貌
  - 基本形态
    - 整体：面部（可细分为正面、侧面、水平面、背面、面上部、面中部、面下部、额部、颊部、颏部等）、发部、头部
    - 五官：眉部、眼部、鼻部、口部、耳部
  - 表情形态
    - 按部位划分：额-眉区、眼睑-鼻颊区、口唇-下颌区
    - 按状态划分：静态、动态
    - 按情绪划分：愉快、悲伤、惊奇、愤怒、惧怕、厌恶等

（二）容貌结构形态美的基本特征

颅面组织结构是容貌美的基础，其结构形态学特征是容貌美学研究的重要内容，也是评价容貌美的主要依据。

任何美的事物首先是通过形式美来表现其美而给人以愉悦感的，但很少有什么事物的美符合所有形式美的法则。只有人体美才天然地集所有形式美法则于一身，并特别在容貌美中集中地、突出地得以体现和反映。

对容貌美的评价是立体的、多视角的，容貌美的意义也是多层次的，但容貌仍有其客观存在的结构形体美特征。

1. 容貌的对称美 对称是容貌美的重要形态标志之一。人类的容貌以鼻梁中线为轴，处处体现了对称美的原则。诸如眼、颊、鼻翼、口角、耳等都是对称的。容貌对称的形式有镜像和点状对称两类。

“镜像对称”，是指对称双侧具有高度的一致性，是镜面中反射出的物像与现实的物体完全相同。容貌镜像对称的破坏，在一定的程度上会破坏容貌美。若一侧眉高、一侧眉低，两眼裂大小不同，双耳形态不一，鼻梁明显偏斜就会失去美感，其原因就在于两侧失去对称和平衡。

点状对称，是对称的另一种形式，如英文字母S、Z、N显示的曲线，几何学中的正弦曲线以及自然放射状曲线等均为点状对称，同样给人一种平衡感。容貌结构中，前额、眼睑、口唇周围就存在着不少放射性线条。

容貌的对称美不仅仅体现在静态结构的对称上，同时也包含着容貌动态的协调一致，如双眉的舒展、扬起，双睑的启闭，两侧眼球的运动，口唇的开合，以及表情形态都蕴涵着对称美。

容貌的对称是相对的，实际上人的面部只是基本对称。倘若利用数学或计算机等先进技术严丝合缝、不差毫厘的人工打造出一张完全对称的面目，其结果必然是呆板的、毫无生气的。

2. 容貌的比例美 美的容貌的基本结构特征之一，是面部的局部与局部、局部与整体之间具有一定的比例关系，符合比例美的原则，容貌形象呈现出独有的和谐性、严整性和完善性。关于容貌美中的比例研究由来已久。我国古代关于“三庭五眼”的记载，体现了一种“黄金比例”关系。日本学者研究发现容貌美学体现了规律，即面部各部分比例接近1.414及其数列。近代，西方学者迈克·康宁对面部进行了数学分析，提出了“容貌美方程式”，发现在容貌比例关系中，如果差异大于5%即可影响面部的魅力；如果差异超过10%，则其吸引力就大大降低。

3. 容貌的和谐美 和谐即多样统一，是形式美的最高形态。人的容貌美蕴涵着极其丰富而深刻的内容，诸如面型美、娥眉美、明眸美、鼻型美、朱唇美、皓齿美、面颊美、颏型美、耳型美、肤色美、秀发美，以及容貌之动静态体现出的双重美等。其各部形态结构及审美特性各异，但只有将局部与局部、局部与整体的多样性协调在容貌美的统一性中，才能展现出美的容貌所具有的独特风采和魅力。

容貌美本身是整体的协调。如果东方人有一个像欧美人那样挺拔高耸的鼻子，并不一定美。又如眉、眼、鼻、唇、齿、耳等都是组成容貌的重要器官，缺一不可。从美学角度上看，它们中任何一个，其造型的优劣对人的容貌都有影响。但是容貌美不仅与单个器官的美有关，而且还有一个整体“搭配”问题，应该考虑它们之间的位置关系是否恰当，比例是否适度，整体是否和谐。

容貌美的和谐美主要是一种整体美。但并不是构成整体的各部分之间的简单加和，而是各要素按生理功能需要，依一定的规律，各司其职，相互制约，通过多样统一关系组合而成的和谐整体。一个人的容貌局部可能是无可挑剔的，但构成容貌的整体并不一定是美的；反之，容貌某一局部看来可能并不完善，但在整体布局及其他部分衬托下却可显示出和谐之美。

4. 容貌的曲线美 人的容貌虽非完全由曲线构成，却处处蕴藏着曲线美的魅力，弯曲的双眉，富于弧度动态感的重睑皱襞，闪动的眼睑睫毛，形似飞燕展翅的唇弓，微翘的口角，突出醒目的鼻、面部轮廓结构的高低起伏，丰富多彩的表情变化以及按一定规律组合的各局部柔和轻巧、优美的协调运动，再辅以美的质感、量感、色彩、立体感等构成了容貌特有的曲线之美感。

（三）容貌各部位的美学参数

容貌的美学参数来源于美貌人群的测量，并为美容医学的临床实施提供参考数据。美的容貌的各个局部都有其具体的结构美的标准和美学参数。

1. 眼的美学参数 一般眼的宽度即睑裂左右径为30～34mm，两眼内眦间距为30～36mm，眼裂上下径为10～12mm，上睑缘与眉毛间距为15～20mm。外眦应较内眦稍高，内眦睑裂角在48°～55°，外眦睑裂角在60°～70°。角膜露出率一般为50%～80%。直视正前方时，上睑覆盖角膜约2mm，下睑裂与角膜下缘相接触。角膜直径12～13.6mm，平均露出直径11mm左右。上睑最高处在上睑缘中内1/3交界处，下睑最低处位于下睑缘中外1/3交界处。

2. 眉的美学参数 眉位于上睑与额之间的眶上缘上，自内向外呈弧形。男性近于眶上缘处，女性大多位于眶上缘上方。眉的内下缘位于鼻侧眶上缘处，外缘位于鼻翼外缘到外眦的连线上。男性的眉较粗密，女性则较细疏。眉的内侧较密而圆，外侧较稀疏。眉近于平直，女性眉内外缘则处于同一水平线上。女性以柳叶眉、娥眉为秀，男性则以剑眉、浓眉为美。

3. 鼻的美学参数 鼻的形态与种族有关，中国人的颜面较纤巧，鼻梁以小巧细窄为美。而女性微凹呈弧形，略翘。鼻的长度为颜面的1/3，正常人鼻长一般为6～7.5cm。鼻的宽度即两鼻孔外侧缘间距，一般相当于鼻长的70%。鼻根部鼻梁的高度男性约12mm，女性约11mm。鼻尖高度，男性26mm左右，女性23mm左右。鼻唇角一般为90°～120°；额鼻角正常为120°～135°左右。

4. 口唇和颊部的美学参数 上唇较下唇略宽。成年男性唇高约20～26mm，女性一般较男性低，约2～4mm。口角位置相当于两眼平视时瞳孔中点向下延伸的垂线上。通常静止时口裂高度不超过3mm。酒窝位于外眦向下垂直线与口角水平线相交处，国人中有酒窝的占8%～10%，以女性多见。

5. 耳的美学参数 耳廓呈“s”形。一般耳长62～65mm，耳宽30～33mm。耳廓位于头颅两侧壁呈30° 左右夹角。耳长轴与鼻背线基本平行。外耳上缘在眉水平。与鼻小柱基底连线基本平行。

6. 颏的美学参数 颏是面下部的重要解剖标志。颏的位置是颏、唇、鼻关系的基础。在面下1/3处，上唇高（鼻底到口裂）与下唇颏高（口裂到颏底）的比例关系约1∶2。鼻底到口裂点、口裂点到颏唇沟、颏唇沟到颏下缘为三个大致相等的部分。颏微向前突，接近从鼻根点至眶耳平面的垂线。

颏是面容美丽的主要标志之一。西方人认为颏能体现年龄，显示力量，甚至把颏的形态及突度与人的个性特征相联系：后缩的、发育不足的颏，象征着胆怯、优柔寡断；而发育良好的额象征着勇敢、果断和刚毅的性格。微微前突的颏被称之为“现代人类美容特征”。

7. 鼻、唇、颏相互关系的美学参数 面下1/3的鼻、唇、颏关系是面部整体和谐与否的重要因素。美国正畸学家Rickett提出了连接鼻尖点和颏前点的假想审美平面。中国人上唇到此审美平面的距离，男性为1.9mm，女性为2.6mm。下唇距此审美平面的距离，男性为1.8mm，女性为1.1mm。上、下唇均位于该审美平面之后。

8. 牙的美学参数 牙的外形及排列也会影响面容外观。上颌切牙的唇面外形与倒立的面型接近。当下颌处于息止颌位时，上切牙切缘仅显露1～2mm。当微笑时，上切牙约显露唇面的2/3，下切牙显露1/2。正常成年人，侧面观上、下中切牙长轴的夹角应在125°±7.9°范围内。上前牙略向前倾斜覆盖下前牙，但不超过3mm。覆盖不超过下前牙唇面1/3唇面。

三 容貌的动态美特征

容貌美不仅存在于相对静止状态下，更表现在动态中。通过静态和动态双重效应，显现出更高层次的美的魅力。因此我国许多学者认为，容貌美是一种具有生命活力美感的无限魅力之美。

（一）容貌动态美感的一般意义

在容貌中，眉、眼、颊、口唇等部位都富有动态之美。眼睑、睫毛、眼球、瞳孔的变化以及眉毛、口唇和面部其他部位协调变化都惟妙惟肖地体现出生动、细腻、内涵丰富的容貌情态之美。

人的眼睛是动静态双重美的典型，是最能通过动静变化表达和传递非语言性情感信息的器官，是人的内心深处的思想感情的显示器，是人类的“灵魂之窗”。作为容貌美的主要标志之一，其表达能力是语言和手势不能取代的。

眉是人类心理情态的晴雨表，惬意时，喜上眉梢；高兴时，眉飞色舞；胜利时，扬眉吐气；郁闷时，愁眉苦脸……真乃“此处无声胜有声”。由于双眉的舒展、扬起、紧锁、下垂等变化与面部表情和容貌密切相关，故被誉为人类情感的“七情之虹”。

口唇更是人类感情冲突的焦点，一位法国心理学家认为：“女性面部最具诱惑力的器官是唇，因为它和眼睛一样会传情，会说话。”口唇是生命的门户，丰满圆润，樱桃色的口唇给人年轻、充满活力的美感。上唇皮肤与唇红交界所呈现的弓形，向两侧联系微翘的口角，形似飞燕展翅，给人以含笑轻巧的感觉。

（二）笑是容貌动态美感的核心

笑，是人类的一种特有的表情。笑作为容貌美的动态表现，主要是通过眼眉、唇齿、鼻唇沟、笑窝和面部皱纹等器官组织的活动来表达的。

1. 笑与眉眼 人们在形容某人欣喜之时，总是用“喜上眉梢、眉开眼笑、眉飞色舞”等成语，形容某人欣喜若狂时，又用“笑眯了眼”、“笑出了眼泪”等话语。可见眉与眼在“笑”中的重要作用。

2. 笑与鼻唇沟 鼻唇沟位于面颊部与唇部相连处，其走向从鼻向下到口角，再止于下颌缘。随着年龄的递增，鼻唇沟变深，可形成一个十分明显的皱痕，当出现笑容时可使皱纹更明显。

3. 笑与笑窝 由于笑肌在皮肤附着处牵拉皮肤，在口角外侧的颊部浮现出一个穴形小凹陷，能给人以甜甜的笑意，可增加面容的美丽和风韵，此为“笑窝”，俗称酒窝，古时称“靥”。笑窝常被视为容貌美的标志之一。笑窝并非人人都有。中国人中有笑窝者约占10%左右，女性多见。

自然笑窝的分型：浅圆盘型，占34.1%；竖椭圆形，占45.9%；窄长沟型，占8.1%；锥尖状圆点型，占11.9%。从美观角度看，以锥尖状圆点型为美，其次是浅圆盘型。

自然笑窝的对称性与数目：一般为双侧，呈对称性分布。少数单侧，极少数为双侧双笑窝。可见笑窝的数目是1～4个，以2个为最多。

笑窝的解剖学特点：

（1）笑窝的美学意义与人的脸型密切相关：瘦长脸型者，多为窄长沟型笑窝，给人以面部皱纹之感，因此长形脸的人不宜做人工笑窝。

（2）笑窝的位置与口型大小无关，但与口角连线和外眦垂线有关，位于这两条线交点上的占83.34%，至口角的平均距离为2.42cm，至眼外眦点的平均距离为6.35cm。因此临床上多以口角连线和外眦垂线交点作为笑窝成形术的定点原则。

4. 笑与面部皱纹 一般说来，随着年龄的增长，面部皱纹的粗细、深浅与多少也会相应的增长，眼眉、唇齿等器官对笑的反应可能会逐渐减弱。年龄越大，笑时的面部皱纹会表现得更加粗、深而多，并给人一种阅历深沉、感情丰富的成熟美感。

对于中老年人来说，其面部的皱纹太多固然不太适宜，但没有丝毫面部皱纹的却也未必可取，因为这种面部形态的老人，与整个人体及形态失衡，只会使人感到呆板，给人一种缺乏与年龄相适应的生命活力美感，其笑的美感就无从谈起。

5. 笑与唇齿 人在微笑时，唇齿部有几个显著特点：

（1）人中的最大宽度（上唇两唇峰顶间距）等于两个中切牙的最大近远中径之和。

（2）鼻底至下唇下缘之间的距离等于一个眼单位（眼宽），无论是安静或微笑时，此距离不变。说明微笑时尽管有多块肌肉参与，但仍保持下唇下缘于同一水平线上。

（3）4个切牙切缘凸向下的切缘曲线，与下唇内曲线吻合。

（4）上颌切牙显露切端2/3，下切牙显露切端1/2，口角处露出上颌第一双尖牙，符合审美要求。全口义齿颌位记录时，依据此原则在蜡模上画出“上笑线”和“下笑线”，作为选择前牙大小的标准之一。

（5）大笑时，上前牙唇面几乎全部显露，口角处露出上颌第二双尖牙，常出现“黑色间隙（dark space）”。

第四节　研究医学人体美的基本原则

医学美学是哲学、医学、心理学、社会学、人类学、文化学以及历史学的多元交叉学科。要求人们既要剖析它们之间的纵向联系，又要向横向扩展；既注意微观联系，又要向宏观探索，从而构成一个有机系统。医学人体美学的研究也应该借助于相关学科发展带来的活力，要充分利用其研究的新成果、新观念，大胆采用它们的新的研究方法。

一　社会学原则

社会学方法是研究美学的重要方法，被美学家广泛应用。这一方法起源于18世纪。当时的美学家们开始把审美观象同社会生活、社会风气联系起来，力图从社会生活、时代精神中探索审美趣味的原因，认为审美趣味是由种族、环境、时代三大因素决定的。人是自然的人，也是社会的人，人的审美取向在社会美中占有重要地位。运用这种方法考察人体美现象的发生、发展、演变所依赖的社会条件和社会原因，才能正确认识人体之美，树立健康的医学人体美学观。

二 文化学原则

人类的审美活动，无疑是人类文化系统中最有魅力的篇章，人类审美是从自身观照开始的，人们对人体美的追求由来已久。翻开任何一个民族的文化史，都能从绘画、雕塑、舞蹈、诗歌中找到以人体为题材的大量作品，任何一个国家的博物馆里都珍藏有关于人体美的艺术精品。古今中外的人体文化总是和人体审美同步发展的，说得更确切一点，人体美学就是人体文化的一个组成部分。人体审美意识从原始社会开始觉醒，此后就一直受到各个历史时期文化的滋养，并不断发展、提高。人类对人体的审美意识折射出人类文明进化的光芒。

人类对人体美的审美意识是一种文化现象，它的形成和发展需要一定的文化氛围，这个氛围包括民族思维、意识形态、风俗习惯等。这些内涵弥散于特定的人群之中，这种文化心态决定了人们的行为观念，也决定了对人体的审美意识。

文化氛围最广泛的意义就是人类社会。人类社会经历了原始社会、奴隶社会、封建社会，现在则进入了资本主义社会和社会主义社会并存的时代。随着社会的更替和发展，人们的文化心态也随之变化。因此人们对人体的审美意识也会发生变化。

当代人审美意识从传统的审美观——以精神人格的自我完善为美——向全面的审美观的发展。人们不但要求内在美，而且注重自身的形象及外表的美。这反映了人们从单纯欣赏人体美到自觉创造自身人体美的主体意识的重大转变，这一转变促进了人类自身健康水平和文明程度的提高。

文化环境一方面使人们对人体审美意识产生差异，另一方面又使人们的人体审美意识趋于一致，这是一种双重关系。任何一种文化氛围都存在着对以前文化的继承与发展，而且由于社会的发展、现代传播媒体的出现，曾经如此浩瀚的世界变成了一个地球村，同一时代文化交流频繁而且互相交流传播迅速，都使得人类之间或多或少存在共同的文化心态，在人体审美意识上也形成了许多共同点。

研究医学人体美，必须充分考虑到社会文化环境对人体审美意识的影响。遵循美学研究中的文化学原则。

三 人类学原则

世界上有两千多个民族。每一个民族都有其统一的生活方式，有共同的文化和语言，有其相同的风俗习惯，这样就形成了统一的民族审美意识和审美心理，也在不同民族之间形成审美的民族差异性。例如黄种人以黑头发、双眼皮、大眼睛、小嘴唇、削肩、身体纤柔的女性为美；所谓“秾纤得衷，修短合度，延颈秀项，皓质呈露，”长期以来是我国封建士大夫对女性美的审美取向。而白种人则以金发、碧眼、高鼻子、厚唇和体型丰腴的女性为美；非洲黑种人则以黑皮肤、卷发、厚唇、平滑而宽鼻子的女性为美。在我国，汉族多以耳大为美，所谓耳大福大。而俄罗斯人则以耳小为美。医学人体美研究需遵循的人类学原则，就是根据不同人种、不同民族和在不同地区生活人群在审美上的差异，结合人种学与人体测量学方法进行医学人体美学研究。

四 性别原则

人类的审美意识、审美情趣和审美追求最先起源于性的吸引，进而产生和形成了性感和性美感，这是人和人之间直接、自然的审美关系的重要体现。性美感是从性心理与审美心理相结合的角度对异性美的观照，是人对异性外在美产生的性心理特征的综合美的体现，是包含性感、性魅力在内的，使人们享受到美的满足，并进一步丰富人们精神世界的人类美好的价值追求之一。完整的性美感，是形态美和行为美的统一。

在以男性为中心的社会中，性美感主要是以女性美为审美对象，女性以后天修养和健美修饰作为实现女性美感的主要手段，男性则处于审美主体的地位。人类的性美感贯穿在与异性接触的整个过程。性美感是人类高层次精神愉悦，这种审美倾向于含蓄与深刻，是人的一种理想化观感。

性美感的意义在于性和美的结合，在于性心理和审美情趣的统一，它是人区别于其他动物的重要标志。人是生物的人，有生物的性冲动和对异性的渴求。而人又是社会的人，人的欲望、行为应遵循社会的道德、法律和行为规范，应有社会责任感。这一点是人和动物的根本区别。

对人体美的审美意识中具有的性的魅力，是以人体美启动的异性之间互相亲近的心理欲望，它是人体美中那些带有明显的性成分的各种因素的综合体现。越是性感的个体其性魅力就越强。研究医学人体美需要通过对性感和性美感进行引导，使之升华，将性与美的追求相结合，把性的吸引和性的冲动纳入人类对美的价值追求之中，引导人们树立正确的人体的审美观。

第五章　人体的整体形态美

人体的整体形态主要指人的头面轮廓、体型、身材以及体态姿势的质、量、比例、协调等方面的总和。人体头部的外观形态组成了人的容貌，人体躯干和四肢所组成的外观形态构成了人的身材，包裹人体皮肤的质地和颜色构成了人的肤色，人的神情特征和肢体语言特征构成了人的气质，本章主要介绍人的头面轮廓、体型以及体姿的审美标准。

第一节　头面轮廓美

一　头型美

人的头型近似球体，两侧较扁，头型是头部的形态类型，受枕骨、额骨、顶骨、颞骨的影响，其中枕骨是影响头型最为重要的因素。头型是对头部在长、宽、高等方面所做的形态学分类，一般采用形态观察方法和头的指数分型方法进行区分。

形态观察法将头型分球形、椭圆形、卵圆形、楔形、五角形、菱形和盾形7种类型。头的指数分型法是国际上常用的方法，它是根据头最大宽和头最大长测量值之比，再乘以100所得的数值大小进行分型，即头指数=头最大宽 ÷ 头最大长 ×100。依据头的指数分型法可将头型分为6种：特长头型，70.9以下；长头型，71.0 ～ 75.9；中头型，76.0 ～ 80.9；圆头型，81.0 ～ 85.4；特圆头型，85.5 ～ 90.9；超圆头型，91.0以上。长头型多见于白种人，中头型、圆头型以中国人为多（图5-1）。

头型与遗传有关，也与婴儿时使用的枕头和睡姿有关。中国人成人头高（颅顶点至颏下点的垂直距离）约为23cm。由于颅骨发育较早，6岁时可达成年人的90%，人为改变成年人头型的可能性不大，因此对于头型的不够完美主张用恰当的发型、饰品加以弥补、修饰。

二　面型美

（一）面型的解剖结构

面型的构成主要取决于颅面骨骼的形状和面部肌肉及脂肪的丰满度。构成面型的框架和基础的骨骼是额骨、颧骨、上颌骨、鼻骨、下颌骨。

面部左右侧之间的距离称为面型的宽窄，包括上、中、下三个宽度。上面部的宽度又称为最小额宽，指双侧额骨颞嵴间的距离；中面部的宽度又称为全面宽，指左右颧点间的距离；下面部的宽度指双侧下颌角间的距离。从发际正中点到颏下点的距离称为面部的高度，面高以眼裂、口

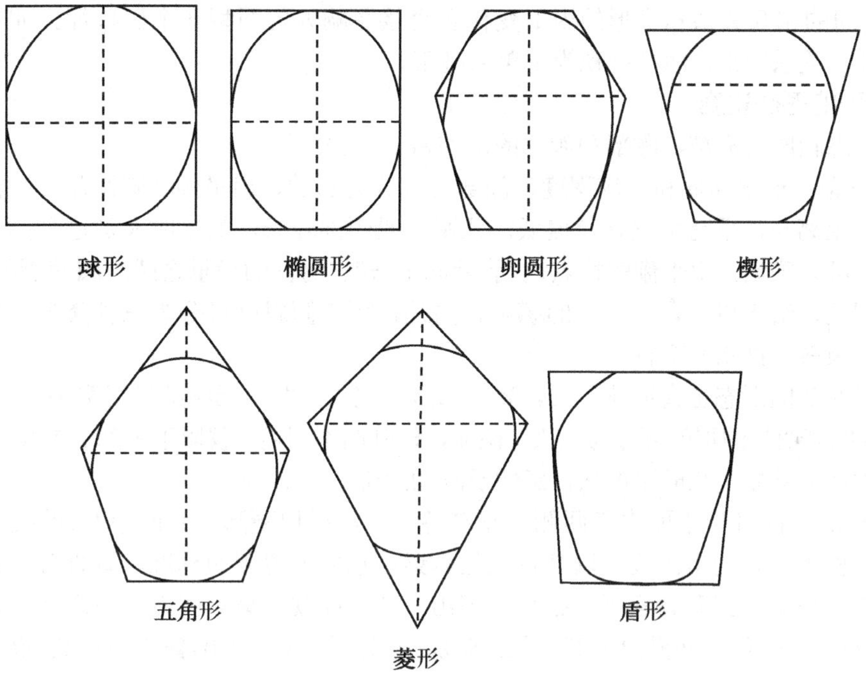

图5-1 头型

裂为界可分为基本相等的三部分，也可以发际正中点、眉间点、鼻下点和颏下点三等份面高。

额骨决定了面部上1/3的基本形态，所谓“天庭饱满”即是指额骨形态宽大而前突。颧骨、上颌骨、鼻骨构成面部的中1/3长度及宽度，尤其是颧骨的形态直接决定了面中部的前突度，上颌骨的发育又直接与面中部的高度相关，外鼻的形态是影响面中部侧面轮廓的重要结构。下颌骨尤其是下颌角和颏部决定了面部的下1/3形态，下颌角外展度较大的面型被称为“地阁方圆”，而下颌角发育外展度较小的脸型被称为“尖脸”。

人的面型不能仅用平面和直线，还要用几何图形和曲线。构成面型的骨骼围成了四个几何图形，分别是：前额连接着头顶骨形成方形体积，对称的颧骨和部分上颌骨呈偏长方形体积，上颌骨形成一个竖立的圆锥体，下颌骨呈马蹄形。这四个几何图形彼此穿插、衔接，形成了面型的立体关系和结构上的均衡，这是观察和塑造面型的重要依据。

（二）面型的轮廓特征

面型轮廓具有一定的特征，一般可以依据面型的4个弓形刻画出来（图5-2）。第一弓形称为眉弓形，指在眉处环绕着面部，并随着前额突出来；第二弓形称为颧弓形，指从一侧外耳孔到另一侧外耳孔环绕着面部，并顺着面侧的颧突移动，滑入面部正面的颧骨上；第三弓形称为上颌弓形，即上颌骨形成的弓形；第四弓形称为下颌弓形，即下颌骨形成的弓形。根据这4个弓形线段的长短，得出美的一般规律是：颧弓形＞眉弓形＞上颌弓形＞下颌弓形。

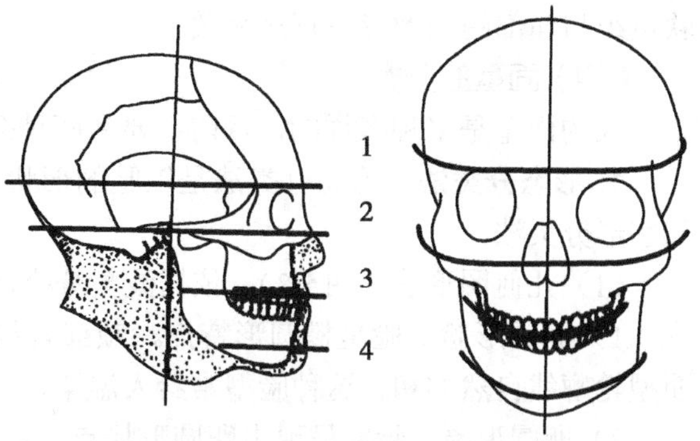

图5-2 颅面骨的四个弓形

1. 眉弓形 2. 颧弓形 3. 上颌弓形 4. 下颌弓形

这4个弓形之间的相互关系和弓形的内部变化会直接影响人的面型和个性特征。如果出现弓形的结构紊乱和关系异常，面型则视为不美或畸形。

（三）面型的形态轮廓

面部的形态轮廓与额部、颧部和颏部的形态密切相关。

1. 额部形态 根据高低和丰满程度，额部可以分为长额、扁平额、圆润额。长额的特点是，额部垂直距离长，眼睛位置显得偏低，儿童一般额部较长，如果成人是这种面型，会给人以娃娃脸的可爱感觉。扁平额的特点是，前额低平，较有男性的稳重之感。圆润额的特点是，额部丰满、圆润，给人以聪颖、灵气的感觉。另外，额部倾斜度可分为三种类型，分别是明显倾斜、中等倾斜、直立或微斜。

发际高低对额的形态也会影响，发际高额部显得宽大，发际低额部显得窄小。还有眉嵴，位于额部，根据其明显的程度可分为三级：微显，即外凸不明显，仅限于中部；中等，较明显，且延伸眶缘大部；甚显，几成屋檐状，延伸于眶的上部。

2. 颧骨形态 颧骨位于面中部两侧，左右各一个，近似菱形，对面中1/3的突度起着决定性的影响。根据发育的丰满度，以是否遮住鼻梁和颊面的界限为标准，颧骨分为扁平、中等和微弱形态。扁平是指颧骨扁平，颧骨体突出，从侧面观，鼻颊间界限为颧骨所遮。中等是指颧骨体发达适中，鼻颊间界限大部可见。微弱是指颧骨体不突出，颧骨前面逐渐转为侧面，鼻颊间界限清晰。

3. 颊部形态 颊部主要指眶下鼻旁及颧部以下的范围，即颊肌和颊部脂肪所在位置。颊部可从正面和侧面观之。从正面观察，颊部分为四类型：椭圆脸颊，给人匀称自然、灵秀之感；方形脸颊，给人质朴稳重之感；高颧脸颊，显得立体感十足；圆形脸颊，显得清纯可爱。从侧面观察，颊部也可以分为四类型：匀称脸颊，端庄自然，突度适中；单薄脸颊，脂肪较少，显得清瘦文雅；前突脸颊，颧骨侧面向前突出，颊部饱满，给人华丽、热烈的感觉；敦厚脸颊，面颊部丰满厚实，给人敦厚纯朴之感。

4. 颏部形态 颏部决定面下部的轮廓。正面观察颏部可分为5型：圆颏、鼓颏、长颏、尖颏和方颏。侧面观察颏部可分为6型：标准颏，长短适中、颏唇曲线柔和；凹型颏，颏部弧度过长；小颏；平颏，颏部弧度与下唇几乎成直线；圆颏，颏部饱胀；重颏，俗称的双下巴。

5. 影响面部轮廓的软组织 颞凹的脂肪，影响面部上1/3的宽度和丰满度；颊部的脂肪，决定面部中1/3的丰满度；咬肌，影响面部下1/3的宽度；颌及下颏下区的脂肪，影响面下部的形态；上、下唇的形态及突度受上、下颌牙及牙列的影响，对面型侧貌影响很大。上述的软组织与面部的轮廓形态直接相关。

（四）面型的分类

人的面型是多种多样的，目前主要有两种分类方法，即形态分类法和指数分类法。

1. 形态分类法 形态分类法是以脸的形状为标准进行分类的方法，主要包括几何图形法和字形分类法。

（1）几何图形法（图5-3）：依据波契分类法，将面型分为10种：

1）椭圆形脸：脸呈椭圆形特点。额部较颊部稍宽，颏部圆润适中，骨骼结构比例协调，面型轮廓线自然柔和。这种脸型常给人温柔、文静的感觉，是东方女性的理想脸型。

2）卵圆形脸：脸部呈现出卵圆形特点。额部稍宽而圆，颧颊部饱满，颏部稍窄而圆，比例协调，面型轮廓不明显。长有这种脸型的女性仍具美感。

3）倒卵圆形脸：额部稍小，下颌圆钝较大。这种脸型显得文静、成熟。

4）圆形脸：脸呈圆形特点。上下颌骨比较短，面颊显得饱满而圆，下颌下缘圆钝，五官比较集中。脸的长宽接近相等，面型轮廓以圆线为主。这种脸型的人常显得温和而年轻，但同时也会给人不成熟、稚气的感觉。

5）方形脸：脸部呈方形特点。脸的长宽几乎相等；前额较宽，下颌角方正，面部短阔；面型轮廓线较平直，呈四方形。这种脸型多见于男性，给人坚毅、刚强、稳重的感觉；如果女性长有这种脸型却会显得刚毅有余、柔美不足。

6）长方形脸：脸部呈长方形特点。额骨棱角比较明显，上颌骨及外鼻较长，下颌角方正。长方形脸给人的总体印象是脸的轮廓线长度有余，宽度不足。此种脸型有一种古典的美感，给人文静、老成、庄重的印象。

7）菱形脸：脸呈菱形特点。额线范围小，颧骨比较突出，面颊清瘦，尖下颏；上下有收拢趋势，呈枣核型；面型轮廓中央宽，上下窄，有立体线条感。这种脸型给人俏丽、甜美、秀气的感觉。

8）梯形脸：脸呈梯形特点。额部较窄，下颌骨宽，颊角窄，两眼距离比较近；面型轮廓上窄下宽。这种脸型显得安静、呆板。

9）倒梯形脸：脸呈倒梯形特点。额部较宽，两眼距离比较远，颧骨比较高，上颌骨窄，下颏尖；面型轮廓上宽下窄。这种脸型给人机敏、清高的感觉。

10）五角形脸：脸呈五角形特点。上下颌骨发育良好，下颌角外展明显，颏部比较突出；面型轮廓突出。此种脸型常见于咬肌发达的男性。

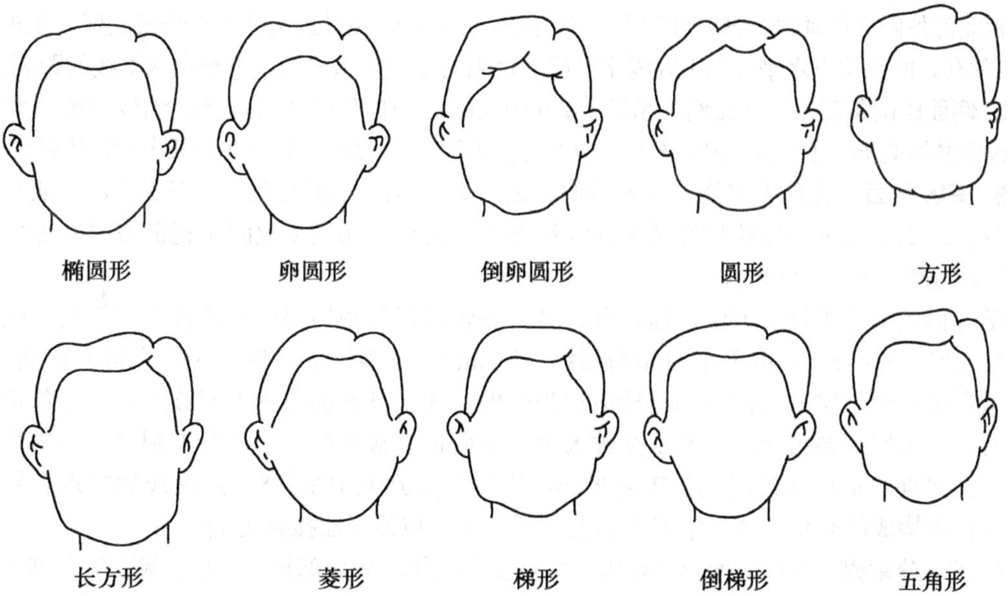

图5-3　波契面型分类

（2）字形分型法：中国学者根据汉字字形将面型加以分类，可分为8种：

1）“田”字形：偏方而短，类似方形脸。

2）“由”字形：上削下方，即额头较窄，下颌较宽，类似梯形脸。

3）“国”字形：方而短，脸呈四方形。

4）“用”字形：额方，颌宽扁。

5）“目”字形：面孔长而宽；脸呈长方形，左右较窄，上下较长。

6）“甲”字形：上方下削，即额头较宽，下颌较尖。

7）“风”字形：颊部丰满，额部圆宽，类似五角形脸。

8）“申”字形：上削下尖，即额头较窄，下颌较尖，颊部较宽大，类似菱形脸。

2. 面型指数分类法 面型指数分类法是根据不同头的面部指数，将面型划分为不同类型。采用形态面高（鼻根至颏下的距离）和面宽（左右颧点之间的距离）两种测量值，组成形态面值数，面型指数分型法计算公式：形态面高 ÷ 面宽 ×100。根据指数将面型分为5种类型：

（1）超阔面型：形态指数78.9以下。

（2）阔面型：形态指数79.0 ～ 83.9。

（3）中面型：形态指数84.0 ～ 87.9。

（4）狭面型：形态指数88.0 ～ 92.9。

（5）超狭面型：形态指数93.0以上。

（五）面型美共有的比例关系

面型是否美与它们的比例关系非常密切。通常认为美的面型是高宽比例协调，轮廓线条柔和，五官分布对称以及个性因素。面型一般有正面、侧面、美容平面、黄金分割律等几种常用比例关系。本书第三章我们已经对面型比例关系中的“三庭五眼”、$\sqrt{2}$规律做了较详尽的阐述。这里我们将对其他面型共有的比例关系进行介绍如下。

1. 正面比例关系 除了第三章介绍的“三庭五眼”比例关系之外，还有“正面二四等分”比例关系。它是指在直立、双眼平视前方的体位下进行观察，从面部中线向左、右各通过虹膜外侧缘和面部外侧界做垂线，纵向分割为四个相等部分；同时经过上睑缘的水平线正好将头顶高平分为2等份，即头顶点水平线到上睑缘水平线的距离与上睑缘水平线到下颏点水平线的距离相等。

2. 侧面比例关系 侧面比例关系最主要的是侧面“三庭”（第三章已经介绍）。侧面“三庭”可以很清楚地观测人的颜面侧貌，尤其是对“美容颏”（颏最突点正好落在圆弧上）的观察很重要。

3. 美容平面 又称美容线，主要看眉、眼、鼻三者的协调关系。从正面看，眉头与内眦在一条垂线上；眉尾的外端与经鼻翼外缘和外眦点的连线相接；双眼平视前方时，鼻翼与瞳孔外缘连线恰与眉峰点相交。

学者们还设计了许多方法，通过鼻、唇、颏软组织关系的协调来评价人的侧貌。代表性的有瑞克特（Ricketts）审美平面和斯坦纳（Steiner）审美平面。瑞氏（瑞克特）审美平面，就是从鼻尖点至软组织颏前点相连构成假想平面。面型良好的白种人应该上、下唇都位于该平面后方，上唇还要再靠后一些；黄种人上、下唇正好触及平面；黑种人则上、下唇均向前突出于此平面。斯氏（斯坦纳）审美平面，指从鼻尖到人中呈“S”形曲线的中点和软组织颏前点相连构成的假想平面，中国人以上、下唇突点与该平面接触为美。

4. 黄金分割律 人的颜面部体现出许多黄金分割律。如头部长（颅顶至颏部）与宽（两侧颧弓突端点间距）之比为1.618 : 1，呈黄金矩形，在眼耳平面上，经上眼睑缘的水平线为额面高（发际至颏下缘）的黄金分割线，外鼻形态呈黄金三角，眉间点、左右唇裂点等为黄金分割点。

5. 面部的其他比例关系 以左右颧突间距代表面中宽度，左右下颌角间距代表面下部宽度，两者之比男女均接近1.3 : 1。双侧髁突上点与颏点组成的三角形，男性三边之比为1.05 : 1.01 : 0.94，女性三边之比为1.07 : 1.00 : 0.93，从数值上看，男女三边之比均接近1 : 1 : 1而形成等边三角形。

从面部比例上看，如果面部各部分的相互关系能够达到或接近标准值，人的颜面看上去就是和谐的、美丽的。如果偏离标准比例较大，就会存在整体或某一部分的缺陷，可适当通过发型、化妆来修饰，也可通过截骨或植骨等手术方式来彻底改变面型，但有一定的风险。

（六）面型美的多样性

美的面型在结构形态和各部分比例上存在共性，但并不排斥个性。美的面型的多样性是客观存在的，这主要表现在年龄、性别、地域和种族的差异上。

1. 面型随着年龄的变化而变化（图5-4） 婴幼儿颜面骨骼发育不完善，鼻、耳的软骨软而薄，皮下组织丰富，通常脸型饱满，但五官立体感不明显。随着年龄的增长，骨骼发育完全，皮下脂肪渐少，皮肤渐松弛，皱纹逐渐增多且明显，眼眶、颞部、颊部凹陷。步入老年后，牙齿脱落，牙槽骨被吸收变薄，这些因素都会使脸型明显改变。另外随着年龄的增长，颜面高等分线逐渐下移，成年后一般在两眼外眦连线上。

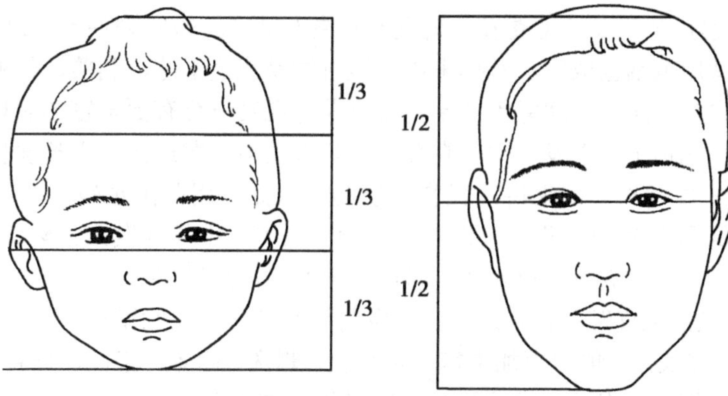

图5-4　面型的年龄差异

2. 面型因性别的不同而不同 通常面部非对称率男性相对女性较大；男性颅面水平方向上的骨发育大于女性，面部中上部较女性凹陷，面下部突度大于女性；男性的颧突度与下颌倾斜度均小于女性；男性颏突出度大于女性，颏唇沟较女性深，表现出更明显的颏轮廓，从而体现了男性的刚毅健壮之美，而女性则更显柔性和谐之美。

3. 地域和种族存在差异（图5-5） 在眉间点与颏前点之间设想一条直线，如果鼻下点恰好位于此线上的面型为“直面型”，如果鼻下点位于直线后方为“凹面型”，鼻下点位于直线稍前方为“微凸型”，鼻下点位于直线前方较远的面型为“凸面型”。白种人以直面型为主，少数人是凹面型；黄种人以微凸型面型居多；而黑种人主要是凸面型。

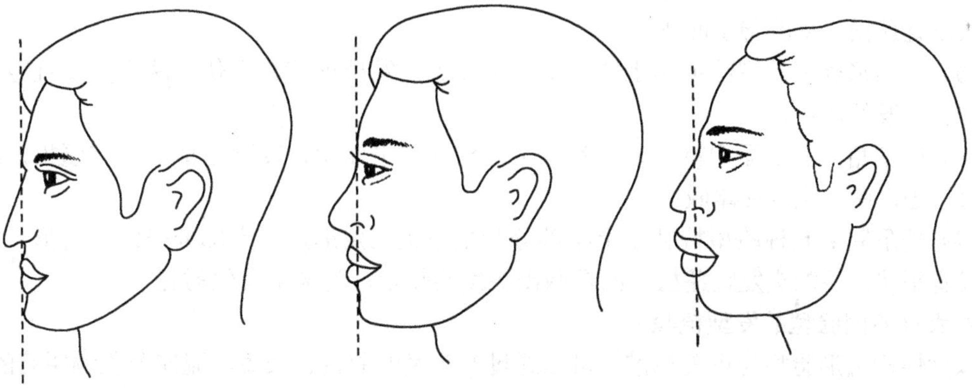
图5-5　面型侧貌的种族差异

三 发型美

头发与生俱来，是构成容貌美的重要组成部分，健康亮泽的头发是发型美的基础。头发是脸部外框，是个性特征的重要表现，得体优美的发型可以把人们装扮得更加富有魅力。

（一）发型分类及其特点

依据不同的标准，可将发型进行多种分类。当代发型通常根据发丝的长短分为短发型、中长发型、长发型。不同长度的发型，运用多种造型及其修剪方法，可以塑造丰富的效果。根据发丝的直曲发型还可以分为直发型、卷发型、直卷结合发型；根据操作方法发型分为剪发类发型、烫发类发型、部分烫发发型。另外女性发型还有束发、编发和盘发。

1. 短发型 包括短直发、短卷发、短直发与卷发结合。短发型便于打理和人体活动，因而实用性较强，适用范围也很广。具体来讲，短直发易塑造干练、利落、俏丽、活泼等效果。短卷发可以表现自然、潇洒、动感等效果。短直发与卷发结合有更丰富的表现力。

2. 中长发型 包括中长直发、中长卷发、中长直发与卷发结合。中长发型较短发型而言，更加飘逸、潇洒；相对长发型来讲，轻快、便利，因而实用范围也较广。中长直发，简练、流畅、随意，如果留有齐刘海儿，效果更加文静、清纯。中长卷发，自然、蓬松、动感，富于女性魅力。中长直发与卷发，更易体现自由、随意、浪漫风格。

3. 长发型 包括长直发、长卷发、长直发与卷发结合。长发型更适合体型较高者，其特点是飘逸、洒脱、修长，表现力更加丰富。长直发，飘逸、简练、流畅。长卷发，自然、蓬松、富有活力、浪漫妩媚。长直发与卷发结合，具有节奏韵律感。

（二）发型与脸型

头发与脸部相邻，发型能够很好地衬托脸型的表现效果，不同的发型既可以掩饰脸型的缺点，又可突出脸型的优点。

1. 发型与脸型

（1）椭圆形脸：标准脸型，适合各种发型。

（2）圆形脸：面部短而宽，发际线低而圆，额部不够开阔，下颏较宽，下颌线圆，面部肌肉丰满，整体呈圆润感。可以通过方套圆的发式造型来减弱脸部浑圆的感觉。

（3）方形脸：面部短而方，两个额角较宽，两腮突出，下颌较宽，面部显得方正。可以采用轮廓线饱满圆润、线条自然流畅的发型修饰，使人产生方圆协调的美感。

（4）长形脸：顶部较高，面颊窄，长中显方。发型顶部头发宜平伏，额前可设计刘海儿，两侧头发宜蓬松，来改善窄面颊。

（5）三角形脸：面型特征是上窄下宽。头顶尖，发型顶部宜平伏，两侧头发宜蓬松，两腮部留少许发丝遮盖。

（6）倒三角形脸：面型特征是上宽下窄。头顶部平而宽，发型顶部头发宜蓬松，额两侧用发帘遮盖，两侧头发应略收紧。

（7）菱形脸：此种脸型特征是上半部分脸型呈正三角形，下半部分呈倒三角形。发型顶部头发宜平伏，两侧头发宜蓬松，面颊两侧头发略收紧，腮部用发丝衬托。

2. 女性不同脸型的发型梳妆

以女性椭圆形脸型为审美标准，可以通过对头发的曲直、长短、流向及色调明暗的处理，使各种脸型接近椭圆形轮廓。

（1）椭圆形脸：对女性来说，椭圆形脸属于标准脸型，通常适合各种发型。

（2）圆形脸：圆脸形的女性常给人温柔、可爱的印象，圆润的脸部轮廓易于表现年轻、亲切的效果。发型的设计与梳理，总体上来说，应增加发顶的高度，使脸型适当拉长。如头顶部头发相对蓬松，两侧留少量的头发，向前或向下遮盖较宽的面颊（图5-6），给人以协调、自然的美感。选择盘头式样，在头顶部做蓬松，会从视觉上将脸型拉长；不对称或流苏状修剪样式，也可使脸部显得消瘦。但注意头发轮廓不宜过于细碎地装饰在面颊上，这样起不到掩饰的作用。

（3）方形脸：脸型短而阔，前额较宽，两侧下颌骨比较突出，给人方正、生硬的感觉，缺少女性的柔和美。长有方脸型的女性，在发型选择时要掌握以圆破方、以柔克刚的原则（图5-7）。可用发型增加脸部长度，并创造窄而柔和的错觉感；发型顶部头发可以适度加高或蓬松，前额两侧头发略向前垂，遮盖较宽的前额；特别适合带有几何侧影的卷发在脸部周围，不带发路或者分出侧面发路；还可以用吹风软化的层次修剪式样和不对称发型，也可以改善过硬的脸部线条；采用中长发型；还可用柔和过渡或浅色彩来进行柔化。

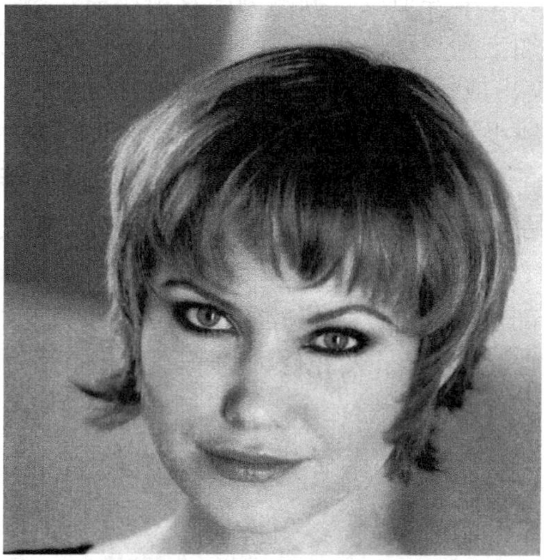

图5-6 圆形脸的发型修饰

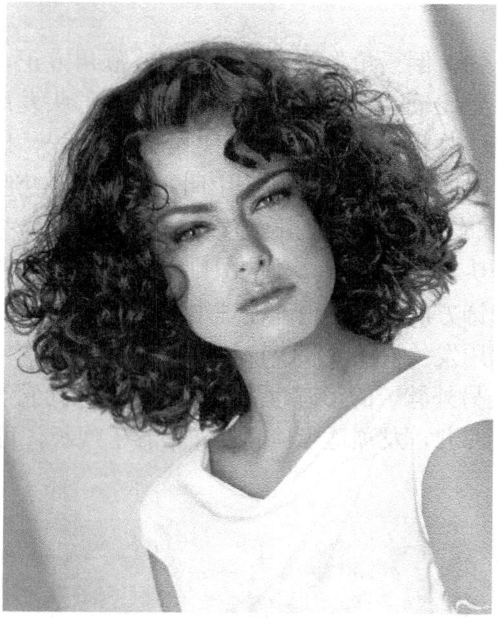

图5-7 方形脸的发型修饰

（4）长形脸：长形脸前额发际线较高，下颌、鼻型偏长，两侧面颊窄，常给人比较刻板、严肃的印象。发型修饰重点应减弱其窄长的视觉感，增强柔美效果（图5-8）。发型顶部头发宜平伏，两侧头发宜蓬松，以使脸型拓宽；浓密的刘海儿，会将他人的目光吸引到颧骨和眼睛上，使长形脸变短；头发做卷儿，可以增加优雅的品位；在修剪和梳理过程中，松动而飘逸，整齐中带点乱，也会有可爱感；不带刘海儿的剪齐发型会使脸看去更显长。

（5）三角形脸：上部较窄、下部宽大，缺少灵秀之感。此种脸型修饰的重点是让宽颌角显得窄一些，以增加脸型的柔和、活泼之感，使整体脸部氛围显得端庄、和谐。发型顶部宜平伏横向展开，两侧头发宜蓬松；两腮部分头发，不要发量过多或者做成过于花哨的发卷，会把人的视线吸引到此处（图5-9）。

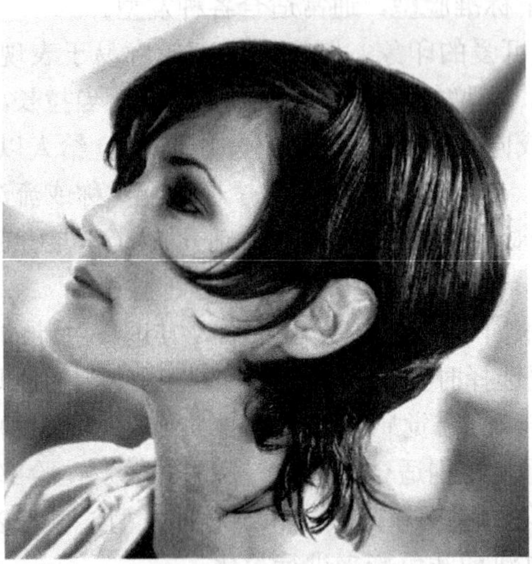

图5-8 长形脸的发型修饰

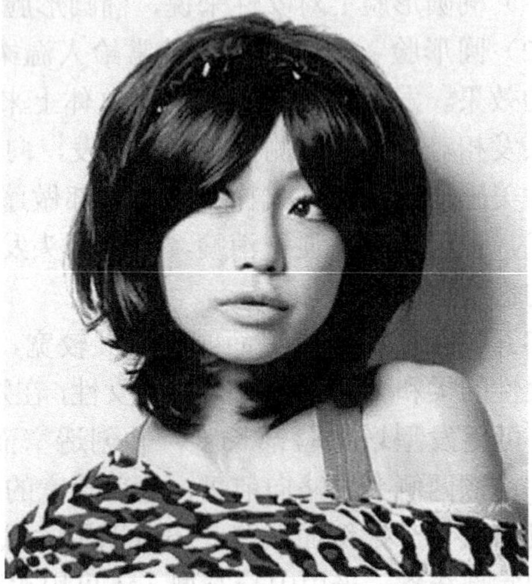

图5-9 三角形脸的发型修饰

（6）倒三角形脸：前额横宽，额角方正，颧骨部位比较宽，两颊及腮部内收，下颏部较尖，是比较容易修饰的脸型。发型顶部头发厚度、宽窄要适度；额两侧用发帘遮盖，两侧头发应略收紧；下颌处头发可以丰满且蓬松，以增加丰满与动感，如发梢向外翘、下颌处花环状卷发（图5-10）等。利用不同发型，以塑造和突出或娇媚、或调皮、或少女般的温柔之美。

（7）菱形脸：上下尖窄、中部较宽的脸型，缺少端庄、圆顺的感觉。这种脸型修饰的重点是头上部及侧部，总的原则是上半部分按正三角形脸的修饰方法，下半部分按倒三角形脸的修饰方法。如发顶部梳理得不宜过于光润、服帖，两侧头发宜蓬松，面颊两侧头发略收紧，腮部用发丝衬托（图5-11）。

另外脖子的形态也要同时考虑，因为它与面部直接相连。如果脖子短，应在额头使用顺向刘海儿，发顶适当梳高；如果脖子瘦长，可用柔和的发波和卷花修饰脖子。

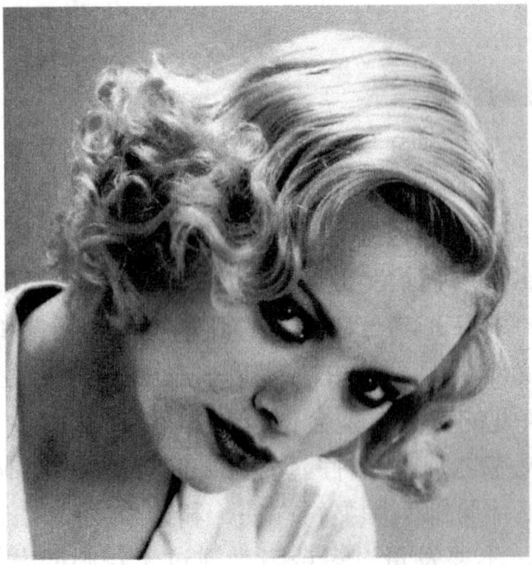

图5-10 倒三角形脸的发型修饰

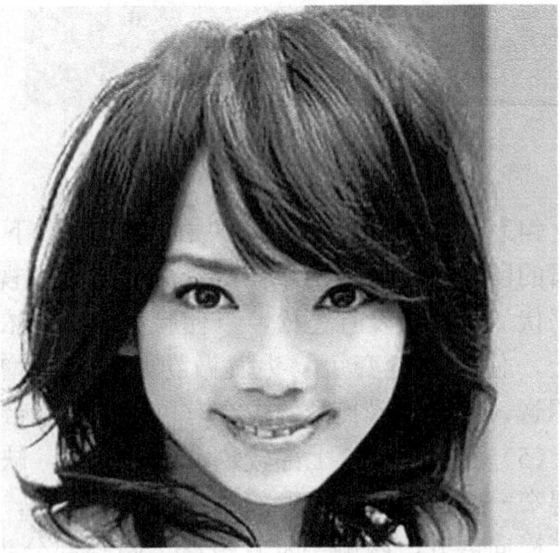

图5-11 菱形脸的发型修饰

（三）发型与体型

发型与体型关系密切，发型不只简单具有调整身高的作用，而且会对体型的胖瘦等整体状态起到一定的修饰作用。根据人体美学测量学的研究，头长和身高的比例应该是1∶7.5～1∶8。因而在发型设计时，要遵循形式美法则，观察人的前部、后部、侧部的整体轮廓是否美观，尽力使发型与体型及其配合恰到好处。

1. 高瘦体型 高瘦体型的人细长而单薄，头部显小，因而发型要求生动饱满，适宜长发、直发，发长至下颌与锁骨之间比较理想，且头发要厚实、有分量。避免头发过于紧贴头皮或过于蓬松。也可以将长发盘起，优雅而别致，但不适宜过高。

2. 高胖体型 高胖体型对于男性，是一种魁梧、力量美；但对于女性就会缺少纤细、柔美。因而在发型上，应大方、简洁、明快。适宜长发、中长发、大波浪卷发，但不宜过于蓬松。也可以盘发或简单的短发。

3. 矮瘦体型 身材娇小，给人小巧玲珑之感。发型适宜秀气、精致，避免蓬松、粗犷。可盘发，有身材增高的视觉。不适宜留长发，会使头部和身体比例失调，造成头大身小的感觉。

4. 矮胖体型 适宜短发，也可以盘发，塑造有生气的健康美。但避免让头发过于蓬松或过宽，要避免长发。尽量使头发向高度发展，增加身体高度，显得身材修长。

发型不仅是人体仪容的修饰，也是展示人的内心活动及人物个性、精神世界的有机载体。头发与人共生，它与人的自然因素和社会因素要相互配合，协调一致，才能充分发挥发型的美学功能，将个性表现得更加丰富生动。

自古以来，人们对美丽的头发就心存羡慕、向往之情。3000年前的《诗经》中就有“鬒发如云不屑也”、“彼君子女，卷发如虿”等诗句，以赞美头发之美。中国古代皇家选美的标准中就有“乌发蝉鬓”、“云髻雾鬟”等发型美的标准。

发式在不同的时代、不同的民族不尽相同，发型美的标准也因经济、政治、文化的不同而有所区别。中国历代发型中的高髻、单髻、双髻、三髻到偏髻、圆髻等的历史演变，反映了发型装饰设计功能的逐步丰富与完善。欧洲从文艺复兴到19世纪，是西方发型变化迅猛发展的时期，从高发髻到披肩散卷发，式样繁多，发饰华丽，特别是女性通过各种修剪方式而形成的长、短发型，为现代发型奠定了基础。总的说来，发式的变化随时代的变化，经历了由简－繁－简的否定之否定的发展规律。

第二节　体型美观测

一　体型的分类与标准

体型是对人体形状的总体描述和评定，是指人体的外形特征与体格类型，是人体轮廓形态、姿势、姿态、左右差、弯曲度等要素的综合概括。骨骼、肌肉、脂肪是构成体型的三要素，由于个体发育水平的影响，尤其是脂肪的多少，使其外部轮廓存在差异。对体型的研究历来有两个角度，一是从纯粹的形态学角度研究；二是从外在体型与内在生理、心理功能关系方面研究。

（一）祖国传统美学对体型美的认识与分类

我国传统医学美学思想很早就对体型有着较为深刻的认识。在先秦时期，不分男女，体型高大、健硕、壮实被视为美。这种人体美标准随着封建社会的建立很快动摇。春秋战国后期及秦，逐步强调男女差别。宋玉《神女赋》所描述的“眉如翠羽，肌如白雪，腰如束素，齿如含贝”，专指女性美。汉魏以后，人体美观念发展迅速，人体美已经不再是纯天然化，必须有“绮袖”、“丝扉”、“丹裳”服饰之美辅助，同时戴金翠、缀明珠以耀显女子体躯，“环姿艳逸”、仪静体闲”、“肩若削成”是体型美的标准。唐代表现出对体型美的大胆追求，推崇肌体肥腴、丰满，与“身轻如燕”的赵飞燕式审美观形成鲜明对照。明代是美学观点变化纷繁时期，一方面人们坚持“丰肉微骨”，另一方面又彰显平胸蜂腰；一部分人推崇“胸乳菽发”，另一部分人又主张应含而不露。清代已建立起了“蛋形脸、细颈项、瘦削肩、扁平胸、细腰身、尖尖脚”的固定人体美模式。

我国传统医学还认为人的形体、肤色与人的年龄、气血盛衰、健康状况及性格气质有着密切的关系，根据人的高矮、胖瘦、性情、形体、健康素质等特征，按金、木、水、火、土的类型归属分类。

1. 金型人 头小，肩背小，腹小，手足小；骨轻，外形方正；皮肤白皙；神清气秀。金型人通常感情内守、清高气傲。

2. 木型人 头小，脸长，面部棱角分明；两肩宽阔，背部挺直，身材细高；手足灵活。木型人有脸长，身长，手指长的“三长”特征。具有这种体型的人通常为人宽容、仁慈，往往才能卓越。

3. 水型人 头大而圆，耳、目、口、鼻、脸、手皆圆肥；棱角不分明，多为圆形或卵圆形；肩大，身宽阔厚实，多脂肪，大腹便便；较矮小。水型人通常为人性情平和。

4. 火型人 头尖；脸色红润；肌骨结实，体格健，背多肉，下身宽；行走非常快。火型人通常脾气急躁，雷厉风行。

5. 土型人 头大，脸圆；体型宽厚，上下匀称，背丰腰厚，腹大，手足大，有所谓“虎背熊腰”之称。土型人通常为人宽容厚道，勤劳忠厚。

（二）现代医学美学对体型的分类与标准

1. 人体测量学法 根据对人体的测量数据，从身体比例、肌肉发育、脂肪蓄积、背脊形态、胸廓、腹部和四肢的形态等方面考虑，体型分为矮胖型、中间型和瘦长型三类，这是目前较为普遍的分类方法。

（1）矮胖型：又称腹型。体型特点有：身材矮小，骨骼粗壮，肌肉松弛，脂肪蓄积多，体重较重。颈粗短，肩宽，胸廓短，呈桶型，腹部较长呈凸型，骨盆圆滑，髂嵴不明显，四肢较粗短。

（2）中间型：又称肌型。体型特点有：身材比例协调，肌肉发达，胖瘦适中，脂肪蓄积中等，体重适中。胸廓呈圆锥形，腹部形状较平，背脊较直或呈波浪形。中间型具有较高审美意义。

（3）瘦长型：又称胸型。体型特点有：身材细而高，肌肉发育松弛，脂肪蓄积少，体重较轻。颈细长，肩窄，胸廓狭长、扁平，腹部较短并呈凹形，骨盆扁薄，显露清晰，髂嵴明显，背脊一般正常或稍驼，四肢较细长，手、足狭长。

2. 按营养状态分类 从营养状态的角度通常将人的体型分为营养不良型、营养正常型、营养过剩型三种类型：

（1）营养不良型：即消瘦型。表现为营养不良的体态，主要通过体重、三头肌皮皱、上臂周径、上臂肌周等指标体现，按消瘦程度一般将营养不良分为轻度、中度和重度，见表5-1。消化道吸收不良、慢性消耗性疾病以及厌食症是常见原因。

表5-1 成人营养不良程度估计

营养指标	性别	标准值	正常	轻度	中度	重度
标准体重（%）		100	＞90	80～90	60～80	＜60
三头肌皮皱（mm）	男	12.5	＞11.3	10.0～11.3	7.5～10.0	＜7.5
	女	16.5	＞14.9	13.2～14.9	9.9～13.2	＜9.9
上臂周径（cm）	男	29.3	＞26.4	23.4～26.4	17.6～23.4	＜17.6
	女	25.3	＞25.7	22.8～25.7	17.1～22.8	＜17.1
上臂肌周（cm）	男	25.3	＞22.8	20.2～22.8	15.2～20.2	＜15.2
	女	23.2	＞20.9	18.6～20.9	13.9～18.6	＜13.9

（2）营养正常型：营养状态及发育良好，皮下脂肪量与体重的百分比正常，脂肪量（F%）女性大约22%～30%，男性大约15%～25%。实际体重与标准体重相比，在正负10%以内。其余三头肌皮皱、上臂周径、上臂肌周等指标见上表5-1。

（3）营养过剩型：也称肥胖型，体重超出正常范围，脂肪比率同样超出正常范围。肥胖者体内脂肪含量增加，脂肪细胞数量增生、体积增大，如果体内脂肪储积过多，导致代谢紊乱和脏腑功能异常，则为肥胖。

肥胖又分为单纯性肥胖和症状性肥胖。一般将没有系统性疾病，体质健康，由多食少动或遗传引起的肥胖称为单纯性肥胖，肥胖程度不足以引起继发性疾病。轻度单纯性肥胖有时也可产生美感，如儿童常给人以憨态可掬之感，年轻姑娘常给人圆润的感觉。症状性肥胖又称继发性肥胖，多继发于某些药物、神经内分泌系统疾病、激素水平异常等。

肥胖体型依据标准体重、脂肪百分率和体重身高指数可分为四型，即超重、轻度肥胖、中度肥胖和重度肥胖。

标准体重简单计算公式：标准体重（kg）=身高（cm）－100（男性）或105（女性）。正常体重是指实测体重为标准体重正负10%以内。

脂肪百分率（F%）=（4570÷体密度－4.142）×100

体重身高指数（BMI）=体重(kg)÷[身高(m)]^2，正常男性BMI值为22，女性为20。

超重：实测体重超过标准体重10%～20%，或BMI值小于25。

轻度肥胖：实测体重超过标准体重20%～30%，脂肪百分率（F%）超过30%～35%，或BMI值25～30。

中度肥胖：实测体重超过标准体重30%～50%，脂肪百分率（F%）超过35%～45%，或BMI值30～40。

重度肥胖：实测体重超过标准体重50%，脂肪百分率（F%）超过45%，或BMI值大于40。

（三）女性体型分类及标准

女性是人体审美的主要对象，根据女性身高和皮下脂肪的多少可以将女性体型分为6种类型。

1. 虚弱型 身体与四肢纤细，肌肉不发达，脂肪少。

2. 健壮型 身材高大，四肢匀称，肩宽，肌肉发达，脂肪适中。

3. 丰满型 体型匀称协调，肌肉和脂肪丰腴。

4. 狭胸型 胸部狭长，肌肉不发达，脂肪少。

5. 肌肉型 主要特征是肌肉特别发达。

6. 肥胖型 身材肥胖，四肢粗短，脂肪沉积多，腹部凸起。

（四）女性形体学分类法

1. “沙漏”型 胸部和臀部丰满，腰部细窄。

2. “苹果”型 四肢纤细，但身体的中段腰腹至臀部却相对浑圆。

3. “火花塞”型 身材不算高大，但是非常紧实，有着非常自然的天生肌肉感。

4. “苗条”型 身材苗条，全身曲线感相对起伏不大，胸部中等或较小，臀部瘦削扁平，没有腹部及大腿旁的赘肉。

5. “梨子”型 上身瘦小，但下半身尤其从臀部开始变得粗大，上身肩部、胸部瘦小，腰比较细窄，胯部和臀部及大腿却相对宽大。

二 体型健美的标准

俄罗斯美学家车尔尼雪夫斯基认为“世界上最高级的美体现在人”。体型健美是健、力、美三者的有机结合，它包含了骨骼、肌肉的发育情况，人体的外形美以及人的精神气质。人体体型健美的核心是比例恰当，符合人体比例美。但由于历史文化、地理条件、生产发展水平、生活习惯、宗教信仰以及审美情趣的差别，体型健美的标准并不完全一致。

（一）世界卫生组织提出的“健康美”标准

根据世界卫生组织提出的健康定义，健美的体型应该符合“健康美”的标准。其具体内容有：体重正常，身体比例恰当，头、肩和臀在直立时位置协调；肌肉发达，皮肤有弹性；眼光清晰，反应敏捷；牙齿整齐、洁白，牙龈正常；有一定抵抗力，不易感冒；精力充沛，能有条不紊地处理日常生活和工作；生活态度积极、乐观，勇于承担责任，不吹毛求疵；生活有节，起居有常；勤用脑，应变能力强，能主动适应外界环境的各种变化。

任何体型美的标准都应该在世界卫生组织提出的健康基础上进行探讨，脱离这一健康标准，人体美将失去意义。

（二）现代女性体型健美的标准

现代女性在追求形体美的热潮中，都很关心健美体型的标准，女性体型健美离不开女性的特征——丰满而有弹性的乳房、适度的腰围、结实的臀部以及健美的大腿等，这是体现女性特有的曲线美的重要部分。扁胸、粗腰、腿短的女子是不能体现出女性的迷人风姿和特有魅力的。瘦弱的身材也难给人以美感。一般而言，标准体重是健美体型的重要条件，也是反映体型美的标志之一。体重不足45公斤的女性，其胸部、臀部发育正常者极少，很难具有曲线美的健美形体。女性身材的比例也是衡量体型美的重要因素。

1. 现代女性体型健美的比例标准 人体的比例主要是五官的比例和谐与匀称，身体各部器官以及各部分与整体的比例和谐，还有胖瘦、高低的比例和谐。

（1）整体比例：以脐点为界，头顶到肚脐与肚脐到脚跟的比例应是5 ∶ 8（黄金分割）。女性身体的中点应在耻骨联合处。平伸双臂，两中指指尖之间的距离应等于身高。人跪下的高度应等于身高的3/4。

（2）各部分比例：头高应等于身长的1/8。颈围约等于小腿围。肩宽应等于身高的1/4减4cm。乳房与肩胛骨应在同一水平线上。胸围约等于身高的1/2。腰围约等于胸围减20cm。臀围约等于胸围加4cm。大臂围约等于1/2大腿围。前臂围约等于上臂围减5cm。手腕围约等于前臂围减5cm。大腿围约等于腰围减10cm。大腿正面的宽度应等于脸宽。小腿围约等于大腿围减20cm。足颈围约等于小腿围减10cm。

2. 现代女性的体型健美标准 现代社会，无论是生产、生活还是审美，都要求女性应该是结实精干、肌肉强健，富有区别于男子的曲线美，既不失女性的妩媚，又足以承担生活上的压力，担当起社会责任。从体型来说，现代女性以“健美匀称”为标准。综合中外专家、学者的观点，公认的现代女性健美标准有以下12个方面。

（1）骨骼发育正常，站立时，头、躯干和下肢的纵轴在同一垂线上。

（2）身体各部分匀称，上、下身比例符合“黄金分割”，胸围、腰围与臀围的比例为3∶2∶3。

（3）肤色红润晶莹，肌肤柔润、嫩滑而富有弹性。

（4）皮下脂肪适度，体态丰满而不觉得肥胖臃肿，体重接近女性美学体重。

（5）眼大有神，五官端正并与脸型协调配合。

（6）双肩对称，圆浑健壮，微显削，无缩脖或垂肩之感。

（7）双臂骨肉均衡，双手柔软，十指纤长。

（8）脊柱正视成直线，侧视具有正常的体型曲线，肩胛骨无翼状隆起和上翻的感觉。

（9）胸廓宽厚，胸部圆隆、丰满而不下垂。

（10）腰细而有力，微呈圆柱形，腹部呈扁平。

（11）臀部鼓实微呈上翘，不显下坠。

（12）下肢修长，两腿并拢时正视和侧视均无屈曲感。

（三）现代男子体型健美的标准

从古至今人们都执著地追求体型美，由于时代、地域、民族等差异，关于现代男子体型健美的标准观点不尽一致。有人认为，男子汉应该是“身材高大，体格魁梧，虎背熊腰，有阳刚之气”；也有人则认为应该是“高矮适中，面貌清秀，体型修长，文质彬彬”。综合考虑各种因素，形成现代男子体型健美的标准。

1. 身高适当 从男性体型健美角度出发，男性身高应为中等以上身材，可参见下面的男性身高“五分法”。

2. 肌肉发达 肌肉是人体力量的源泉，也是健美的象征。健美的体型、健壮的体魄和发达的肌肉密切相关。在艺术家、人类学家的眼里，男性发达的肌肉和健壮的体魄是人体美的重要因素。发达的颈肌能使人颈部挺直，强壮有力；发达的胸肌能使人的胸部变得坚实而挺拔；发达的肱二头肌、肱三头肌及前臂肌群，可使手臂线条鲜明，粗壮有力；覆盖在肩部的三角肌可使肩部增宽，加上发达的背阔肌，就会使躯干呈美丽的V形；有力的骶棘肌能固定脊柱，使上体挺直，不致弓腰驼背；发达的腹肌能增强腹压，保护内脏，有利于缩小腰围，增强美感；发达的臀部肌肉和有力的下肢肌肉，能固定下肢，支持全身，给人以坚定有力之感。

3. 人体各部位比例适当 颈围约是胸围的38%，前臂围约是胸围的30%；上臂围（伸直）约比前臂围大20%；胸围和臀围的比例应是10∶9；腰围约是胸围的75%；大腿围约是臀围的60%；小腿围约是臀围的40%。

总之，男性应该具有适当的身高、发达的肌肉、恰如其分的人体比例、健壮的体魄、线条鲜明、端正的姿态、潇洒的风度，以及发自心灵深处的勇敢无畏、刚毅果断、坚韧顽强的精神气质的阳刚之美。

（四）我国成年男女的标准身材

身材美是人体美的重要组成部分，身材通过人体的身高、轮廓形态、姿势、姿态、左右差、弯曲度等要素展示出来，是体型概念的集合。一般而言，身材是否对称、均衡、匀称和充满活力，是衡量体型美的基本条件，有什么样的身材就有什么样的体型。

1. 身高的观测 身高是在直立位、双眼平视前方，从头顶到脚底的垂直高度。目前主要采取“五分法”判定身材的高低。

女性身材高矮可分为以下各级别：

矮身材：低于150cm

中下身材：151～156cm

中等身材：157～167cm

中上身材：167～175cm

高身材：175cm

男性身高的“五分法”标准，每种身材的具体数值一般比女性高10cm。另外应注意身高的地域差异，如我国北方人个子普遍偏高。一般而言，从美学等级评价，女性以中等身材为佳，男性以中上身材为上。

2. 身材的审美 身材审美是比较复杂的，其内容包括身高、骨骼发育、肌肉发达程度、皮下脂肪储积量等多个方面，一般可将身材分为健美身材、理想身材和不良身材三种。

（1）健美身材：男性具有中间型或正力型体型，女性具有正力型或丰满型体型，达到A型体姿。在一定的身高条件下，躯干与四肢协调、比例适当，具有典型的性别曲线，体重在标准范围（表5-2、5-3）。

（2）理想身材：包括健美身材的美学要素，身高必须中等以上、且符合性别审美标准，胸围、腰围、髋围测量符合理想标准，性别曲线优美（表5-4）。

（3）不良身材：躯干四肢比例不协调，四肢大关节超过正常的内翻或外翻角度，体型营养不良或营养过剩，肌肉薄弱或短粗，B、C或D型体姿，身材曲线性别差异不典型。

表5-2　我国成年男子标准体重（kg）

身高	体重（kg）												
（cm）	17岁	21岁	25岁	29岁	33岁	37岁	41岁	45岁	49岁	53岁	57岁	61岁	65岁
140	42	43	43	44	45	46	47	47	48	49	50	51	51
144	45	46	46	47	48	49	50	50	51	52	53	54	54
148	48	49	49	50	51	52	53	53	54	55	56	57	57
152	51	52	52	53	54	55	56	56	57	58	59	60	60
156	54	55	55	56	57	58	59	59	60	61	62	63	63
160	57	58	58	59	60	61	62	62	63	64	65	66	66
164	60	61	61	62	63	64	65	65	66	67	68	69	69
168	63	64	64	65	66	67	68	68	69	70	71	72	72
172	66	67	67	68	69	70	71	71	72	73	74	75	75
176	69	70	70	71	72	73	74	74	75	76	77	78	78
180	72	73	73	74	75	76	77	77	78	79	80	81	81

表5-3　我国成年女子标准体重（kg）

身高（cm）	体重（kg）												
	17岁	21岁	25岁	29岁	33岁	37岁	41岁	45岁	49岁	53岁	57岁	61岁	65岁
140	46	47	48	48	49	50	51	52	52	53	54	55	56
144	47	48	49	50	50	51	52	53	54	54	55	56	57
148	49	49	50	51	52	53	53	54	55	56	57	57	58
152	50	51	51	52	53	54	55	55	56	57	58	59	59
156	51	52	53	54	54	55	56	57	58	58	59	60	61
160	52	53	54	55	56	56	57	58	59	60	60	61	62
164	54	54	55	56	58	58	58	59	60	61	62	62	63
168	55	56	57	57	58	58	60	61	61	62	63	64	65
172	56	57	58	59	59	60	61	62	63	63	64	65	66
176	58	58	59	60	61	62	62	63	64	65	65	66	67
180	59	60	60	61	62	63	64	64	65	66	67	68	68

表5-4　我国女性身体、体重与体型美学

身高（cm）	标准体重（kg）	美学体重（kg）	胸围（cm）	腰围（cm）	髋围（cm）
145	45.0	41.0	77.5	54.1	81.8
148	46.8	42.1	78.0	54.8	82.0
150	48.0	43.2	79.5	55.5	83.0
152	49.2	44.3	80.6	56.2	84.1
154	50.4	45.4	81.6	57.0	85.2
156	51.6	46.5	81.6	57.7	86.3
158	52.8	47.6	82.7	58.5	87.4
160	54.0	48.0	83.7	59.2	88.5
162	55.2	48.6	84.8	59.9	89.6
164	56.4	50.4	86.9	60.7	90.7
166	57.6	51.6	88.0	61.4	91.8
168	58.8	52.8	89.0	62.2	93.0
170	60.0	53.9	90.0	62.9	94.1
172	61.2	54.8	91.0	63.7	95.2
175	63.0	55.6	92.5	65.2	97.0
180	66.0	56.8	95.0	66.7	99.8

三　影响体型美的主要因素

影响体型美的因素纷繁复杂，一般而言，决定体型美的因素可分为两类，一是相对稳定的因素如遗传、性别等；二是可变的因素如地理、疾病、年龄、饮食、锻炼和情绪等。

（一）遗传

遗传是决定体型的主要因素，特别对身高和体重影响最大。遗传对男性身高的影响为75%，对体重的影响为63%；而对女性身高的影响为92%，对体重的影响为42%。在日常生活中可以看到，父母双亲都胖的家庭子女多半都为肥胖体型，父母双亲为瘦高型的其子女亦多呈瘦高型。

（二）地理因素

中国人的体型特征还受到地域因素的影响，包括气候、日照以及居住地域饮食习惯等。

中国人以长江为界分为南、北两大地区类型，北方类型的人身材较高大，呈典型的“北方大汉”，南方类型的人显得身材矮小一些。

（三）年龄

人体的体型随年龄的变化而变化。其中变化最大的是头部与躯干、四肢与躯干的比例。胚胎2个月时，头长是身高的1/2；刚出生时，头长是身高的1/4；18岁时，头长大约是身高的1/7。发育过程中，下肢与全身的比例越来越大，胸部和肩宽变阔；步入中年后人的腰围变粗，体重增加，体型显得臃肿；进入老年后人的身高变矮，腰围变细，背部弯驼，肌肉萎缩。

（四）疾病

体型与疾病的关系十分密切，诸多疾病都会伴随体型的改变。医学研究已经证实，下丘脑或其周围组织的炎症、肿瘤、细胞变性等均可导致患者食欲亢进，从而引起肥胖；甲状腺功能亢进的患者，由于代谢旺盛，可导致患者消瘦；乳房发育问题如乳房下垂、小乳症、乳房肥大、乳房不对称及乳房患病后切除，对形体影响都很大；肺气肿所致的桶状胸、强直性脊柱炎所致的驼背、佝偻病所致的鸡胸等胸背部疾患，不仅影响正常的生理功能，而且严重破坏体型；各种先天或后天因素导致肢体的残疾、O形腿、八字脚、肢端肥大症等对体型的影响更加明显。

第三节　人的体姿美

一　体姿

体姿，就是人的身体姿态，又称仪态，包括人的站姿、坐姿、卧姿、行姿和蹲姿等。优美的体姿、健美的体魄，才能显示出形体的优美。人的化妆、发型、服饰是静态美，体姿则是动态美，体姿是人体美的重要组成部分。

一个人的体姿是思想道德品质的直接反映。只有强化思想道德的修养，才能培育出优雅的仪表、良好的言谈习惯、端庄的举止、文明的行为，才能真正显示出形态美。体姿又是修养与文明程度的表现。我们中华民族有着灿烂的文化，素有“礼仪之邦”之称，“站如松、坐如钟、行如风、卧如弓”是中华民族对健美体姿的概括与要求。“三寸金莲”的一步三摇，弱不禁风，则是一种病态的体姿审美，应该予以摒弃。

体姿的功能是多方面的，它不仅能以卓越的风姿展示人们的独特气质和风度，还能帮助人们表达自己的情感。优美的体姿不仅能充分表现人体体型美，还能弥补体型上的某些不足，是展现人的外在美和内在美的一个窗口。

二　体姿美的标准

（一）挺拔的站姿

站姿是指人体站立时（立正）的姿势。站姿的基本要求是挺、直、高，即“站如松”。正确健美的站姿给人以挺拔笔直、舒展俊美、精力充沛、积极进取、充满自信的感觉。基本要领是：头正，双目平视，下颌微收，面带微笑，挺胸，收腹，立腰，双肩放松，双臂自然下垂，双手在背后交叉或体前交叉，双腿直立。男性与女性在基本站姿方面的要求又有所区别。

男士的基本站姿是：身体立直，挺胸收颌，脖颈挺直，头顶上悬、双目平视，两膝并拢，脚跟靠紧，脚掌分开呈“V”字形，挺髋立腰，吸腹收臀，双手置于身体两侧自然下垂。或者两腿分开，两脚平行，不能超过肩宽，双手在身后交叉，右手搭在左手上，贴在臀部。

女士的基本站姿是：双脚成“V”字形，膝和脚后跟尽量靠拢；或者一只脚略前，一只脚略后，前脚的脚后跟稍稍向后脚的脚背靠拢，后腿的膝盖向前腿靠拢。这些站姿是规范的，但要避免僵直硬化，肌肉不能太紧张，可以适宜地变换姿态，追求动感美。

站立时，应尽量避免僵硬、驼背、凹胸、肩部下垂等不良姿势。切忌弓腰、挺腹，过分偏移重心至一腿的站姿，防止造成脊柱变形、低垂等疾患。

（二）沉稳的坐姿

坐姿的基本要求是端庄、大方、自然、舒适，即“坐如钟”。入座时，应以轻盈和缓的步履，从容自如地走到座位前，然后转身轻而稳地落座，并将右脚与左脚并排自然摆放。基本要领是：坐定后，身体重心垂直向下，腰部挺起，上体保持正直，头部保持平稳，两眼平视，下颌微收，双手掌自然地放在膝头或者坐椅的扶手上。

男士的基本坐姿是：上体挺直，下颌微收，双目平视，两腿分开，不超肩宽，两脚平行，两手分别放在双膝上。男士可以交叠双腿，一般是右腿架在左腿上，但腿脚不能不停地晃动。

女士的基本坐姿是：两腿并拢，两脚同时向左放或向右放，两手相叠后放在左腿或右腿上；也可以两腿并拢，两脚交叉，置于一侧。女士入座时，若着裙装，应用手将裙稍微收拢一下，不要等坐下后，再重新站起来整理衣裙；就座时，不可跷二郎腿，更不可将双腿叉开。

就座时，无论男女，双手都不应叉腰或交叉于胸前，更不要摆弄手中的茶杯或将手中的东西不停地晃动，切忌不时地拉扯衣服，整头发或抠鼻子，掏耳朵。

（三）闲适的卧姿

卧姿的基本要求是“卧如弓”。良好的卧姿可以保证心血管、呼吸系统在安静状态下的正常工作，并有助于消除肌肉疲劳。为保证心脏不受压，一般朝右侧卧最好，同时可表现出宁静的曲线美。为防止局部受压发麻甚至出现痉挛现象，仰卧也是一种较好的卧姿，但不要把手放在心前区，同时要注意选择高度适合的枕头。

（四）稳健的走姿

走姿的基本要求是“行如风”。起步时，上身略向前倾，身体重心落在前脚掌上。行走时，双肩平稳，目光平视，下颌微收，面带微笑。手臂伸直放松，手指自然弯曲。摆动时，以肩关节为轴，上臂带动前臂，前后自然摆动，摆幅以30°～35°为宜。步幅适当，一般应该是前脚的脚后跟与后脚的脚后跟相距一脚长。跨出的步子应是全脚掌着地，膝和脚腕富于弹性而不僵直。

行走时，避免头部先前伸或低头；不要左顾右盼；避免左摇右摆，大甩手；也不要弯腰驼背，歪肩晃膀，步履蹒跚；不要双腿过于弯曲，走路不成直线，更不要走“内八字”或“外八字”。

（五）得体的蹲姿

蹲姿的基本要求是迅速、美观、大方。包括交叉式蹲姿和高低式蹲姿。交叉式蹲姿通常适用于女性，尤其是穿短裙的人员，它的特点是造型优美典雅。其特征是蹲下后以腿交叉在一起，其要求是：下蹲时，右脚在前，左脚在后，右小腿垂直于地面，全脚着地右腿在上，左腿在下，两者交叉重叠，左膝由后下方伸向右侧，左脚跟抬起，并且脚掌着地，两脚前后靠近，合力支撑身体，上身略向前倾，臀部朝下。高低式蹲姿通常适用于男性，下蹲时左脚在前，右脚稍后，两腿靠紧向下蹲，左脚全脚着地，小腿几乎垂直于地面，右脚脚跟提起，脚掌着地。右膝低于左膝，形成左膝高、右膝低的姿势，臀部向下，基本上以右腿支撑身体，两腿之间可有适当距离。

第六章　医学理论与技术中的美学神韵

医学实践是科学认知活动、道德实践活动、审美判断活动的统一。现代医学科学与技术的发展充分证明，单纯依靠科学与技术等任何单方面力量既难以实现医学目标，也难以解决人们健康中的所有问题。现代医学工作者应该学会从信念、道德、情感、审美等人文科学以及政治、经济、法律等社会科学多个纬度感知医学、审视医学、体悟医学，以便在科学认识活动之外，寻求多个方面的紧密配合，才有可能找到医学的真谛。认识和把握医学理论和技术中独特的美学神韵并在医学实践中尝试运用，是其中的一个重要方面。

第一节　医学科学美

一　什么是医学科学美

（一）医学科学美的定义及特征

1. 医学科学美的定义　医学科学美是指来源于人与自然、人与社会、人与自身及人自身各部分，并能为我们的理智所领会的和谐与秩序，是一种以健康为基础的美。医学科学美是美的高级形式，它的实质在于反映人的内外环境之间的和谐，体现了医学工作者在医学实践活动中按照美与医学美的法则所进行的创造性活动。医学科学美是一种反映美，是人类审美心理、审美意识发展到较高阶段，医学理论思维与审美意识相互交融、相互渗透的产物。

2. 医学科学美的特征

（1）简约性：医学现象纷繁复杂，透过现象揭示人体本质与规律以及人体与内外环境的动态关系，是医学科学的根本任务。医学科学以求真为目的，从哲学层面解释，“真”即是客观事物及其本质在人们意识里的正确反映，相对于现象而言，本质与规律通常是简单、深刻、相对稳定的。如神经内科的“三偏征”，就表现为偏瘫、偏身感觉障碍、偏盲等一系列多系统、多器官、多种功能的障碍，症状（现象）非常复杂，而医学科学研究发现，所有症状的出现都可以用内囊出血损伤这一相对简单的理论加以解释，医学之真的这种抽象性、概括性，实际上就是美学意义上的简约性。医学科学美往往以概念、命题、推理等抽象的理性认识形式而存在，表现为一种理论体系、一种治疗方法，甚至是一种学说构架，而不是表现为形状、色彩、声音等生动具体的感性形象。所以医学科学美与医学本质、医学规律有内在一致性，简约性既是真之要求又是美之标准。

（2）理智性：医学对象是人体及人的健康，医学目的在于揭示人体的奥秘，找出维护、保持人体健康的规律。医学科学美的实质在于反映人与自然、人与社会、人与自身的和谐，医学科学理论成果，如果揭示了人体结构及运动规律，反映了人自身以及与环境的和谐，它就不仅是“真”的，而且是“美”的。医学科学美如同其他科学美，体现的是认识活动的合规律性与合目的性统一，凝聚了人们在认识世界过程中所倾注的智慧、知识、能力、意志与情感等特性，这类美最终是通过理智所领会的一种和谐，与其他自然美、社会美以及艺术美等其他美的形态不同，表现为一种抽象形式之美，追求的是科学的逻辑统一性。医学科学美是科学家的理智对人体的感知、领悟和发现，它不是外在的、表层的、纯感官即可享有的美，而是内在的、深奥的、凭理智方可领会的美，医学科学的最高境界便是这种真与美的统一。

（3）精确性：科学创造的目的是探求和揭示世界万物的相互关系和结构特点，科学表达应该与研究对象相符合，这就对科学理论提出了精确性的要求。医学科学的理论、方法都必须与客观的人体结构、功能相符合，追求严谨性、精确性，这是衡量一种观点、学说是否能够成为理论的标准，也是医学科学之美的重要特征。海森堡特别强调利用数学方程式表达科学理论的重要性，他认为这可以使科学推理完全遵循逻辑规则，以尽量减少科学理论在应用中所产生的歧义，从而体现理论及其应用的完美性。如一种药物（如洋地黄）的治疗用量和中毒用量，也许相差只有几微克；同样是脱水，高渗性脱水和低渗性脱水的治疗原则却大相径庭；一样的右下腹疼痛，对男性来说阑尾炎的可能性极大，而对女性来说则不能除外妇科疾病。医学科学是严谨的、精确的，丝毫的差错都可能导致严重的后果，所谓“差之毫厘，谬以千里”，就是这个道理，正是因为医学科学本身的精确性，才使医学科学呈现出精确之美的特性。

（二）医学科学美的形态

1. 医学科学事实美 医学科学事实美，主要是指医学科学所反映的人体本质与规律等客观存在着的研究对象，通常符合美学法则，给人以愉悦感。医学科学事实对普通人来说也许并不能引起美感，但医学工作者却能感受到它那迷人的美的特质，所以要领略到这种美，必须经过专业训练。因为有些医学现象在普通人看来外观形式杂乱无章、极不相同，不符合审美的基本原则，但医学工作者由于潜心研究却能够感受到其结构秩序的均衡、比例的和谐、韵律的流畅、形式的对称等美的意蕴。比如组织学家研究肝小叶的细胞排列结构，解剖学家研究人体的肌肉分布，内科医师进行肺部听诊，外科医师修复唇裂，都可以在不同的医学对象身上感受到一种形式上的对称之美。医学科学事实美所产生的强烈感情对许多医学科学家来说可以转化为医学探索的动力，往往诱发他们发现更多新的科学事实。

2. 医学科学理论美 科学理论美主要体现在理论体系的完整性以及组成要素之间的关系和谐性上，即构成理论体系的内容具有逻辑上的自洽性，理论与所解释现象之间具有一致性，并且与其他理论相比，它的解释更令人满意。如果一种科学理论能以尽可能少的基本假设，运用明晰而严密的逻辑工具推演出简单、对称的方程和公式，得出具有普遍意义的结论，从而可以做出精彩的科学预见，这种理论就被科学家们称为美的。医学科学理论美是优美的假设、实验、公式和逻辑推论的整合，如现代诊断学中引入的“金标准”就可以说是医学科学理论体系美的典范，具有体系的精确性、逻辑的严密性、简单性等特征。医学工作者可以通过“金标准”对疾病做出简单而准确的诊断，为患者的治疗、康复等提供更为有利的保证。

3. 医学科学实验美 医学科学实验美，指的是医学科学实验设计及其实施过程中的科学美，包括实验指导思想的创造性，实验装置设计的新颖性，以及实验技术与操作过程中的艺术性等因素。医学科学实验过程，是实验者将建立在已有的知识、智慧基础上的实验理念、指导思想，通过熟练的实验操作与技巧以及实验设备，对实验对象进行改造的过程，其中的各个环节相互协调，相互制约，整个过程如“庖丁解牛”般游刃有余，最终的实验结果是人、物及过程的完美统一。科学实验从设计到实施都让人感到严谨、准确、简洁、有序，富有艺术的韵律感，富有类似艺术审美的魅力。从美感效应来说，医学科学实验的巧妙和巨大成功，带给实验者的审美愉快不亚于完成了一件艺术杰作。

二 审美在医学研究领域中的价值

（一）是推动医学研究的内驱力

1. 审美需求是人的需要系统中不可缺少的组成部分 人们常常形容搞科研、写文章要有“板凳坐得十年冷，文章不说一句空”的精神，其实是用坐冷板凳之喻，说只有具备甘于寂寞、全心钻研、百折不挠、常久吃苦的态度和准备，才能有所成就之义。科学创造是一件费心劳力的艰苦工作，科学家之所以能够孜孜以求，而且乐此不疲，就在于他们对揭示自然、社会及人体奥秘心存渴望，也在于他们对科学美的发现与需求。

“在《动机与人格》一书中，马斯洛将人的需求分为三大互相重叠的类别：意动需要（conative needs）、认知需要（cognitive needs）和审美需要（aesthetic needs）。人们所熟悉的马斯洛关于人的需要的五个层次实际上属于意动需要的范畴，认知需要与审美需要不可简单归入意动需要层次中，也不能由意动需要所代替，三者相互重叠、相互区别，共同构成人的需要系统。在马斯洛看来，“从严格的生物学意义上说，人需要美，正如人的饮食需要钙一样，美有助于人变得更健康。”审美需要的满足恰恰是有助于人的自我实现等意动需要以及认知理解需要满足，所以有人说科学家的动机从一开始就显示出一种美学的冲动，并不是没有道理的。从某种程度上说，科学在艺术上不足的程度，恰好是科学上不完善的程度。

2. 培养科学的兴趣 对医学科学现象充满美的兴趣与好奇可以激发医学家探索的欲望，激活他的创造性思维和想象，形成他持久的动力。从纷繁复杂的医学科学现象中寻找出内在规律，进而建构一套完美的符号体系，并准确、简洁、概括地传达所发现的规律，追求医学科学理论的不断完美，是医学家进行医学探索的恒久动力。很多医学家是自觉依据审美价值尺度，按照美的规律从事医学研究和医学创新的，他们认为科学理论不仅应当是真的，而且应当是美的。彭加勒说：“科学家之所以研究自然，不是因为这样做很有好处。他们研究自然是因为他们从中得到了乐趣，而他们得到乐趣是因为它美。”

（二）启迪医务工作者的思维

任何科学研究与创造过程都是理性与非理性的统一，医学科学研究也不例外。理性思维在近代科学发展中发挥了举足轻重的作用，但由此形成的以还原论为主的思维方式也造成了人的感性与理性、理性与非理性的过度割裂，在限制人的非理性思维发挥，影响人的创造力形成的同时，也使人的完整性遭到破坏。18世纪德国著名的诗人和美学家席勒对此描述为“理性冲动”与“感性冲动”的分裂。越来越多的事实证明，科学的创造过程是理性与非理性相互作用的过程，离开了非理性思维，科学研究几乎是不可能。而美感经验（lived experience）的重要特征之一在于它作为一种自由经验而存在，在审美活动中，人如同处于游戏状态般地超然所有物我之外，思维异常集中、活跃、兴奋、愉快，使人在物质方面、感性方面和理性方面，都恢复自由，使人的思维获得启迪、训练与解放。

通过观照接触美的事物，形成并强化审美经验，学会以美的思维观照医学研究，必然推动医学发展。英国医学家罗斯，为了查清疟疾的传播媒介，日复一日地与蚊子打交道。1893年的一天，他在显微镜下对蚊子逐个观察近8个小时，眼睛酸痛，精神疲惫，加上天气炎热，蚊蝇叮咬，使他汗流浃背，心烦意乱，但他仍不愿放弃令自己着迷了几年的课题。这时，只剩两只蚊子尚未观察，他决定坚持做完当天的工作。突然，他在这两只蚊子身上发现了一种细而圆的细胞，其中含有黑色物质组成的小颗粒，那美妙的颜色与疟原虫的色素完全一样，最终证实了蚊子是传播疟疾的元凶。

（三）以美启真的科学预构作用

审美预构是指科学家在科学资料、实验设备缺乏的情况下，受到相关领域中事物的美学特性的启发，以美引真，提出科学理论的过程。这种预构通常缺乏实验根据以及严密的逻辑推导，但是按照审美方式进行的，符合审美规律。有位科学家曾说：“我们宣称，如果有两个都可以用来描述自然的方程，我们总要选择能激起我们的审美感受的那一个。‘让我们先来关心美吧，真用不着我们操心！’”对于广义相对论，爱因斯坦说：“任何充分理解这个理论的人，就无法逃避它的魔力。”科学家透过表面杂乱无章现象，窥探到相互联系和相互作用中必然具有的和谐、秩序、简单、对称等特性，这既是真的目的，也是美的表现。

如DNA分子结构的研究。以往的理论揭示，从天体的运行到藤蔓类植物的生长，从磁场、电场的分布到晶体甚至是分子、原子的排列，都符合手性螺旋（即右手螺旋或左手螺旋）的规律。那DNA的分子结构会不会也是这种美妙的手性螺旋呢？1953年4月25日，克里克和沃森在经过长期深入的研究之后，于英国《自然》杂志上公开了他们的DNA模型，两人将DNA的结构描述为右手双螺旋，在双螺旋的两部分之间，由四种化学物质组成的碱基对扁平环连接。而他们的推断：遗传物质可能就是通过双螺旋的DNA来复制的，又得到了后来者的证实。所以以美的态度对待世界不仅有助于艺术的创造，也有助于科学的创造。

第二节　医学技术美

一　医学技术美概述

（一）什么是医学技术美

技术美是技术美学的最高范畴，它是技术活动和产品所表现出的审美价值，是一种综合性的美。物质生产过程最终都以物质产品的形式表现出来，任何产品都具有外观形态，人们在选购和使用产品时，外观形态是重要的考量依据，因为它会引起人们不同的心理反应与审美感受。人们的审美感受作为社会文化和精神生活的一部分，又会直接影响人们的物质生产活动和日常生活。从构成上看，技术美的主要内容是功能美，也包括形式美和艺术美的因素。

医学技术美指的是医学技术领域包括医学技术活动、医学技术产品及成果等各个方面存在的美。技术美是一种美的形态，它同自然美、社会美、艺术美、科学美相并列，并且与之有着密切的关系，但技术美有自己的审美特性和感知方式，它的核心要素在于“有用”。外在事物不会主动满足人的需要，人类从事物质生产的过程，实际上就是在把握物质世界的内在规律基础上，使之发生改变并符合自己需要的过程。“前进的社会目的性成了对象合规律（如桥造得巧、飞机有气势）的形式，也就是说，善成了真的形式，人们直接看到的是善合目的性。飞机、大桥是为人服务的，但它所以能建成，却又是符合规律性的，这就是技术美的本质。”人的实践活动是人的知识、智慧、才能、意志、情感等内在本质转化为现实的过程，实践结果最终都以具体形象展现出来，并作为人的本质力量的确证，当人反观到这些凝聚了人之本质的产品时，就会产生心灵的愉悦，形成美感，这些实践成果在满足人的物质需要的同时也就成为审美对象。

医学技术美应该理解为医疗技术活动和医疗产品及成果所具有的美，它是现代医学发展的产物，是医疗工作者在从事医学研究和治病救人的过程中，运用医学科学技术知识和艺术手段对医疗技术本身和医疗产品进行加工所形成的审美形态。

（二）构成要素

医学技术美并不在于产品的功能本身，而在于功能的合目的性活动所呈现出的功能效力的直观形式。医学技术美是产品的形态和效用的统一，它是由多种因素构成的有机整体。医学技术美中共包含四个构成要素：

1. 功能美 这是医学技术美的核心，主要包含两个层面：一是以医疗器械为主的医学技术产品，应以祛除疾病、保持健康的基本功能为前提，要求产品结构具有最佳的技术合理性、经济可行性，而且尽量做到简洁、轻巧、可靠和方便；二是尊重人体的基本结构、功能与规律，实现人体形式与功能的和谐。

2. 形式美 与其他物质产品不同，医疗技术产品是医疗活动之必须，关乎人的健康。当患者接触到医疗器械，其外感形式是否美观，会对他们的心理造成作用，从而影响健康的恢复。医疗技术产品更应该关注它的形状、大小、尺寸、比例、色彩、质地等美的因素。如现在临床广泛提倡使用的微创技术成为现代医学技术发展的主流，就是充分考虑了医疗技术形式美的问题。更为重要的是，现代医学模式下，医生在考虑患者的功能恢复与保持时，尽量不要破坏人体的形式美。

3. 材料美 材料是构成医学技术产品的物质基础，也是构成产品外观质地的决定性因素。重视材料自身的审美属性是技术美的一个重要特征。医学技术产品在选用材料时，应充分考虑材料的质感包括明亮度、光滑度、柔软度、色调等，依据不同的医疗过程，综合考虑审美感受，选择简便、轻巧、经济、实用的材料。

4. 装饰美 这是提高医学技术审美功能不可缺少的部分。人性化的造型或依据患者年龄、医疗过程与目的在产品上刻以不同的图案、缀以不同的饰物，会消除患者的恐惧感、不安感，有利于医患之间的沟通。

二 医学技术美的特征

（一）合目的性

医学技术美的合目的性是说医学技术和医学产品既要经济实用，又要具有科学性。医疗技术要把实用原则放在首位，在这个前提下，才能求美、求新。从医学技术美与实用的关系来说，技术美表现在两个方面：一是医疗技术达到了完满状态而表现出来的美，比如美容外科皮瓣设计的对称与整体和谐，既符合美容的目的又体现对象的必然要求，是医疗技术的完美呈现；二是与医疗技术本身的目的无关，以纯粹“装饰性”美的形式出现，比如手术时主刀医生娴熟的动作、华丽的手法等，还有器械的造型、色彩，以及医疗器材上的装饰物（如有人在注射针管上饰以可爱的动物模型）。前者是医学技术的内在形式美，是医学技术需要刻意追求的美；后者是医学技术的外在形式美，虽然这类美与医疗技术本身的目的无关，但却会对人们的心理造成积极影响，某种程度上为医疗过程注入轻松舒服的气氛，可以帮助甚至强化医学技术的目的。当然对这种美的追求，应以不影响技术的实用，不妨碍该技术价值的实现为前提。

（二）社会必然性

人的本质是一切社会关系的总和，决定了主要以人的自然属性为基础的近代生物医学模式，无论从理论、现实还是从人自身，其片面性是十分明显的，实践也证明了近代医学与人的健康需求越来越难以达致平衡。解决这一问题的关键是立足于人的全面性和完整性，当人们利用现今先进的医学技术预防、治疗疾病、保持健康时，必然离不开这一关键，不能缺乏美学等人文、社会科学。医学既是自然科学，更是社会科学和人文科学，在美学框架下审视生命和健康的方方面面，是人及健康的需求，也是医学应有之义；医学技术解决的是以健康为中心的各种社会关系，当然最主要的还是医务工作者和患者之间的关系。

（三）特殊性

面对“医学的艺术”、精湛的医疗技术，有的人（主要是医学工作者）会感到一种强烈的美感，也有的人无法感受，这其实涉及一个医学美的鉴赏能力问题。医学技术美是一种特殊形式的美，与一般的美以及一般的技术美都不同。医学技术的“产品”是人的健康或身心的完满状态，区别于一般的产品，因此医学技术美不是具体的、形象的，而是一种抽象的生理或心理的状态，缺乏医学美的鉴赏能力的人，就难以感受到医学技术美。

随着医学模式的转变，人们在要求生命数量的同时，对生命质量的要求也越来越高，不仅要活得长久，更要活得美好。促进科技的发展和社会文明的进步，也促进医学科学技术水平的提高，这些都会带动医学技术的改善，使医学技术美不断发展、完善。

第三节　医学审美疗法

一　医学审美疗法及其基础

（一）什么是医学审美疗法

审美疗法，是医学美学与临床治疗相结合的一个崭新的课题，随着医学模式的转变以及现代医学理念的形成，我国美容医学专家提出并发展起来了审美艺术医用疗法。它是根据病人的身心特征，有意识、有目的的运用医学审美规律、审美形态、审美形象、审美手段、审美环境、审美感受等多种医学审美形式对病人或亚健康人群进行保健治疗。医学审美疗法主要通过改变受治者的心理环境和精神状态，调动人的整体生命节律系统，激发病人战胜疾病的信心和勇气，强化病人自身的抵抗力，缓解病人的紧张情绪，减轻病人的疼痛感等手段，达到治疗疾病、康复病体和增进身心健康的目的。

受生物医学模式的影响，近代医学对疾病的认识比对健康的认识深刻很多、也具体很多。但此时的医学只关注疾病本身，却忽视了患者的整体性和社会性，只注重运用局部的治疗措施，而很少考虑非药物、整体治疗手段，如让病人在自然和社会这个大环境中得到治疗。随着医学科学和人类文化的发展，人们对健康需求的提高，现代医学模式下人们对健康、疾病的本质与规律认识得更加深刻，逐渐认识到审美经验是调节人的情绪情感、维持人身心的平衡和谐状态，尤其是保持人的心理健康的精神食粮和心灵良药，并且在临床应用中可以发挥出药物所不能达到的特殊效果。

当前，医学审美疗法被广泛认可并用于临床治疗。在国外，已建立起了专门运用音乐、舞蹈、绘画、喜剧、自然山水等审美疗法的专科医院和诊所。在国内也有不少医院建立了医学审美治疗室，专门对病人进行审美治疗，并取得了很好的治疗效果。还有不少的职业培训机构开展诸如芳香疗法、色彩疗法等审美疗法的职业培训，一些高校还开设了音乐治疗专业招收研究生及本专科学生，而这些专业的学生就业形势也非常乐观。

（二）医学审美疗法的生理学基础

把审美作为一种治疗疾病的手段（审美疗法），是有一定的生理基础的，而这种生理基础，又与审美脑机制密切相关。审美过程产生美感，美感令边缘系统兴奋增加，边缘系统作为内脏调节中枢兴奋增加时，可通过神经调节和体液调节的途径使内脏的功能调整到理想状态，同时在美感的作用下，机体释放的一些免疫类化学物质的水平会增高。审美疗法的生理学基础有以下两个方面：

1. 内脏器官——维持内环境稳态 机体中绝大多数细胞不与外界环境直接接触，而是浸浴在细胞外液中。在细胞新陈代谢过程中，通过细胞膜与细胞外液之间不断地进行物质交换，从细胞外液获取氧气和其他营养物质，同时将二氧化碳和其他代谢产物排入细胞外液，因此细胞外液是细胞生存和活动的液体环境，我们称之为机体的内环境（inner environment）。

在正常生理情况下，内环境的各种物理、化学性质是保持相对稳定的，称为内环境的稳态（homeostasis）。这种内环境的稳态不是固定不变的静止状态，而是处于动态平衡状态。表现为内环境的理化性质只在很小的范围发生变动，例如体温维持在37℃左右，血浆pH维持在7.4左右等。

内环境的稳态是细胞维持正常生理功能的必要条件，也是机体维持正常生命活动的必要条件。内环境稳态保持正常而均衡机体就处于健康状态，内环境稳态遭到破坏而失衡机体就出现疾病。内环境稳态的维持有赖于各器官尤其是内脏器官功能状态的稳定、机体各种调节机制的正常以及血液的纽带作用。而内脏器官的功能状态的调节，与边缘系统关系密切。机体对内脏器官功能状态的调节主要通过神经调节和体液调节两种方式来完成。

（1）神经调节：人体是通过自主神经来对内脏器官的功能状态进行调节的。自主神经对内脏调节是不随意的，故又称自主调节，但这一调节仍受中枢神经系统的控制，并不完全独立自主，其最高级中枢在大脑皮层，较低中枢在边缘系统，低级中枢位于脑干和脊髓。自主神经属于内脏运动神经，它主要分布于内脏、心血管、平滑肌和腺体等处，在中枢神经系统的控制下，调节内脏器官的活动，对机体生命活动过程起着重要作用。自主神经根据功能、形态结构的不同可分为交感神经和副交感神经两种。大多数内脏器官都同时接收交感和副交感神经的双重支配，这两种神经对同一器官的作用通常是拮抗的，但在整体内两种神经的活动又是对立统一、互相协调的。当剧烈运动或处于不良环境时，交感神经的活动加强，机体出现一系列反应（如瞳孔散大、心跳加快、血压上升、呼吸变深变快、皮肤及内脏血管收缩、胃肠蠕动减弱、膀胱壁肌肉松弛、唾液分泌减少、汗腺分泌汗液、立毛肌收缩等），以调动机体许多器官的潜力，提高适应能力，来应付环境的急剧变化，维持内环境的相对稳定。而当机体处于平静状态时，副交感神经的兴奋占优势，机体出现瞳孔缩小、心跳变慢减弱、血压下降、呼吸变浅变慢、内脏血管舒张、充血、增加等反应，有利于营养物质的消化吸收和能量的补充，有利于保护机体。交感和副交感神经作用的对比见表6-1。

表6-1 交感和副交感神经作用的对比

作用器官	交感神经（唤醒作用）	副交感神经（镇静作用）
眼睛	瞳孔扩张	瞳孔收缩
唾液腺分泌	减少	增加
皮肤	排汗、充血减少（苍白）	干燥、充血（潮红）
呼吸	加深变快（增加）	变浅变慢（减少）
心跳	加快	减缓
消化	抑制	活跃
肾上腺	分泌应激激素	减少应激激素的分泌

人体在正常情况下，功能相反的交感和副交感神经处于相互平衡制约中。如果自主神经系统的平衡被打破，那么便会出现各种各样的功能障碍。如交感神经功能异常增强并持续时，循环系统的功能亢进，便出现心悸、憋气、血压升高的症状。相反，当交感神经功能减弱时，便会引起消化不良、食欲减退的症状。而当副交感神经的紧张长时间持续时，便会出现身体倦怠，站立时头晕目眩，容易疲劳等症状。审美的作用，正是通过中枢的作用来影响交感和副交感神经使它们的兴奋状态维持平衡，避免出现因交感或副交感神经功能的单方面过度增强而引起机体内环境稳态失衡。如血压升高的患者，通过审美疗法，可以引起交感神经活动减弱，而副交感神经兴奋增强，从而使血压下降，达到治病的效果。

（2）体液调节：体液调节就是体内细胞（主要是内分泌细胞）产生的特殊化学物质借助体液途径到达邻近或远隔的组织细胞，影响并改变其生理功能的调节方式。许多内分泌细胞所分泌的各种激素，就是借体液循环的通路对机体的功能进行调节的。下丘脑是大多数内分泌腺的调节中枢，下丘脑内有些神经元能合成调节腺垂体激素分泌的肽类物质（如促甲状腺激素释放激素、促肾上腺皮质激素释放激素等），这些肽类物质到达腺垂体后可以促进或抑制某种腺垂体激素的分泌，而这些腺垂体激素（如促甲状腺激素、促肾上腺皮质激素等）分泌的增多或减少则可影响内分泌腺激素（如甲状腺素、肾上腺皮质激素等）的分泌，最后通过体液调节的方式作用于组织器官，调节组织器官的活动，维持内环境稳态。审美过程可以对下丘脑产生影响，之后通过下丘脑-垂体-内分泌腺这个“轴”，影响激素分泌，进而调节组织器官活动，维持内环境稳态。

神经调节的特点是比较迅速而精确，体液调节的特点是比较缓慢、持久而弥散，而体液调节在一定意义上又受到神经调节的调节和控制，两者相辅相成，互相配合，使生理功能调节更趋于完善。审美通过在边缘系统、下丘脑产生兴奋，进而影响神经调节和体液调节，使组织器官的活动维持平衡状态，维持内环境稳态，保证生命活动的正常进行，维护人体健康。

2. 促进免疫类活性物质的释放——增强人体免疫力 研究发现，审美主体的思想、情感、美感等审美活动是由某些化学物质推动的，而这些化学物质的作用经常是多方面的。当人心情愉悦时，下丘脑-垂体释放的一种神经激素——β-内啡肽的水平会增高，同时β-内啡肽作为一种重要的免疫调节因子，在血液和关节液中的浓度也会增高，它作用于几乎所有的免疫活性细胞，引起免疫反应的增强，从而增强机体的抵抗能力。如当人大笑时，脑中的“吗啡肽”水平会增加，脑中的这种“吗啡肽”又有“幸福蛋白”之称，有消除痛苦、抑制癌细胞生长的作用。而当人悲伤时，上述免疫活性物质的水平就会降低，有可能会出现关节炎、痛风等多种疾病。临床资料还显示，长期的焦虑、抑郁等不良情绪可能影响细胞介导的免疫反应，使T细胞活性降低。人们常说的“笑一笑，十年少；愁一愁，白了头”

就是这个道理。由此可见，审美主体的情绪情感、心态等审美因素以及审美主体的思想、美感等心理活动都可以影响免疫系统的功能，从而影响主体的身体健康。

医学审美活动中，随着美感的产生，首先是审美主体的神经系统受到影响，进而通过自主神经、内分泌、免疫活性物质等对主体的组织器官进行调节，维持主体的内环境稳态并增强主体的抵抗力，使主体的生命活动达到平衡状态，从而祛除疾病，增进健康。相反，如果主体的审美需要得不到满足、审美情感遭到破坏，就会出现焦虑、愤怒、抑郁、悲伤等不良情绪，从而导致人体免疫力下降、内环境失衡，最终致病。

（三）医学审美疗法的心理学基础

在医学审美活动中，美感的实质就是审美主体通过其感官（主要是视觉和听觉）作用于中枢而引起的审美愉悦在大脑中的认知。其中大脑皮质和皮质下中枢的交互作用，形成了主体对审美对象的感知、想象、情感、理解等审美心理的基础。

1. 医学审美感知 医学审美感知是医学审美过程的初级阶段，是审美对象刺激主体感官引起的感觉和知觉的总和，它能从表象层面认识医学审美对象的色彩、形状、线条、声音等外表特征，并产生一定的快感。医学审美感知可分为感觉和知觉两个层次。

感觉，是人类包括审美认识在内的一切认识活动的起点。医学审美感觉，是指医学审美对象通过刺激医学审美主体的感官，经过神经系统的信息加工所产生的对该对象的个别的、局部的、单一的、表面属性的反映。如欣赏绘画、音乐等艺术美，就是通过审美主体感觉绘画的眼睛（视觉）和感觉音乐的耳朵（听觉）来把握审美对象的审美属性，并在此基础上将审美活动推向知觉、想象、情感和理解的更高层次。一切高级复杂的审美心理现象都是在感觉的基础上产生的。列宁说："不通过感觉，我们就不能知道实物的任何形式，也不能知道运动的任何形式。"当然，在审美活动中单纯的审美感觉是不存在的，审美感觉信息一经过感官传到脑，审美知觉也就产生了。人对各种感觉刺激的需求称为"感觉寻求"，是人审美需求的心理基础。

（背景知识　感觉剥夺实验：要求被试戴上半透明的墨镜，除了能看到漫射光外，看不出任何形状的图形；戴上手套等以减少触觉刺激；在完全隔音的实验室内听不到任何声音。这样经过两三天后，几乎所有的被试都不能忍受这种情景拒绝实验。此时有的被试出现梦样幻觉，对时间、空间含混不清，不能集中注意力。如果实验时间延长，有的被试还会出现更加严重的心理障碍。这说明，人需要有不断变化的感觉输入，而对贫乏的刺激会作出抗拒反应。）

知觉，是人脑在感觉的基础上形成的对客观、对综合属性的反映，是比感觉更高级的心理活动。医学审美知觉，是指医学审美主体对审美感觉信息的组织和解释过程，是对审美客体整体属性的反映。知觉就是大脑将视觉、听觉、嗅觉、味觉、触压觉、温度觉、平衡觉、本体感觉等各种感觉信息进行组织、分析、解释、综合等处理并最终形成一个有意义的总体反映的过程，也有学者将这一过程称为"感觉统合"，"感觉统合"以我们过去的经验为基础。审美知觉是人类特有的一种审美心理过程，也离不开过去的审美经验，如同样的琴声，对于知音来说就有"巍巍乎若泰山，洋洋乎若流水"之美，而对"牛"弹琴则只会充耳不闻、无动于衷。这就说明，审美知觉是一种复杂的审美心理活动，并不是各种感觉的简单总和，同时还包括了审美主体的审美经验、审美思维、审美想象、审美情感等，它比一般意义上的感觉要复杂得多。

医学审美感知是医学审美活动过程中的感性认识阶段，是医学审美感知、医学审美想象、医学审美理解的基础，也是审美疗法的基础。

2. 医学审美想象 医学审美想象是审美主体在直接观察、审视、感知、体验审美对象的基础上，调动脑中的记忆表象，对审美对象进行加工、改造，从而丰富、完善该对象并形成新的对象的心理过程。审美想象是在审美感知的基础上延伸而来的，比审美感知更高级、更复杂，它具有灵敏度高、穿透力强、自由驰骋、情感强烈、创造性突出等特点，是一种特殊的想象思维方式，是审美创造的源泉。爱因斯坦说："想象力比知识更重要，因为知识是有限的，而想象力概括着世界上的一切，推动着进步，并且是知识进化的源泉，严格地说，想象力是科学研究中的实在因素。"完成世界上第一例心脏移植手术的著名外科专家贝尔纳医生说："成功的界限取决于我的想象力的界限。"世界上第一个提出人工大脑、人工智能的不是医学家而是大诗人歌德；而"激素"也是由大作家巴尔扎克首先在一部小说中提出的"科学假说"；还有克隆技术、DNA图谱等。

医学审美想象的创造性功能，正被广泛地运用于医学实践中。而创造性的医学审美想象就是医学科学研究向前发展的原动力，它拓展了医学审美主体创造性思维的心理机制，又反过来不断丰富医学审美主体的想象力和创造力，这就使得医学审美想象往往成了某些医学科学进步的源泉。从某种意义上来讲，医疗实践活动就是一种对生命美的再创造活动，而医学就是一门发现、维护、修复和创造人体美和人的生命活力美的科学。创造人体美就是创造性的医学审美想象在医学实践中的具体体现和"物化"。"医学是最高的艺术"，可以说，无论是医学审美设计还是医学审美实施，都是对人体这一艺术品的审美想象和审美创造的过程。

3. 医学审美情感 与医学审美感知和医学审美想象不同，医学审美情感不属于对审美对象的认知和反映活动，它是主体对审美对象的一种特殊的态度，具有独特的内在主观体验和外在行为表现。

审美需要是审美情感产生的重要基础。当审美对象满足了主体的审美需要时，便能引起肯定的审美情感，如满意、愉快、喜爱、赞叹等；相反，若审美需要得不到满足或客体妨碍了主体的审美需要满足时，便会引起不满、苦闷、哀伤、憎恨等否定的情绪情感。因此不同的审美对象和不同的审美主体所产生的审美情感是不同的；即使相同的审美对象，在不同的主体也会引起不同的审美情感。同样面对雕塑断臂的维纳斯，画家会发出"实在太美了"的赞叹，医生会发出"可怜是个残废"的哀叹，小朋友会发出"怎么没穿衣服"的惊叹，而老学究则会发出"真是有伤风化"的慨叹（图6-1）。即使是相同的审美对象和相同的主体，在不同情况下审美情感也会不同。同是一杯酒，同是一个人，得意时就会有"呼儿将出换美酒，与尔同销万古愁"的豪情，失意时则是"酒入愁肠，化作相思泪"的悲情了。可见，产生怎样的审美情感是由主体当时的审美需要所决定的。

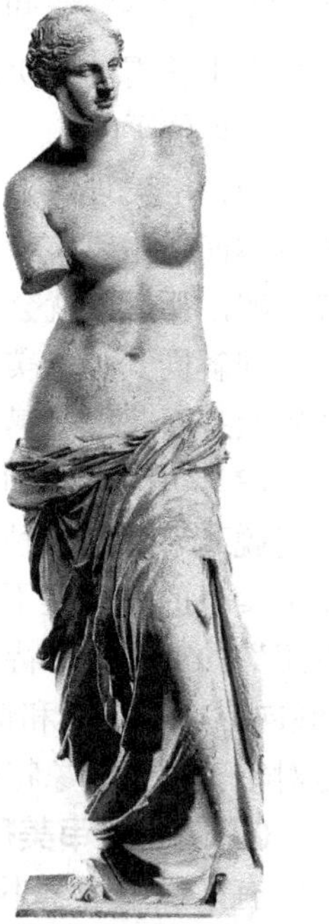

图6-1 断臂维纳斯

审美情感不同于一般的情感，一般的情感可以有肯定和否定之分，如喜、怒、哀、惧等。而审美情感则更多的趋向于积极的、肯定的方面，往往给人一种愉悦的体验，如崇高、优美、喜剧等就会带来愉悦的审美情感。而悲剧艺术则是"使人在悲哀、痛苦、以至流泪的同时享受着美的愉悦”。车尔尼雪夫斯基说：“美的事物在人心中所唤起的感觉，是类似我们当着亲爱的人面前时洋溢于我们心中的欢喜”。

医学审美情感在医疗工作中有特殊的作用。科学研究证明：随着审美愉悦的产生，患者的身心节律会与审美对象的审美节律发生共振，并通过共振消除患者的负性心理体验，从而激发患者产生防治疾病的精神力量，促进各器官、各系统的功能达到平衡，免疫力增强，抗病能力增加。临床上也有癌症患者在得到“病危通知书”后，情绪急剧变化，产生负性的情感体验，从而使病情加速恶化的现象，这就是不注重患者医学审美情感而导致的结果。总之，医务工作者应充分认识到医学审美情感的特殊作用，并努力构建良好的审美情感，保持稳定、振作、愉悦的精神状态，用自身焕发出的生命活力美感去唤起患者对美好未来的向往，以增强战胜疾病的信心和勇气。

4. 医学审美理解 医学审美理解是指人在审美过程中对审美对象的相互联系、事物内容、形式上的审美特性及其规律的认识、领悟或彻悟与把握，也就是审美中的理解能力，是审美中由感性上升到理性的思维过程和形式之一，是审美经验中的认识因素。审美理解是审美心理中不可或缺的要素，如果主体对审美对象没有理解，那么主体就不可能进入审美状态，也就无法产生美感。如同前面所述老学究认为维纳斯雕像“有伤风化”，其实是由于对审美对象所体现出的审美因素缺乏理解。审美过程中，主体对审美对象的感受要借助与审美对象相关的知识和经验加以理解，审美理解是主体从审美对象中欣赏美、感受美和评价美的先决条件。

审美理解作为美感中的认知因素，有如下特点：

（1）审美理解是一种兼有形象思维和逻辑思维的心理活动。任何思维活动都是以肯定自在主体为思维的前提条件的，思维者只有首先肯定了自己的现实存在，才有可能对客观现实进行思维活动。无论艺术创作还是审美欣赏，都必须首先知道自己是在进行创作和欣赏，主体才能在审美对象前去感知美和理解美。尽管主体在审美过程中情感会发生变化，但毕竟知道自己是在进行审美欣赏。这就要求主体在审美活动过程中保持客观性，区分审美欣赏和现实世界，区分现实和虚幻。在审美欣赏中，主体区分现实状态和虚幻状态的能力越强，在虚幻状态中获得的审美感受就越丰富。如果虚实不分，把审美欣赏和现实世界混为一谈，就不是审美理解了。

（2）审美理解始终渗透在审美感知、审美想象、审美情感等心理因素之中，并与它们融为一体而发生审美作用。若感知中没有理解，那感觉就无法形成有意义的知觉；若想象中没有理解，那想象就会变得荒诞不经；若情感中没有理解，那情感就会失去理智的控制。总之，审美理解同其他审美心理因素相结合并形成统一的整体，才能更好地发挥作用，达到自由协调的状态而获得美感。

（3）审美理解和审美形象相结合，构成一种非确定的、多义性的认识。审美理解是始终不能脱离形象的一种直觉性领悟，是审美主体对审美客体的一种体验性共鸣，是在瞬息之间立刻实现的，往往不是深思熟虑的、完全自觉意识的、严密的概念认识，再加上“形象大于思想”的审美思维特点，使得审美理解常常出现多义性的特点。恩格斯指出，在艺术作品中，“倾向应当从场面和情节中自然而然的流露出来，而不应该特别的把它指点出来”。这句话就是对审美理解形象特性的恰当概括。

（四）医学审美疗法的中医学基础

有人说中医学不仅是科学，更是艺术。在中医学的知识体系构建中，不仅知识因素、道德伦理因素在起作用，同样的审美因素也起到了十分重要的作用。虽然审美是以求美为其追求目标的，但“真、善、美”本身作为一个整体，审美就必然会对求真和求善产生作用和影响。所以庄子说“原天地之美，而达万物之理”，所以中国孔子有“尽善尽美”之论。中医学作为一门科学，它的发展本身就是一个“求真”的过程，而“求善”（道德伦理因素）和“求美”（审美因素）在中医学的发展中也起到了积极的推动作用。

中医非常注重审美，而中医学中的人体审美也有其独特的视角。

1. 注重依据健康与审美的双重标准来判断人体的美与否 与现代医学理念相同，中医学也将健康作为人体美的基础，但它更注重依据健康与审美的双重标准来判断人体的美与否。健康包括躯体的健康和心理的健康，只有躯体健康才能给人外形上的美感，只有心理健康才能给人气质上的美感。反过来，美的形体和美的精神又有利于身体和心理的健康。

2.崇尚“天人合一”的整体美 中医学认为，人体是一个以脏腑经络为核心的有机整体，而人体又与自然界密切联系，即“天人相应”。在人体内，各脏腑、皮肉筋骨脉、五官九窍等形体组织，在生理上都存在有机的联系，共同完成机体的新陈代谢等生命活动，在病理上又能通过经络相互影响，即内脏疾病可反应于体表，而体表疾病也能影响内脏功能。很多影响容貌美、形体美的外在表现疾病，往往是机体内脏功能疾病在体表的反应，这就是中医的“藏象理论”。该理论也是中医整体观的代表，认为人体内部的五脏六腑与外部的筋骨皮肉借经络气血连成一个整体，从而使机体维持结构上的严谨美、功能上的和谐美和整体上的协调美。若这种整体性遭到破坏，机体就会致病，人体健美就会受损。另一方面，人存在于自然界中，既要通过机体内部自我调节以适应外界环境的变化，又要受到自然界气候、地理、起居饮食等客观因素对机体的影响，因此中医治病除重视患者本身表现外，还考虑其外部环境，强调因人、因时、因地制宜，进行诊治。

3.强调“阴阳平衡”的中和美 阴阳学说是我国古代朴素辩证唯物主义哲学思想，应用于中医各领域，用来说明人体结构、生理功能、病理变化等，是中医基础理论的重要组成部分。中医认为，“阴”和“阳”是人体内对立统一的两个方面，当两者此消彼长、相互转化并维持在一个动态平衡状态时，人体就表现为健康；如果平衡破坏，而阴阳的消长和转化又不能平衡恢复，人体就表现为疾病，中医就是维持这种阴阳的动态平衡。

4.遵循“五行生克”的和谐美 五行学说也是我国古代朴素辩证唯物主义哲学思想的代表之一。“五行”就是自然界中“木、火、土、金、水”这五种基本物质。“五行学说”简言之就是说这五种物质的运动变化以及它们之间的相互关系，即以相生、相克作为解释事物之间相互关联及运动变化规律的说明工具（图6-2）。中医借用五行学说来解释人体生理、病理的各种现象，并指导临床实践。“阴阳五行学说”是中医学理论体系的基础。中医首先以归类的方法，说明人体各部位之间与外在环境之间的相互关系；其次是在五行归类的基础上，以五脏为中心，以五行的生、克关系说明人体各部位之间及与外在环境之间在生理、病理过程中的关系（表6-2）。

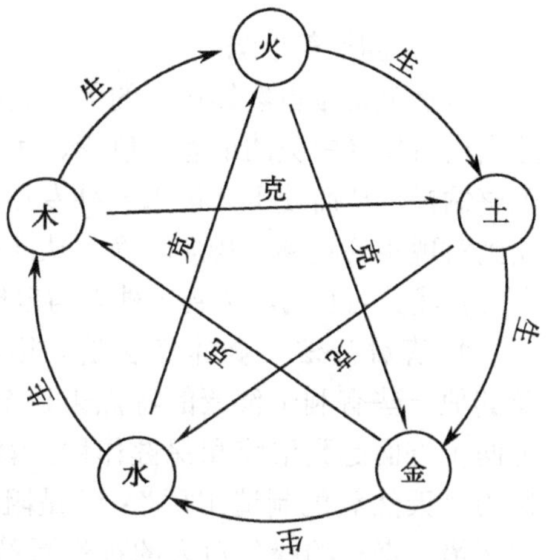

图6-2　五行生克

表6-2 五行归类

五行	木	火	土	金	水
五方	东	南	中	西	北
天干	甲乙	丙丁	戊己	庚辛	壬癸
地支	寅卯	巳午	辰戌 丑未	申酉	子亥
五季	春	夏	长夏	秋	冬
五色	青	赤	黄	白	黑
五味	酸	苦	甘	辛	咸
五音	角	徵	宫	商	羽
五声	呼	笑	歌	哭	呻
五志	怒	喜	思	忧	恐
五智	仁	礼	信	义	智
五脏	肝	心	脾	肺	肾
六腑	胆	小肠	胃	大肠	膀胱
五官	目	舌	唇	鼻	耳
五体	筋	脉	肉	皮毛	骨
五魄	魂	神	意	魄	精
五气	风	暑	湿	燥	寒
五化	生	长	化	收	藏
五温	温	热	自然	凉	寒

5. 追求“形神兼备”的统一美 中医理论中的“形与神”用现代医学的观点来理解，形是指人的形体（即人的生理方面），神是指人的精神（即人的心理方面）。中医认为，健康的前提是“形神兼备”，也就是说不仅要生理上没有疾病，同时还要有心理上的完满状态。而这正符合现代医学模式下对健康的要求。中医审美中，神韵美和形体美是一对基本的人体美学范畴，中医审美特别强调神韵美及神韵美对形体美的影响，但最终追求的还是神形俱美。

二 美学疗法的临床应用

（一）自然美疗法

自然美是指自然领域中的美，它既是一种自然现象，又是一种社会现象。自然美疗法就是利用自然界中美的形态、色彩、线条、光线、声音、状貌等诸多因素，来引起审美主体的美感愉悦，从而使主体进入一种专注的状态，体验生命活动的力量、智慧、意志和价值，感受到对现实的超越和物质转换，从而使主体的身心达到一种平衡的状态。自然美疗法通过患者与自然美的互动，达到一种人与自然的和谐状态，从而构成“患者-环境”的动态平衡。

1. 森林疗法 森林疗法是利用森林的秀美、幽静、奇异、葱郁的审美环境（图6-3）及其他一些有利于健康的特点来调节患者的身心节律、影响患者的身体状态，从心理、生理两个方面起到治疗和保健作用。森林有如下一些有利于健康的特点：一是制造氧气，被称为“天然氧气制造工厂”；二是阻隔杂音，森林的绿枝茂叶能吸收声波；三是绿色安详的环境，森林的绿色对人的神经系统具有调节作用，能平静情绪；四是净化空气，森林有吸收毒气、尘埃的作用；五是杀灭毒菌，如松柏等散发的气味可杀死空气中的白喉、结核、

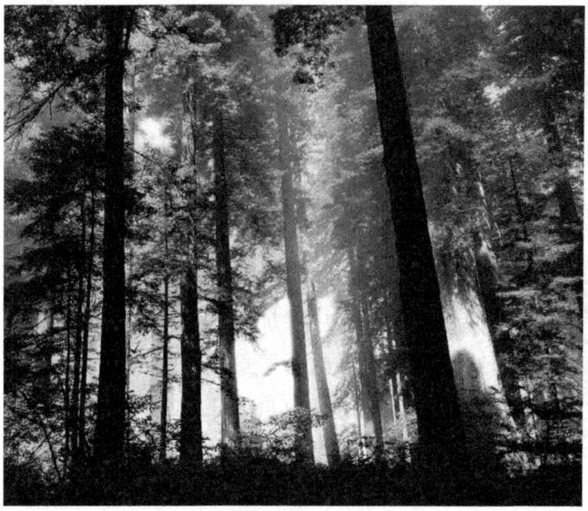

图6-3　森林

霍乱、痢疾、伤寒等病菌；六是调节气温，森林冬暖夏凉，是疗养的佳境。森林疗法要求患者定时、定路线在特定的森林中漫步、休憩、用心体验森林的优美环境、用鼻子嗅吸花木的气味等。

森林中各种植物散发出的气味，对疾病的治疗有着很好的作用。人类利用植物释放的气体来消毒、治病，实际上已有几千年的历史。早在四五千年前，埃及人就开始用香料消毒防腐。19世纪，人们曾利用针叶树的挥发油进行医学消毒。1930年，前苏联圣彼得堡大学的杜金博士研究发现，植物会不断分泌出一种浓香的挥发性有机物，能杀死细菌和真菌，他将这种挥发性有机物称之为“芬多精”，其字面含义为“植物杀菌素”。近年来科学家们经分析发现，植物组织在自然状态下释放出来的气态有机物化学成分多达数百种，其主要成分为芳香性碳水化合萜烯，其中绝大多数不仅能杀虫、杀菌，还有防病、治病、健身强体的功效。人身处森林中时，植物散发出的这种气味可以通过呼吸道和人体皮肤表皮进入体内，人体吸收后，有适度的刺激作用，可抑制咳嗽中枢，扩张支气管；可促进免疫蛋白增加，有效调节自主神经平衡，从而增强人体的抵抗力，达到抗菌、抗肿瘤、降血压、驱虫、抗炎、利尿、止咳、平喘、祛痰与健身强体的生理功效。因此森林疗法可以治疗多种疾病，对咳嗽、哮喘、慢性气管炎、肺结核、神经症、心律不齐、冠心病、高血压、水肿、体癣、烫伤等都有一定疗效，尤其是对呼吸道疾病的效果十分显著。

20世纪中后期，欧洲一些国家就在林区建造了不少风格独特的“森林医院”。这种医院设于泉水叮咚的森林中，没有医生，不用药品，也不设门诊和病房。人们在林间曲径和树下泉边散步休息，利用森林中优美的环境和植物所散发的气味作为主要治疗手段。科学家们认为，在又浓又绿的森林中步行，与洗温泉有同样的效果，因此森林疗法又被称为“绿色的森林浴”。森林浴最理想的季节是夏季和秋季（5～10月），每天行浴的时间为上午10时至下午4时，气温一般在15～25℃之间。行浴时，患者可先穿宽松的衣服，在森林中散步10分钟左右，并作深呼吸，然后在身体适应的情况下，逐步脱去外衣，最后只留短衣、短裤，躺在躺椅上，谓之静式森林浴；也可量力做一些体育活动（如打太极拳）谓之动式森林浴。第一次行森林浴时间不宜过长，以后每次可视身体状况适当增加，每日2次，一个月为一疗程。

前苏联曾建有“植物气体疗法诊疗所”，根据病情，组织患者到特定的植物园去进行气味治疗；日本的一些医疗机构还流行一种“模拟森林疗法”，他们设计了人造风景区，还针对不同的治疗和保健效果对森林进行分类，以期使这种疗法达到更好的效果。近些年，我国一些地方也学习国外经验，在一些林区建立了一批森林浴场，如北京开发的红螺松林浴园、浙江天目山森林健康医院及广东鼎湖山的天然氧吧等。

2. 草原疗法　草原疗法是利用大草原清新的空气、辽阔的空间、新鲜的马奶和牧人的豪情等审美因素进行的身心治疗（图6-4）。同时，中医认为“百草皆可入药”，大草原的许多草本植物都具有神奇的药物疗效，如丁香花、天竺草、丝毛草、薰衣草等都具有镇静、催眠

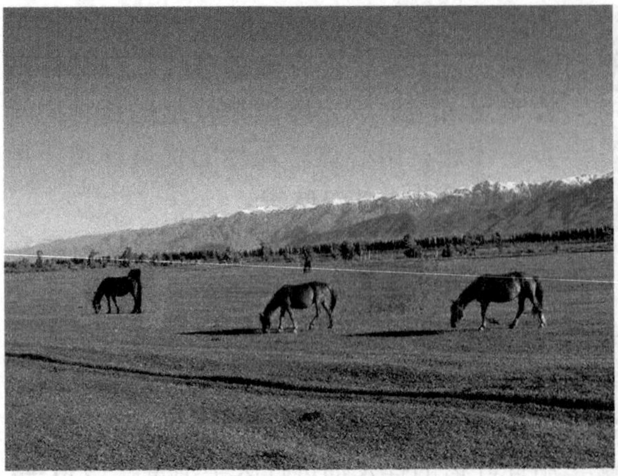

图6-4 草原

的作用；迷迭香有治疗支气管炎症和哮喘的作用等。

著名的俄国作家托尔斯泰36岁时曾患肺病，因当时无特效药可以治疗该病，在医生的建议下，他来到了大草原。到草原后，托尔斯泰吃、住、行都在草原，呼吸着新鲜的空气，听着牧人们的欢歌笑语，欣赏着广阔草原的美景，并参加牧民的赛马活动，一段时间后，肺病竟奇迹般的“治愈”了。这就是通过草原疗法改善人的心理环境，调节人的身心状态以致达到平衡的结果。

3. 海滨浴疗法 海滨浴疗法是利用大海的广阔无边使人心旷神怡，利用海水的冲洗和阳光的照射促进新陈代谢、加强呼吸运动、改善血液循环、提高机体免疫力、增进神经系统功能，从而达到治疗的效果（图6-5）。研究发现，在海滨疗养，可改善睡眠、消除疲劳和紧张情绪、促进新陈代谢，具有治疗失眠、疲倦和抑郁症的作用。而进行海水浴时，人的皮肤可以从海水中“获得新生”，海水能让炎性细胞从皮肤中渗透出来，鳞屑自行分解、脱落，是治疗各种难治性皮肤病（如银屑病、神经性皮炎等）的理想疗法。以我国北部沿海为例，海滨浴疗法的理想时间是夏季7～9月的上午9时到下午4时，水温应在20℃以上，气温高于水温。应在饭后1～1.5小时进行，体弱者入浴前应体检，详查血压及心率，并进行适当的体操活动和日光浴，之后从浅水到深水，逐渐适应水温，时间不宜过长。

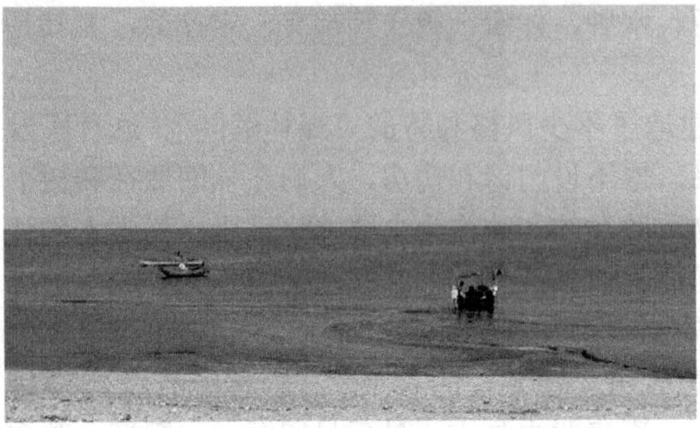

图6-5 海滨

与海滨浴类似的还有温泉浴疗法。温泉中含有非常丰富的矿物质，如碘、硒、锌、溴、钙、镁、硫等，各种矿物质及酸碱离子通过温泉的高温作用很容易从皮肤渗透，从而起到治疗皮肤病、消除疲劳、缓解紧张情绪、减轻疼痛、止咳祛痰、增加食欲、促进胃肠功能、扩张血管、杀菌消炎、增强免疫力等功效，甚至有些矿物质元素如硒还有防癌、抗癌的作用。

4. 景观疗法 景观疗法是患者在医务人员的指导下，通过对风景名胜的欣赏，达到开阔胸怀、病后康复和强身健体的目的。景观疗法也叫景观疗养。

景观可以分为自然景观（如前述的森林、草原、海滨等）和人文景观（如名胜古迹、园林建筑等），因其集合了较多的审美因素，故而各地的疗养院多建于环境优美、气候宜人的风景名胜区。

景观疗法是一种综合的自然审美疗法，可“仁者乐山，智者乐水”而各取所需、各有不同。其具体方法和实施过程，与前面几种疗法类似，这里就不再赘述。

5. 芳香审美疗法 芳香审美疗法是由花香疗法发展而来的一种审美治疗方法，该疗法主要是利用从花和其他芳香植物中提取出来的纯净的植物精油进行辅助医疗的一种治疗方法。

芳香疗法属于自然医疗的一种，数千年前，人们就开始应用天然植物来治病和保健，人们发现从拥有芳香气味的植物的花朵、树叶、果实、枝干中提炼萃取出来的植物精油具有镇静、杀菌、收敛的特性，长久以来即被广泛运用在沐浴、护肤、按摩的美容文化中。埃及艳后克丽奥佩托拉睡觉用的枕头里装满了玫瑰花瓣，据说这能使她躺下后很快进入梦乡；所罗门国王让侍者在他睡觉的床上铺洒香料，如芦荟、肉桂等，它们的气味使精神松弛、舒畅；古希腊和罗马人也早就知道使用一些新鲜或干燥的芳香植物可以令人镇静、止痛或精神兴奋；我国古代名医华佗曾用香（麝香、丁香、檀香等）制成粉末，装入丝绸制成的锦囊里，悬挂于室内，治疗呼吸道和上消化道疾病。

而芳香疗法一词近代才出现。法国化学家Rene Maurice Gattefosse在偶然的机会里发现欧薄荷或熏衣草的精油有特殊的治疗力量，便在1928年在科学刊物上发表其研究成果，并提出了“芳香疗法”这一概念。

芳香疗法利用纯天然植物精油的芳香气味和植物本身所具有的治疗功效，以特殊的按摩方法，经由嗅觉器官和皮肤的吸收，到达神经系统和血液循环，以帮助人身心获得舒解，并达到皮肤保养的目的和改善身体健康的功效，使人的身心达到平衡和统一。芳香疗法的基本原理是运用植物的治疗力量来进行养生、美容、疗理身体和稳定情绪。有效的芳香疗法可以营造氛围、增强创造力和提升工作效率。

因嗅觉与情绪的中枢都在边缘系统，所以嗅觉常能引起不同的情绪情感反应，因此芳香疗法根据每个人的情绪、性格和体质，选择不同的芳香精油以达到调解身心的作用。研究证实芳香植物精油中的苯甲醇可以杀灭绿脓杆菌、变形杆菌和金黄色葡萄球菌；苯乙醇和异丙醇的杀菌力都大于酒精；龙脑和8-羟基喹啉可以共杀灭葡萄球菌、枯草杆菌、大肠杆菌和结核分枝杆菌；鱼腥草、金银花、大蒜等挥发油对金黄色葡萄球菌等有显著抑制作用；黄花杜鹃、满山红、百里香等芳香植物的挥发油有镇咳、祛痰、平喘等作用；一些芳香植物具有抗癌作用，例如香叶天竺葵油对抑制肿瘤尤其是宫颈癌具有较好的疗效。据有关专家研究，目前已发现300多种鲜花的香味中含有不同杀菌素，其中许多对人体有益，所以不同花卉的香味对不同的疾病有辅助治疗的功效。例如菊花含有龙脑、菊花环酮等芳香物质，被人吸入后，能改善头痛、感冒和视力模糊等症状；茉莉花香味可以减轻头痛、鼻塞、头晕等症状；丁香香味能净化空气，并能杀菌，有助于治疗哮喘病；百合花香味使人兴奋，还能净化环境；天竺花香味有镇静安神、消除疲劳、促进睡眠的作用，有助于治疗神经衰弱；玫瑰花、栀子花香味有助于治疗咽喉痛和扁桃体炎；桂花香味闻之疲劳顿消，有助于治疗支气管炎；夜来香香味可清除不良气味；郁金香香味可辅助治疗焦虑症和抑郁症；杜鹃花香味对气管炎、哮喘病有一定疗效；水仙花香味可使人精神焕发；牡丹花香味可使人产生愉快感，还有镇静和催眠作用等。有的花卉还能吸收有害气体，净化空气。如腊梅花可以吸收蒸汽，减少空气中的含汞量；米兰花能吸收大气中的一氧化碳；万寿菊能吸收氟化物；石榴花能降低空气中的含铅量等。

前苏联阿塞拜疆巴库的市中心，就有一家“香花医院”，医院内种植许多有益于人体健康的花卉植物。在科学家的指导下，经过医生们的精心栽培，这些植物的花香能保持特有的性质。日本杏林大学医学精华神经科教授左贺良彦发现，人体经常处于疲劳状态，易使人不自觉地发生心慌、呼吸困难等症状，严重时还可引起高血压、胃溃疡和变态反应性疾病等病症，而鲜花的芳香对这些病症具有良好的疗效。

当前，芳香疗法已成为世界盛行的另类疗法。芳香治疗的中心物质是植物的精华油，它可以通过视觉、触觉和嗅觉来刺激大脑皮层，启发思维，解除心理和精神上的压力，令人身心舒畅。芳香疗法不仅能使人建立积极的人生态度，还增强人与人之间的沟通能力。芳香疗法除了能美体护肤之外，还具有多种好处，已成为日常生活中不可缺少的一部分。

（二）艺术美疗法

1. 色彩艺术疗法 色彩疗法是利用色彩的形象性和情感性，创造一种特定的色彩环境，调节患者的心理情绪，进而影响机体功能以达到治疗目的的方法。研究证明，不同色彩所表现的是不同的波长和频率的光，这些光可以通过不同的能量来影响人的身心健康。例如紫外线可以杀菌、促进人体维生素D的合成、促进植物的光合作用等。

色彩的应用范围广泛，从衣着、灯光、家居装饰、饰品、化妆以致所有接触的一草一木，都是可以利用的范畴。人脑对不同的色彩有不同的兴奋度，如红色可使人提高兴奋度，而灰与白则是人类色彩兴奋区上的盲点，会降低兴奋度，使人的情绪处于低潮而易诱发忧郁症。色彩研究学家指出，不同波长的光作用于人的视觉器官产生色感的同时，导致情感的心理活动，色彩具有轻重感、冷暖感、强弱感等。不同颜色还会带给人不同的色彩联想，如看到黄色，似阳光普照大地，感到明朗、活跃、兴奋；看到黄绿色，联想到春天来临时植物的发芽，产生青春、活力、希望的感觉等；看到黑色，联想到黑夜、丧事，从而感到神秘、悲哀、不祥、绝望等。色彩在心理上的效应通常较为明显，如兴奋、消沉、开朗、抑郁、动乱、镇静等。从色彩冷暖系划分的角度分析：冷色如蓝色给人感觉清静、清爽，有消炎、镇静的功效。暖色如红色则容易使人心跳加快、血压升高、产生激动情绪等。一般采用暖色相和明色调，容易造成欢快的气氛；而用冷色相和暗色，则容易造成悲伤的气氛。从色彩治疗学的角度讲，不同的色彩对不同的患者有不同的作用和疗效，不同的患者应该采用不同的色彩配合治疗，如高血压患者要多用蓝色、绿色等，而如果用红色，则会起到相反的效果。

每一种颜色都有其独特的作用，特定的色彩刺激能引起人的心理和生理反应，进而转化为神经冲动，传到脑而产生特定的感觉、知觉和情感。但任何色彩性质都存在多义性或可能有分歧性，其中对个人感情和理智的反应与人的心理过程有相当密切的联系，对于生活经验的思想、记忆、情绪等，可能表现出差异性的神经冲动。如看到红色，联想到太阳，从而感到温暖、伟大，也可以联想到血，感到不安等。而色彩的含义象征，也与人的年龄、性格、素养、民族、习惯等有关。从色彩的经验感觉到主观联想及理智的判断，到潜意识形成，既有普遍性，也有特殊性；既有共同性，也有个别差异性。因此相同的色彩刺激在不同人身上不一定完全取得一致的心理和生理表现，但一般来说色彩的影响还是有其普遍性的：

（1）红色是具有强烈生气的色彩，象征着鲜血、烈火、生命和爱情。它能增加温暖和活力感，促进血液循环，加快呼吸，改善忧郁心情，对人体循环系统和神经系统有重大作用。适合低血压、贫血等。过久的凝视红色，也会影响视力，进而产生头晕目眩之感，心脑病患者一般是禁忌红色的，也不适合易愤怒和过度活跃的人。

（2）橙色使人愉悦、诱发活力、产生食欲、使人觉得精神饱满。具有开拓思路、增加活力、振奋情绪、刺激新陈代谢的功能。令人感到温暖活泼和热烈，能启发人的思维，能有效激发人的情绪及促进消化功能。

（3）黄色是色谱中最令人愉快的颜色，具有轻盈明快、生机勃勃、温暖、愉悦、增进食欲、提神的效果，可刺激神经系统、改善大脑功能、激发智能、刺激思维、集中注意力等。但不适合失眠的人。

（4）绿色是一种令人感到稳重和舒适的色彩，具有镇定神经系统、平衡血压、增进身心和谐的作用，给人生机盎然、清新宁静的感觉。心理上，绿色让人平静、松弛而得到休息；生理上，绿色可以降低眼压、减轻视觉疲劳，使人呼吸变缓，心脏负担减轻、降低血压，改善肌肉运动能力等。对晕厥、疲劳、恶心与消极情绪等有一定的作用。但长时间在绿色环境中，易使人感到冷清，影响胃液的分泌，食欲减退。

(5) 蓝色是冷的、安静的。对机体的作用可降低血压、减轻疼痛，给人安静、和谐、清新、舒适和沉思的感觉。具有调节神经、镇静安神的作用，常被用来放松肌肉紧张、松弛神经、治疗失眠、降低血压、预防感冒。但患有精神衰弱、忧郁症的患者接触蓝色会导致病情加重。

(6) 紫色代表柔和、退让和沉思，给人以宁静、镇定和幻想，可以治疗大脑疾病及神经紊乱，可以用以恢复精神。

(7) 白色象征着真理、光芒、纯洁、贞节和快乐，给人以明快清新的感觉。白色对易怒的人可起到一定的调节作用，有助于保持血压正常。但对于患孤独症、忧郁症的患者，则不宜在白色的环境中。

(8) 黑色具有清热、镇静、安定的作用。对激动、烦躁、失眠、恐惧的患者可起到恢复安定的作用。同时黑色令人产生暗淡、伤感、压迫的感觉，情绪低落者不宜过多接触。

(9) 粉红色具有温柔的和谐气氛及浪漫感觉。粉红色能使人的情绪趋于稳定，让发怒的人观看粉红色，其情绪会很快安静下来。对孤独症、精神压抑者有治疗缓解作用。

我国古代医学很早就有将色彩与临床医疗相结合的记载，《黄帝内经》提出“青为肝，赤为心，白为肺，黄为脾，黑为肾”的观点。如朱砂为红色，红色与心对应，所以中医药典上就有“朱砂归心经”的记载。这与现代对颜色治病的研究结果基本吻合。

2. 音乐审美疗法 音乐疗法是通过声音对人的听觉刺激而形成的心理反应来激发人的情感，引起生理和心理两个方面的反应来治疗疾病的。音乐具有轻松、愉悦、形象鲜明、陶冶性情等作用，同精神医学有着十分密切的关系。音乐节律和人的身心节律可以发生同频振荡，从而调节人的身心节律达到平衡状态，维持人的身心健康。

音乐作为一种治疗手段，有两方面的作用：一方面，音乐声波的频率和声压会引起生理上的反应。音乐的频率、节奏和有规律的声波振动，是一种物理能量，而适度的物理能量会引起人体组织细胞发生和谐共振现象，能使颅腔、胸腔或某一个组织产生共振，这种声波引起的共振现象，会直接影响人的脑电波、心率、呼吸节奏等。科学家认为，当人处在优美悦耳的音乐环境之中，可以改善神经系统、心血管系统、内分泌系统和消化系统的功能，促使人体分泌多种有利于身体健康的活性物质，可以调节体内血管的流量和神经传导。另一方面，音乐声波的频率和声压会引起心理上的反应。良性的音乐能提高大脑皮层的兴奋性，可以改善人们的情绪，激发人们的感情，振奋人们的精神。同时有助于消除心理、社会因素所造成的紧张、焦虑、忧郁、恐怖等不良心理状态，提高应激能力。

研究发现，长笛的声音有利于人体放松；黑管的声音可以促进血液循环；而小提琴和钢琴的声音有镇静作用、可增进食欲、降血压等。人体内有一百多种生理活动具有类似音乐的旋律和节奏，当音乐作用于人体时会产生有益的共振，影响脑干网状结构，使大脑皮层出现新的兴奋，使人忘记病情。同时，音乐的节拍还能引起面部肌肉兴奋、加大肺活量、促进血液循环。播放一些旋律优美的乐曲，利用音乐的节律调节神经系统功能，可以起到增强记忆、延缓衰老、增进食欲、促进消化、调节内分泌系统、增强免疫力等作用。因此音乐疗法从古至今都很受人们重视。

早在四千多年前，古埃及人在尼罗河边请来巫医用婉转甜柔的歌声为难产妇女催产。他们坚信：音乐是心理的医生。古希腊哲学家毕达哥拉斯和亚里士多德对音乐疗法曾做出过突出的贡献。毕达哥拉斯首先提出了“音乐疗法”的概念，而亚里士多德则高度评价了“音乐疗法”有唤醒审美情感和治疗疾病的作用。公元9～10世纪，阿拉伯医圣阿尔·拉兹被称为“弹奏琵琶的医生”，他特别喜欢弹琵琶，在他主持的医院里，治疗方法多种多样，除了一般的药物治疗外，他还给患者弹奏琵琶，用优美的音乐治疗疾病。前苏联著名音乐学者阿·纳·索哈尔认为：音乐对人能给以极强的影响，具有社会功能、魔法功能、医疗功能、社会组织功能和教育功能等。

而在中国，自古人们就发现音乐有保健养生的作用，并与人体脏腑和疾病密切相关。中医五行理论将五音（宫、商、角、徵、羽）与五脏（脾、肺、肝、心、肾）对应，并认为“和乐平心，淫声致病”。

在当代，音乐疗法已得到世界各国医学界的普遍重视和推广。美国开展系统化音乐治疗的历史已有60多年，1944年美国密歇根州就组织了第一个音乐治疗学会，1946年又在堪萨斯州国立大学开设了音乐疗法的专科。之后，澳大利亚、英国、法国、德国、日本等发达国家相继开展了音乐治疗，成立了音乐治疗协会，开办了音乐治疗学院等。

我国的音乐审美治疗起步较晚，1989年我国成立了音乐治疗学会，并出版发行了音乐治疗丛书。之后以中央音乐学院为代表的高校，相继开办了音乐治疗专业，并招收成人和全日制本专科生及研究生。目前，全国各地的很多综合性医院、精神医院、康复医院和疗养院等都开始开展音乐疗法，一些专门进行“音乐治疗”的“音乐治疗吧”等也在各大城市如雨后春笋般的涌现出来。

音乐治疗运用一切与音乐有关的活动形式作为手段，如听、唱、器乐演奏、音乐创作、歌词创作、即兴演奏，甚至舞蹈、美术等各种活动，而不只是简单的听听音乐、放松放松。音乐治疗过程必须包括有音乐、被治疗者和经过专门训练的音乐治疗师这三个因素，三者缺一不可。有的人买了“音乐治疗录音带”回家自己听，这不能算作是音乐治疗。音乐治疗是一个科学的、系统的治疗过程，有着一系列规范的操作程序，也包括了各种不同的方法和流派理论的应用，因此必须通过专业的学习才能掌握其方法。而音乐治疗师已成为一个非常热门的职业。根据所采用方法的不同，音乐疗法可以分为：背景音乐疗法、聆听音乐疗法、联合音乐疗法、表演性音乐疗法、创作性音乐疗法等5种类型。另外还有体感共振音乐疗法、高频音乐疗法、静心冥想音乐疗法以及中医的天韵五行乐疗法的多种不同的流派。

临床实验证明，对于精神抑郁、心里烦闷、不想说话、提不起精神的患者，可以用节奏明快、音调高昂、意境豪迈的民族音乐和现代抒情摇滚乐施行治疗，患者听后会产生兴奋感、愉悦感和欲动感，其抑郁症状会逐渐消失；对患有兴奋症、躁狂症的患者，用节奏舒缓的音乐，可以降低其兴奋度、减弱躁狂状态；对头昏脑涨、失眠多梦者，又可用音色柔美、旋律轻快、令人产生睡意的催眠曲；对易疲劳、精神差、食欲缺乏、消化不良的患者，就应用音色明朗、优美的轻音乐，这种音乐还可以使产妇的情绪稳定，有利于胎儿的顺利分娩。意大利的扎伯洛医生通过研究认为，巴赫的音乐能减轻消化不良，莫扎特的音乐能减轻风湿性关节炎，舒伯特的音乐能帮助入睡，亨德尔的音乐能解除失恋带来的情感痛苦。

音乐疗法应用的范围非常广泛，尤其是对神经精神疾病，如精神分裂、忧郁症、神经发育迟滞、神经症、心身疾病、震颤麻痹、脑瘫、自闭症、多动症、阅读困难、记忆力减退等，通过音乐治疗都可以取得显著的疗效。

3. 诗歌审美疗法 诗歌审美疗法是指通过吟诗、填词和写诗来表情达意，排解患者的不良情绪，调节生理机制，以达到身心平衡，促进身心健康的审美疗法。

患者在吟诵诗歌的过程中，会自觉或不自觉的找到诗歌意境的共鸣点，以抒发情感、排遣烦恼、释放内心的压抑、体味到生命的律动、进入忘我的境界，从而激起患者用审美的眼光来对待人生、看待世界，调动积极向上的健康情绪，起到怡情养心的作用。

从生理角度来看，当患者大声吟诵诗歌时，要将感情融入诗歌，进行二次创作，或抑扬顿挫、或慷慨激昂、或轻吟低唱，这时患者要吐气开声，配合腹式呼吸，调整呼吸节奏，甚至有时还要配合一些面部表情和肢体动作，这些动作都有利于呼吸系统、心血管系统、内分泌系统和神经系统功能的调节。

中国自古就有“杜甫诗能除病”的说法。南宋胡仔在《苕溪渔隐丛话》中说：“世传杜诗能除症，盖其词意典雅，读之者脱然，不觉沉疴之去体也”。这说明读诗有调神祛病的作用。清代《志异续编》也有杜诗祛病的记载：白岩朱公患气痛，每当疾发便诵杜诗数首，习以为常。爱国诗人陆游对诗词疗法推崇备至，说：“闲吟可是治愁药”。苏轼认为“一笑看诗百忧失”。《杜诗统铨》还有“可歌可舞，能使老复少”的说法。由此可见诗歌的治疗作用。

现代人也十分重视诗歌疗法。德国开办患者图书馆，让一些有慢性病，尤其是神经系统和心理疾病的患者阅读不同感情色彩的诗歌，结果发现患者康复得很快。意大利成立“诗药有限公司”，出版发行具有不同主治功能的诗集，供不同的患者选用。

经研究发现，对患有抑郁症、神经衰弱、高血压等病的患者，可组织他们吟诵形象鲜明、纯真典雅、柔和清新、富有情趣的田园山水诗，如白居易的《钱塘湖春行》，可使患者读后神清气爽，豁达开朗，释放内心积淀的焦虑、浮躁、恐慌等不良情绪。而对精神不振、悲观厌世、多愁善感的患者，可组织他们吟诵感情饱满、意境豪迈、节奏明快、鼓舞性强、语气豪壮的抒情诗，如毛泽东的《沁园春·雪》，从而引起患者情绪的共鸣、宣泄和转移不良情绪，产生欢快、愉悦、高昂、乐观的良好情绪，对患者有振奋、激励的作用。

背景资料：诗两首：

钱塘湖春行

白居易

孤山寺北贾亭西，水面初平云脚低。
几处早莺争暖树，谁家新燕啄春泥。
乱花渐欲迷人眼，浅草才能没马蹄。
最爱湖东行不足，绿杨阴里白沙堤。

沁园春·雪

毛泽东

北国风光，千里冰封，万里雪飘。
望长城内外，惟余莽莽；
大河上下，顿失滔滔。
山舞银蛇，原驰蜡象，欲与天公试比高。
须晴日，看银装素裹，分外妖娆。
江山如此多娇，
引无数英雄竞折腰。
惜秦皇汉武，略输文采；
唐宗宋祖，稍逊风骚。
一代天骄，成吉思汗，只识弯弓射大雕。
俱往矣，数风流人物，还看今朝。

4. 书法审美疗法 书法审美疗法是指书写者或观赏者利用书法的线条、结构、布局、节奏、轻重、提按、徐疾、刚柔、动静等审美形式来陶冶情操、怡情养性、静心凝神、调节身心健康（图6-6）。中医认为，人的拇指通过手太阴肺经与肺相联系，书法可通过手指的活动活气血，通经络，平衡阴阳，有益人体健康。

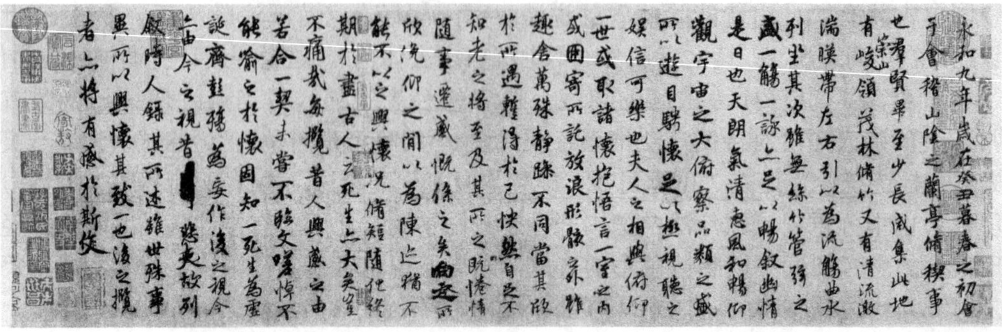

图6-6 书法

书法艺术是中国的国粹，是我国独有的一种源远流长的艺术形式。书法家以汉字为表现对象，以黄金分割率为审美标准，以笔墨纸砚为物质载体，以点线面为表现形式，并寓书法家丰富的情感意趣于其中。书法艺术崇尚自然，最求万物本质，是中国传统哲学思想的最好体现。书法是一门抽象艺术，讲究动静结合、刚柔并济、凝神静心、以意为先、笔随心动、意念倾于笔墨。在中国古代，讲究“琴棋书画”四艺并举，书法和绘画经常是相通的。所以也有“书画疗法”之说。书法创作时，挥笔有力、肘臂负重、运腕生风、抑扬顿挫、挥洒矫健、力透纸背，使书法者整个身心都处于一种高度和谐的平衡状态，这时可以产生一种类似于气功的效果，从而增强人体健美。从生理学角度来看，书法艺术的文字语言、表情达意，可以开发人的左半脑；而字的间架结构、通篇布局，则可以开发人的右半脑。书法艺术还能降低血压、减慢心率、减缓呼吸，具有缓和精神压力及解除焦虑的效果。

书法与音乐、舞蹈、绘画等艺术在形式构成上有着密切的联系。如书法的线条、结构、布局、空间造型，同建筑美的灵活空间处理，音乐的流动节奏，舞蹈的形体舒展姿态，绘画的色彩抒情等都有着相似的特征。古代张旭观公孙大娘舞剑而草书大进，赵孟頫写字先画鸟飞之形，也都说明了书法与其他各种艺术形式一样，都具有美学治疗的功能。

（三）其他审美疗法

除了上述介绍的各种审美疗法之外，当前人们发明了很多其他的审美疗法，比如综合艺术疗法、绘画审美疗法、喜剧审美疗法、钓鱼疗法、集邮疗法、舞蹈疗法、美食疗法等。其治疗疾病的心理和生理机制与上述几种审美疗法有很多共同之处，我们不再赘述。

第七章　人体各部位的美

人体作为一个整体，由各个部分组成。树立科学人体审美观，并学习人的整体形态美知识的同时，了解和把握人体的各部位美，对于人体美的塑造具有重要作用。本章主要介绍眉、眼、鼻、耳、唇、牙、颏的美学观察及其与容貌美的关系，颈与躯干的美，四肢的美。

第一节　眉与眼的美

一　眉的美

眉在眼的上方、上睑与额部交界处，在颜面五官中起着重要的协调作用。眉与眼的搭配最能彰显和谐之美，故有浓眉俊眼、细眉秀目等形容貌美之词，也有人将美女称作美眉。

（一）眉的外表形态

1. 眉在容貌中的空间定位　眉横卧于上睑与额部之间，男性近眼眶上缘处，女性大多位于眶上缘上方，稍隆起而富于立体感。眉毛是眉外表形态的主要标志，其内端称眉头，起于眶的内上角，两眉之间称眉间，眉的外侧端称眉梢，眉头与眉梢之间为眉身（眉腰），略呈弧线状，弧线的最高点称眉峰。双眉的位置、形态、长短、眉毛色泽应相互对称并与颜面各部位协调。若以“三庭”为准，双眉应位于上、中庭交界处。

2. 眉毛的特征　眉毛属硬质短毛，生长时分上、中、下三层交织相互重叠。一般眉头较宽，眉毛斜向外上方，眉梢部分基本向外下方长，眉腰部较密，大致是上列眉长向下斜行，中列眉毛向后倾斜，下列眉毛向上倾斜生长。故眉头部颜色多重于眉梢，而眉腰部色最深，且上下较淡。

按密度大小，眉毛可分为三个等级：①稀少：眉毛不能完全盖住皮肤；②中等：眉毛几乎完全盖住皮肤，但眉间无毛；③浓密：眉毛完全盖住皮肤且眉间有毛，若连成一片称“连心眉”。一般说来，儿童眉毛短、细而稀，成人眉较长、密而黑；男性眉毛较粗宽而密，女性眉毛则窄而弯曲。随着年龄的增长，男性眉毛会增长变白，而女性眉毛则会脱落变稀。病理状态如白化病、白癜风、斑秃、交感性眼炎等可使眉毛变白。

3. 眉的美学位置

（1）眉头：位于内眦角正上方或略偏内侧，在鼻翼边缘与内眦角连线的延长线上。两眉头间距约一个眼裂长度。

（2）眉梢：稍倾斜向下，其尾端与眉头大致于一水平线上，并在同侧鼻翼与外眦角连线的延长线上。

（3）眉峰：位置应在自眉梢起的眉长中外1/3交界处，或在两眼平视前方时鼻翼外侧与瞳孔外侧缘连线的延长线上。

（二）常见眉型及美学意义

依眉的位置、形态变化，国人眉型大致有下面八种（图7-1）。

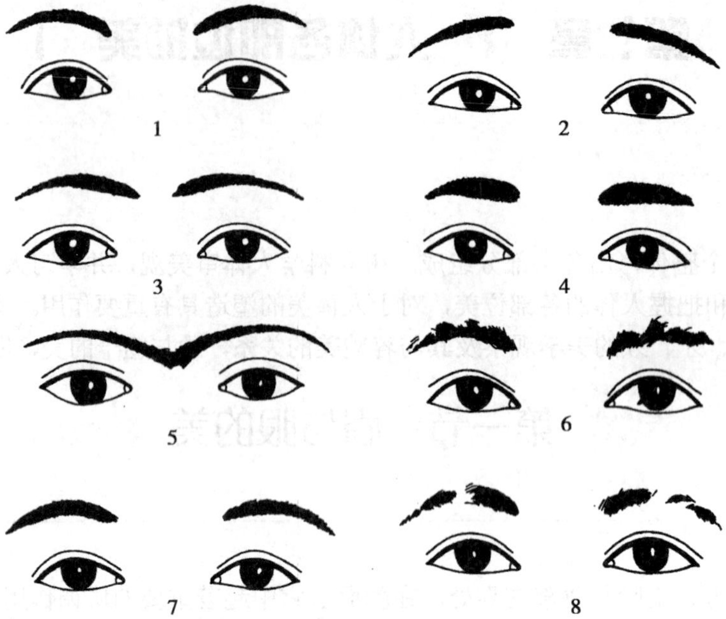

图7-1　常见眉型

1.标准型；2.八字型；3.向心型；4.粗短型；5.连心型；6.散乱型；7.离心型；8.残缺型

1. 标准型　眉头在内眦角上方稍偏内侧，眉梢于外眦角与鼻翼外侧连线延长线上，眉峰在自眉梢起的外、中1/3交点。眉的浓淡相宜，富有立体感，其弯度、粗细、长短、稀疏得体适中且与脸型、眼型比例和谐。给人舒展、大方、优美的感觉。

2. 下斜型（八字型）　眉梢低于眉头，双眉似八字，易给人滑稽、悲伤印象。

3. 向心型　两眉头距离过近，超过内眼角位置多，易显得严肃。

4. 粗短型　给人刚毅，强悍印象，但不温柔。

5. 连心型　眉头相连，虽见刚毅，但易给人“凶悍”感。

6. 散乱型　眉毛散乱无序，易显迟钝，精神不振，不秀气。

7. 离心型　两眉头距离过宽，影响五官布局，松散、不协调、略显痴呆。

8. 残缺型　眉毛不完整，有碍美观。

也有人将眉型以其相似物来命名，如柳叶眉、新月眉、兰叶眉、剑眉、卧蚕眉、扑刀眉等。柳叶眉常作为东方女性美的眉型。

二　眼的美

眼居五官之首，是人体最重要、最精巧、最完善的感觉器官，主视觉功能，是大脑的延伸部分，通常情况下人类从外界获得信息约90%来自双眼。视觉在人类认识客观世界中占极其重要的地位，故眼睛有“脑之天窗”之称。眼是容貌的中心，是人们对容貌审视的主要标志。

一双美丽传神的眼睛，不仅光彩照人，还可以折射出各种心理活动，传递复杂的感情。所以眼的形态结构对容貌美有不可替代的作用。

（一）眼的外表形态

1. 眼的美学位置 眼的形态及位置既与眉存在关联（眼与眉的相互关系前面已述），又与鼻相互关联。两侧鼻翼宽度与内眦间距、睑裂宽度大致相同，鼻翼过宽对眼形美有一定影响。鼻梁高低对内眦间距及内眦赘皮形成有明显影响，鼻梁高，内眦间距显窄，内眦赘皮多不显；反之鼻梁低，内眦间距显宽，多伴内眦赘皮形成，影响眼的美学外形。内眦间距平均30～32mm，其在面横比例中符合“五眼”，若过宽使两眼分开，面部显横径加宽，失去协调美，过窄使两眼接近，面部显收拢变窄。此外，内眦间距过宽者往往伴有鼻根部低平塌陷和明显内眦赘皮影响容貌美。

鼻眶窝，也称内眦窝，为眼内眦部与鼻梁根部之间形成的凹陷，左右各一。此窝的存在使鼻根部有起伏协调之曲线美感，称“黄金窝”，此窝消失或变平对眼型及容貌影响较大。鼻梁低平者鼻眶窝多变低平或不显，且内眦多有赘皮，故临床行塌鼻矫正或内眦赘皮矫正时注意此窝的形态。但手术时需防误伤此处走行的内眦动静脉。

2. 眼的各部分形态美学

（1）眼睑及眼裂：上睑宽大，其形态及活动对眼型影响很大。上睑表面可有两条横弧形沟纹，上方者称眶睑沟，黄种人较浅，白种人较深；下方距睑缘5～6mm可有沟纹，称上睑沟，有此沟者为重睑，无此沟者为单睑，据此可将上睑分为单睑型、重睑型、内双型和多皱襞型。单睑又可根据上睑皮肤紧张松弛程度及皮下脂肪多少分为正力型、无力型（皮肤松弛型）和超力型（俗称肿眼泡）。一般认为重睑型眼较美观。提上睑肌可上下灵活运动，其活动幅度约10mm，正常人睁眼平视时上睑缘恰位于角膜上缘下2mm处，若提上睑肌功能障碍可引起上睑下垂，影响眼型美。下睑皮肤表面有下睑沟、下睑颧沟、下睑鼻颧沟。正常平视时，下睑缘恰位于角膜下缘处。若下睑缘处轮匝肌肥厚增生则形成“肌性睑袋”；若皮肤、眼轮匝肌、眶隔膜变性松弛，眶脂肪前膨出脱垂则形成下睑眼袋，影响美观。

睑裂高度，指眼睛平视正前方时上下睑缘最大距离，平均7～12mm，可分细窄型、中等型、高宽型，前者多见于亚洲黄种人；睑裂宽度，即内外眦水平距离，平均25～30mm；睑裂倾斜度，指内外眦角位置的高低程度，可分内倾型（内低外高型）、外倾型（内高外低型）、水平型，国人以后者居多。若外眦略高于内眦2～3mm、内外眦连线与水平线夹角10°左右时，外眦角稍上翘，称“丹凤眼”。一般以中等高度睑裂、睑裂宽度与面宽比例符合“五眼”，外眦角水平于或略高于内眦角，内眦角稍钝圆形、外眦角呈锐角的睑裂形态显美。

（2）睫毛：上睑睫毛多而长，约100～150根，平均8～12mm，稍向前上方弯曲生长，睁眼倾斜度110°～130°，闭眼140°～160°；下睑睫毛短而少，约50～80根，长约6～8mm，稍向前下方弯曲，平视时倾斜度90°～120°。上下睑中央部睫毛较长，内眦部较短。睫毛对眼球有保护作用，细长、弯曲、乌黑、闪动的睫毛对眼型和容貌有重要辅助作用，尤其是女性眼部重要修饰部位之一。

（3）眼球：眼球近似球形，前后径、垂直径、水平径分别约24mm、23mm、23.5mm。眼球借眶筋膜与眶壁联系，并有眶脂肪垫衬。眼球四周有上、下之内、外直肌和上、下斜肌附着，保证其灵活转动。正常平视时，两眼视轴平行，无偏斜，突出于外侧眶缘约12～14mm。眼球前正中部为无色透明的角膜，略呈圆形，占眼球壁前1/6。眼球壁后5/6为瓷白色的不透明巩膜，表面覆盖有透明的球结膜。睑裂的范围是眼球前方暴露的区域，在此见到的主要是角膜，它因后面的虹膜色素和瞳孔衬托呈黑色，通常叫黑眼珠，其余是巩膜的前部分，即通常所说的眼白。角膜如同照相机的镜头，倘若透明性丧失或两黑眼珠失去对称美，不但影响视觉，而且有碍美容。此外，眼球过大、过小、突出、内陷，位置偏斜，运动不灵活，幅度不正常，震颤，以及睑裂角膜、巩膜露出范围大小、形态、颜色均能影响眼型美。

（4）虹膜、瞳孔：虹膜又称虹彩，其中央约2.5～4mm的圆孔，即瞳孔，虹膜和瞳孔通过透明的角膜、房水清晰可见，虹膜内环行的括约肌和瞳孔开大肌可调节瞳孔的大小。白种人虹膜色素少，多呈蓝色或碧绿色，黑种人、棕色人虹膜黑色素多，呈棕黑色，黄种人介于两者之间，多为棕色虹膜。一般女性虹膜色泽略深于男性。虹膜的结构、颜色、纹理、隐窝形态、瞳孔形态大小位置、收缩情况以及瞳孔区状态，都与眼型美，尤其与“眼神”、情感的传递有密切关系。实验证明，瞳孔的扩大与缩小变化，不仅能调节进入眼内的光线，而且与情绪心理变化、兴趣、好恶、追求、欲望以及欣赏、聆听悦耳的乐曲，品尝适口的食物饮料，和环境变化等密切相关。所以眼睛能惟妙惟肖地体现出传神之美。

（二）常见眼型及美学意义

眼睛之美，贵在“神”，而基础在“形”，倘若“形”有畸变异常，“神”便会失去光彩；反之亦然，没有神采的眼睛也是不美的，眼型美应是形与神的和谐统一。

1. 标准眼 又称杏眼，眼睛位于标准位置上，男性多见。特点是睑裂比例适当，眦角软钝圆，黑眼珠、眼白露出较多，显英俊俏丽。

2. 丹凤眼 属美眼一种，外眦角大于内眦角，外眦略高于内眦，睑裂细长呈内窄外宽，弧形展开。黑珠、眼白露出适中，眼睑皮肤较薄。

3. 细长眼 又称长眼，睑裂细小，睑缘弧度小，黑珠、眼白露出较少。

4. 圆眼 也称荔枝眼、大眼、眼裂较高宽，睑缘呈圆弧形，黑珠、眼白露出多，眼睛显示圆大。目光明亮但相对少秀气。

5. 眯缝眼 睑裂小而狭短，内外眦角均小，黑珠、眼白露出少，眼球显小。温和但少神采。

6. 吊眼 也称上斜眼，外眦角高于内眦角，呈上挑状，显得机敏但严厉。

7. 垂眼 也称下斜眼，外形与吊眼相反，双眼呈“八字”形，显得天真但阴郁。

8. 三角眼 主要因上睑皮肤中外侧松弛下垂，外眦角被遮，使眼裂近似三角形。

9. 深窝眼 主要特征：上睑凹陷不丰满，西方人多见。显得眼形轮廓分明，年轻时有成熟感，中老年易显疲惫、憔悴。

10. 肿泡眼 也称金鱼眼，眼睑皮肤肥厚，皮下脂肪臃肿，鼓突，使眉弓、鼻梁、眼窝之间立体感减弱。显得神态不佳。

11. 突眼 睑裂过大，眼球大、前突。黑珠、眼白暴露多。若黑珠四周均有眼白暴露俗称“四白眼”，过度是病态表现。

12. 近心眼 内眦间距过窄，两眼及五官呈收拢状，显严肃紧张，过度有忧郁感。

13. 远心眼 内眦间距过宽，两眼过于分开，使面部显宽，失去比例美，过度显得呆板。

14. 小圆眼 眼裂高，宽度短小，但本身比例尚适度，睑缘呈小圆弧形、眼角稍钝，黑珠、眼白露出少。机灵但少神采。

第二节　鼻与耳的美

一　鼻与容貌美

（一）鼻的美学功能与外表形态

鼻位于面中1/3，下界与嘴相邻，鼻根部左右为双眼，鼻中部两侧与颧部、面颊部相毗邻。在化妆术中，额部与鼻背皮肤常称为“T”字带，是面部化妆的重点部位之一。素有“颜面之王”的美称。

1. 鼻的美学功能与外表形态　鼻为呼吸道的门户及声道的一部分，具有灵敏的嗅觉，并能通过鼻肌和面部表情肌做出耸鼻、皱眉、鼻翼扇动、鼻孔开大等表情动作。所谓“五官端正”，鼻子起着主要作用。鼻突出于面部的前端，具有严格的均衡性，额鼻形成的垂线，与鼻根至耳孔的横平线相交成直角，是人类鼻子在面部结构中的基本规定，如不符会使面容遭到破坏。鼻突出醒目的解剖位置，与相对凹下的眼睛相互烘托，从而增强颜面部的立体层次感。

2. 鼻的分型

鼻的分型方法有多种，现主要介绍两种。

（1）根据不同人种特点及外鼻的大体形态和轮廓分，可将鼻子的形状分为八类：希腊鼻—维纳斯鼻（美鼻）；马鼻—钩鼻；波状鼻；狮鼻—非洲鼻；鞍鼻—日本鼻；蒜头鼻—球鼻；犹太鼻—鹫鼻；朝天鼻。

（2）按照东方人的外鼻特点，可将鼻子的形状分为九类：

1）理想鼻型：鼻梁挺立、鼻尖圆阔、鼻翼大小适度、鼻型与脸型、眼型、口型等比例协调和谐。

2）鹰钩鼻：鼻梁上端窄而突起、鼻尖部向前下方弯曲成钩状、鼻中隔后缩。

3）蒜型鼻：鼻尖和鼻翼圆大，两者形态不明显。

4）朝天鼻：鼻尖位于鼻翼之后、鼻孔可见度大。

5）小翘鼻：鼻根、鼻梁与鼻尖相比略显低、鼻尖向上翘起。

6）小尖鼻：鼻型瘦长、鼻尖单薄、鼻翼紧附鼻尖、展开度不大。

7）狮子鼻：鼻梁过宽、鼻翼及鼻尖大而阔。

8）鞍鼻：鼻梁塌陷、缺乏立体感。

9）波状鼻：鼻梁凹凸不平，缺乏线条美。

（二）鼻各位的美学观察

鼻的美学观察包括鼻根高度、鼻背形态、鼻根凹度、鼻翼突出度、鼻孔形状、鼻和鼻基底方向等。

1. 鼻根高度　从种族差异看，白种人鼻型以细高型多，黑种人以阔扁型多，黄种人居两者之间。根据鼻根在两眼内眦角连线上的垂直高度，可分三种类型：低平，鼻根稍高于两眼内眦角连线，在7mm以内；中等，鼻根高度为7～11mm；较高，11mm以上。

2. 鼻的长度　一般为6～7.5cm。

3. 鼻的侧面形态　大体分为凹形鼻梁、直形鼻梁和凸形鼻梁三类。每一类又分别根据鼻梁的短、中、长，鼻根的低、中、高，鼻尖向上、向前、向下，鼻基底部向前上方、呈水平位、向前下方分为若干型。

（1）凹形鼻梁：①鼻梁短，鼻根低平，鼻尖向上，鼻基底部向前上方；②鼻梁短，鼻根高度中等，鼻尖向上，鼻基部略向前上方；③鼻梁短，鼻根高度中等，鼻尖向前，鼻基部呈水平位；④鼻梁中等长，鼻根高度中等，鼻尖向前，鼻基部朝向前上方；⑤鼻梁中等长，鼻根高，鼻尖向前，鼻基部呈水平位。

（2）直形鼻梁：①鼻梁短，鼻根低平，鼻尖向上，鼻基底部向前上方；②鼻梁中等长，鼻根高，鼻尖向前，鼻基部朝向前上方；③鼻梁中等长，鼻根高度中等，鼻尖向前，鼻基部略向前上方；④鼻梁长，鼻根甚高，鼻尖向前，鼻基部呈水平位；⑤鼻梁中等长，鼻根高度中等，鼻尖向下，鼻基部朝向前下方。

（3）凸形鼻梁：①鼻梁短，鼻根低平，鼻尖向上，鼻基底部向前下方；②鼻梁中等长，鼻根高度中等，鼻尖向前，鼻基部朝向前上方；③鼻梁长，鼻根高度中等，鼻尖向下，鼻基部朝向前下方；④鼻梁长，鼻根高度中等，鼻尖向下，鼻基部略向前下方；⑤鼻梁长，鼻根高度中等，鼻尖向前，鼻基部呈水平位。

4. 鼻尖　根据形状分为鼻尖尖而小，鼻尖大小中等、圆尖适度，鼻尖肥大钝圆三型。

5. 鼻基底　主要指鼻小柱和两鼻孔的外侧缘的位置，一般分为上翘型、水平型、下垂型三型。

6. 鼻孔　传统方法将鼻孔形状分为六类三型，即：圆形或近方形、三角形或卵圆形、椭圆形及长椭圆形。鼻孔最大径的方向也分为三种类型，即：横向、斜向、纵向。20世纪70年代，加拿大学者Farkas等提出并证实了人类有7种鼻孔类型，他巧妙而简捷地引用两条辅助线来揭示各种鼻孔类型，从数量上描述了各型鼻孔的变异范围和鼻孔类型在人种中的分布情况。

7. 鼻根点凹陷　从侧面观察可分四级：0级，鼻根点无凹陷，几乎成直线连续；Ⅰ级，鼻根点略有凹陷；Ⅱ级，鼻根点凹陷明显；Ⅲ级，鼻根点凹陷甚深，额骨与鼻骨相接处有明显成角转折。

8. 鼻翼高度　从鼻翼下缘到鼻翼沟的最大垂直距离可分三种类型：低鼻翼，约占鼻高的1/5；中等鼻翼，约占鼻高的1/4；高鼻翼，约占鼻高的1/3。

9. 鼻翼宽度　根据鼻宽与两眼内眦角间距的关系可分：狭窄鼻翼，宽小于两眼内眦间距；中等鼻翼，两者几乎等长；宽阔鼻翼，宽大于两眼内眦间距。

不同人的鼻翼沟发育程度是不同的，通常可分为3种类型：不明显；中等；显著。鼻翼沟与鼻唇沟的关系可有两者不汇合、两者微汇合及两者完全连成一线。

10. 鼻翼的突度　可分三类：不突，即鼻翼与鼻侧壁平面几乎在同一水平；微突，即略有突出；甚突，即鼻翼呈膨胀型，比鼻侧壁平面显著突向前方。

什么样的鼻型最具美感？主要看鼻型与整个面型是否相称协调，是否符合本民族的特点和审美标准。一般来说，理想的外鼻长度，为面部长度的1/3；理想的外鼻宽度（两个鼻孔外侧缘的距离），为一眼的宽度。这也就是我国古代画家所谓的“横三”、“竖五”。外鼻长于这个理想的长度为过长；短于这个长度为过短；宽于这个宽度为过宽；窄于这个宽度为过窄。

鼻面角，是前额至门齿的垂直线与前额至鼻尖的倾斜线所形成的角度。此角度在高鼻的高加索人种为30°～40°，在我国则为25°～30°。鼻唇角，是鼻中柱与上唇人中之间的夹角，多数正常人都为90°。

由鼻背至额部的角度为鼻额角。欧美人的鼻额角为120°，中国人应该更大一些。由鼻背经鼻尖至颏突的角度为鼻颏角，欧美人的鼻颏角为130°，中国人应该稍小一些。

鼻底为一等边三角形。鼻中柱的长度应为三角形高度的1/3，并等于鼻尖的长度。鼻中柱的宽度应与鼻孔的宽度相同，鼻孔呈卵圆形。

二 耳的美

（一）耳的形状与功能概述

耳位于头颅两侧，左右对称，各占一边。虽然缺乏表情和动感，但却是头面部不可缺少的器官。它是否存在与完美对容貌有至关重要的影响。耳的位置和形态如果完美，面部容貌会更趋和谐、美观。

耳包括外耳、中耳和内耳三部分。外耳包括耳廓、外耳道和鼓膜，影响容貌的主要结构是耳廓。耳廓位于头部两侧，对称排列。耳廓上缘与眉等高，耳垂附着点（下界）与鼻底等高。

除眼和鼻之外，耳也是人们较多关注的器官。除了其自身具有的位置感知、接收传导声波、听力感知的生理功能外，外耳还有美化容貌的重要功能。

一般人所说的五官端正，就包括外耳的端正、漂亮在内。人们用佩戴耳饰、装饰性眼镜等方法来衬托外耳及容貌之美，并用耳廓来衬托各式短款发型。

人类学家常用耳廓作为鉴别人种的方法之一，心理学家则用耳廓鉴别人的个性精神疾患，法学家把它像指纹一样用来鉴别罪犯；我国古老的中医学将耳廓作为视诊和经络针灸的部位之一，医学哲学家又把它视为人体全息率的体现依据之一。

有关耳廓的美学认识，随时间和空间在不断发生变化。在人类早期的艺术品中，耳廓形态常被歪曲或者风俗化，如佛的画像总是大耳。东方民族认为大耳是幸福和富贵的象征，西方民族却忌讳大耳。耳轮结节为多数中国人具有，然而很少有人注意它的存在，西方人则将较突的耳轮结节视为天生罪犯的标志。

（二）耳的美学观察

耳的美学观察包括耳廓外展程度、耳廓形态和耳垂的形态三个方面。

1. 耳廓外展程度 耳廓的外展程度依据其与颞部所形成的角度分为三种类型：

（1）紧贴型：耳廓横轴与颞部所形成的角度不超过30°。

（2）中等型：耳廓横轴与颞部所形成的角度在30°～60°之间。

（3）外展型：耳廓横轴与颞部所形成的角度在60°以上。

2. 耳廓的形态 根据耳轮、对耳轮及耳轮结节的形态，耳廓可分为六个类型：即猕猴型、长尾猴型、尖耳尖型、圆耳尖型、耳尖微显型、缺耳尖型。

3. 耳垂的形态 耳垂的形态变异很大，其大小位置也不尽相同。有的种族几乎没有耳垂，而高加索人种中，耳垂的大小则随年龄的增长而加长。根据耳垂形态的不同可将其划分为以下类型。

（1）圆形（小圆形）：耳垂向下悬垂呈圆形。

（2）方形（短方形）：耳垂与颈部皮肤相连接几乎成一直线。

（3）三角形：耳垂下部边缘向上吊起，大部分或完全与颈部皮肤相连。

（4）附连三角形：耳垂的内侧完全与颈部皮肤相连，但整个耳垂仍呈三角形。

根据耳垂与颊部皮肤相连的方式不同又分为完全游离型、完全粘连型与部分粘连型。

（三）外耳的分型

根据外耳耳廓的基本形态，外耳分五种类型。

1. 标准耳（海螺耳） 耳廓均等，无耳尖，给人秀美的感觉。

2. 不等轮耳 耳轮上下不均等，虽然文雅，但显软弱。

3. 连垂耳 耳垂与颊部皮肤完全相连，几乎看不到耳垂，给人以胆小的感觉。

4. 游垂耳 耳垂大而圆，下垂感强，完全游离于颊部皮肤，中国常将其视为高贵的象征。

5. 招风耳 外耳与颅侧壁的角度增大，超过30°，耳廓上部呈扁平状态，给人以笨拙之感。

通常认为理想的耳型，耳廓在头颅侧面位置、倾斜角度合适，耳的宽度、长度与头部宽度、长度比例协调，耳廓外形圆滑、无耳尖，其轮廓及解剖结构清晰，耳廓本身各部分比例协调，耳垂长占全耳长的1/5。

第三节 唇、牙、颏之美

一 唇之美

（一）唇的美学观察

一般认为唇是容貌美学中仅次于眼睛的重要器官。唇不仅具有说话、进食、吐出、吹吸气、亲吻和辅助吞咽等功能，而且具有高度特性化的表情功能。口唇是面部器官中活动能力最大的软组织结构，与面部表情肌密切相连；唇的移行部——红唇皮肤极薄，能透过血管中血液的颜色，加之该处血运丰富，这些决定了唇在容貌美学中的优势，即形态美、动感美和色彩美。

唇部系指上下唇与口裂周围的面部组织，位于面下1/3。唇的上界为鼻底线，下界达颏唇沟，两侧以唇面沟为界与颊部相邻。唇分上唇、下唇，两唇之间的横行裂称为口裂（俗称口），口裂的两端为口角。

唇的美学观察包括唇高度、唇突度、唇厚度、口裂宽度及唇型等。

1. 上唇的表面结构及形态标志 人类上唇的形态变化大，形态标志明显，对唇形美影响大。上唇的表面有人中、唇缘弓、唇珠三个重要结构。

（1）人中和人中嵴：上唇皮肤部表面正中为人中，这是人类特有的结构。人中部中央纵行的凹陷为人中凹。人中凹上接鼻小柱，下续唇谷，高度约为13～18mm。两侧隆起的边缘为人中嵴，也称人中柱，其下方正是唇峰的最高点。人中嵴两侧为侧唇区，以唇面沟与面颊部毗邻。

（2）唇缘弓：又称唇红线，是唇皮肤部和唇红部交界处呈现出的弓形曲线。上唇唇缘弓的曲线起伏弧度变化大，形成了上唇的唇峰（唇弓峰）和唇谷（唇弓凹）。唇谷，位于唇缘弓的中央最低凹处。此谷上续人中凹，下与唇珠相毗邻。唇谷中央凹处形似钝角形，称为中央角，中国人一般约为150°～160°。中央角两边呈弧形曲线，向两侧外上方走行续于唇峰内侧边。唇峰，是唇谷两侧的两个高高凸起部，位于唇缘弓与人中嵴交界处，构成唇缘弓的最高部。唇峰中央最高凸起部也形似钝角形，称左右外侧角，中国人一般约为210°～240°。两侧唇峰的外侧缘向外延续于口角，内侧缘即为唇谷两边，两侧唇峰的最高点比唇谷最低点高出约3～5mm。

（3）唇珠：上唇唇缘弓与中央唇谷下前方有一结节状突起，在婴幼儿更为明显，称唇珠。唇珠两侧的红唇欠丰满，而成唇珠旁沟，此沟的存在，衬托得唇珠更显突出，突而欲滴的唇珠，使唇形更增添魅力。

2. 下唇的表面结构形态与标志 下唇形态变化较小，与上唇相比，形态结构显得简单。

下唇唇缘弓（唇红线）微隆起呈弧形，红唇部较上唇稍厚，突度比上唇稍小，高度比上唇略短，与上唇对应协调。下唇与颊部之间形成一沟，名曰唇颏沟。唇颏沟是否存在、过浅或过深对容貌美有直接影响。

（二）唇的形态观察

由于种族、年龄、性别等因素的影响，唇的形态特征也有所不同，通常多以唇高度、唇突度（侧面观）、唇的厚度、口裂宽度等来衡量唇的形态美学特征。

1. 唇的正面观 当上下唇轻闭时，唇形轮廓可分方唇、扁平唇、圆唇。

2. 上唇高度 上唇高度指上唇皮肤的高度。我国成年人平均为13～20mm，可分为低、中、高唇三类，高度分别是12mm以下、12～19mm、19mm以上。

3. 唇厚度 唇厚度指口唇轻闭时，上、下红唇中央部的厚度。中国人上唇厚度平均为5～8mm，下唇为10～13mm。下唇一般比上唇厚，男性比女性厚2～3mm。按厚度可将唇分四种类型：薄唇，厚度4mm以下；中厚唇，5～8mm；厚唇，9～12mm；厚凸唇，12mm以上。

4. 唇的侧面观

1）上唇侧面观：指上唇皮肤部的侧面观察的形态，根据此部位前突程度，可分为3种类型：①突唇型：上唇皮肤部明显前突。其中突出凹形占45.5%，突出直形占24.8%，突出凸形占9.5%。②笔直型：上唇皮肤部大体呈笔直形态，占19.3%。③后缩型：上唇皮肤部后缩，占1.0%。

2）下唇侧面观：分3种类型：①凹型，占59.0%；②直型，占29.0%；③凸型，占12.0%。

唇的侧面形态并不完全取决于面部骨骼的结构和牙齿的生长状态，而且还有明显的种族差别。白种人多为直唇型，而黑种人多为凸型唇，黄种人则多为轻度凸型唇。某些黄种人唇凸很明显，但却无突颌和门齿前突征象。凸唇的比例随年龄增长而减少。

5. 口裂宽度 指上下唇轻闭时，两侧口角间距离。可分三型：窄小型、中等型、宽大型，宽度分别在30～35mm、36～45mm、46～55mm。

理想的口裂宽度约相当于两眼平视时两瞳孔的中央线之间的距离。

（三）唇的分型及美学意义

唇的形态可依据高度、厚度、前突度、口裂宽度等不同的标准进行多种分类。一般常见的唇型大致有下面几类（图7-2）。

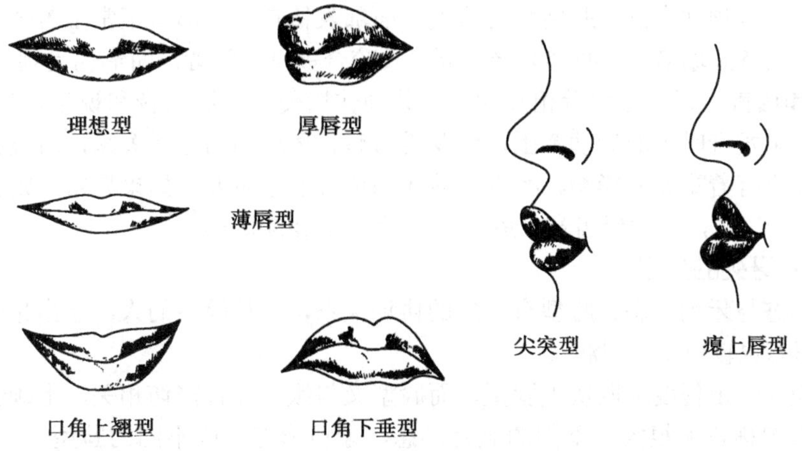

图7-2 常见唇型

1. 理想型 口唇轮廓线清晰，下唇略厚于上唇，大小与鼻型、眼型、脸型相适宜，唇结节明显，口角微翘，整个口唇有立体感。

2. 厚唇型 口轮匝肌与疏松结缔组织发达，使上下唇肥厚，上唇的唇峰高，如果超过一定的厚度，唇型就有外翻倾向。

3. 薄唇型 口唇的唇红部单薄。

4. 口角上翘型 两侧口角向上翘，可产生微笑的感觉。

5. 口角下垂型 口裂两端呈弧线向下垂，给人愁苦的感觉。

6. 尖突型 薄而尖突的口唇，唇峰高，唇珠小、前突，唇轮廓线不圆滑，尖突口唇常伴狭小鼻子影响脸型。

7. 瘪上唇型 正常上牙床位于下牙床前，如上牙床位于下牙床之后时，就会形成上唇后退、下唇突出的形态，这种口唇一般是上唇薄下唇厚。

口唇外形有种族差异，如白种人唇较薄，黄种人稍厚，黑种人最厚。同种族之间也有群体和个体差异。大小厚薄理想的，所谓标准唇型并不适合所有的人，唇型的美丑不能脱离每个人的具体特征，与脸型相配，与五官协调，与性格气质相符的唇型，才能产生动人的美感。

二 牙之美

牙齿是口腔的门户，牙齿呈弓形，整齐地排列于口腔之中，组成完整的牙列，行使咀嚼、语言等各种功能。俗话说“牙齐三分美”。我国最早的文学作品《诗经》中,就有“齿如瓠犀”等赞美女子牙齿洁白整齐的描述。

人一生有两副牙齿，即乳牙和恒牙，乳牙的萌出时间是6个月左右，2岁出齐，乳牙共有20颗，上下各10颗。6岁至13岁为替牙期，在此期间，恒牙依一定顺序萌出，换掉相应的乳牙。恒牙有32颗，上下各16颗。

（一）牙齿的功能

1. 咀嚼 食物进入口腔后，经过牙的切割、撕裂、捣碎和磨细等一系列机械加工过程，并与唾液混合，唾液中的酶对食物起部分消化作用。咀嚼力通过牙根传至颌骨，可刺激颌骨的正常发育，咀嚼的生理性刺激还可增进牙周组织的健康。

2. 保持面部的协调美观 由于牙及牙槽骨对面部组织的支持，并有正常的牙弓及咬合关系的配合，而使唇颊部丰满，肌肉张力协调，面部表情自然，形态正常；若缺牙较多，唇颊部就会因失去支持而塌陷，致面容衰老。牙弓及咬合关系异常者，面形也受到一定影响。

3. 发音和语言 牙、唇和舌相互配合，共同作用使人能够发音和说话。三者关系密切，牙的位置限定了发音时舌的活动范围，以及舌与唇、牙之间的位置关系，对发音的准确性与言语的清晰程度有着重要的影响。特别是前牙的位置非常重要，如果异常，则直接影响发音的准确程度；若缺失，则对牙齿音、唇齿音和舌齿音影响很大。

（二）牙及牙列的分型

牙齿的形态与牙列形态、脸型有一致的协调关系，如长脸型的人，牙齿也偏长；而圆脸型者，牙齿形态也较短小、圆润。

人的容貌在一定程度上取决于脸型，而脸型又与颌骨发育密切相关，上颌骨发育是否正常对面部是否匀称影响很大。不同的颌骨形态、牙弓形态构成不同的脸型，一般可将脸型、牙弓形、牙型分为方形、圆形和三角形三类。若颌骨较宽，其牙弓发育必定是宽的，面部形态可能是方形；若颌骨较窄，其牙弓必然是窄的，面部形态可能是卵圆形或三角形。

颌骨的大小不仅影响整个颜面的形象，而且直接影响到牙列的形态及其排列。因为较宽的牙弓适宜于较宽的牙齿排列，较窄的牙弓适宜于较窄的牙齿排列，而牙弓的形态取决于颌骨发育的形态，所以牙体、牙弓与整个颜面部形态有一定的相关性。

根据六个前牙的排列形态，牙列可分三种基本类型：

1. 方圆型 四个牙齿切缘连线略直，从尖牙的远中才弯曲向后，下颌前牙也有相同的特征。

2. 尖圆型 自上颌侧切牙缘即明显弯曲向后，使前牙段的弓形呈尖圆型排列。

3. 椭圆型 介于方圆型与尖圆型之间，自上颌侧切牙的远中逐渐弯曲向后，使前牙段的弓形较圆。

传统观念认为，个体的牙型、牙列型一般与面部外形是协调的。面型宽大者其牙及牙列形态多呈方圆型，面型尖削者其牙及牙列形态多为尖圆型，面型较圆者其牙形及牙列形态则为椭圆形。但实际上，这三者之间不协调的现象也在一定范围内存在。根据我国对维吾尔族、哈萨克族、锡伯族及汉族的调查，牙型与牙列型一般占调查总人数的18.90%，牙型与牙面型一致者占30.31%，牙型、牙列型、面型一致者仅占调查总人数的5.15%，而牙型、牙列型、面型不一致的比例高达45.28%，牙型、牙列型、面型之间的相关性显而易见。

（三）牙齿的审美意义

牙齿的审美从其形态美、色泽美及由对容貌美的增色和烘托效应得以表现。

1. 牙列的完整 牙列对维护面部外形起主要作用，如果前牙缺失，特别是上前牙缺失，面部外形就受到影响。如果牙列缺损较多，周围软组织凹陷，使上下颌之间距离变短，面下部随之缩短，唇颊部也因失去硬组织的支持而向内凹陷，面部皱褶增多，使面容显得苍老。

2. 牙齿的排列 一口排列整齐的牙齿，不仅具有良好的咬合关系和咀嚼功能，而且使人发音准确、语言清晰。整齐的牙列维持了良好的牙弓形态和面颊唇部的对称和丰满。先天性缺牙或过小牙畸形可造成牙列稀疏，而多生牙或牙齿过大，则可造成牙齿排列拥挤。牙列拥挤又可导致错聆畸形的发生，形成诸如“虎牙”、“开唇露齿”、“地包天”等面容，破坏了颜面部正常的比例关系及和谐对称，给容貌带来缺憾。

3. 牙齿的形态 从美学角度讲，牙齿的形态可以表现出一个人的个性。如果牙齿的形态与面型协调，两者就会相得益彰。如果一个高大威猛的壮汉，却有一口细小的“糯米牙”，或者一位窈窕淑女满口“大板牙”，必会使人感到滑稽可笑。另外，牙体组织的缺损如牙折、前牙切缘V缺损、切角缺损、牙齿过度磨损等，使牙齿形态的完整性遭到破坏，同样也会影响容貌美。

4. 牙齿的颜色 自古以来，人们常用“明眸皓齿”、“牙似排玉”等来赞美牙齿的美。晶莹洁白、富有光泽的牙齿配以健康红润、充满活力的红唇，给人以自然的美感，使容貌更加完美，具有烘云托月的作用，故有“朱唇皓齿”之说。如果漂亮的容貌配以满口黄牙或黑牙，就令人遗憾了。

（四）理想牙齿的审美特征

1. 牙列完整，无先天性或后天性的缺牙，无多生牙。

2. 牙齿排列整齐，不拥挤，不稀疏，牙齿无扭转、移位、异位等，牙量与骨量相符。

3. 咬合关系良好，上下前牙超覆聆关系正常，后牙为中性聆（即正中咬合时上颌第一磨牙的近颊尖与下颌第一磨牙的颊沟相对），无任何咬合畸形，如反聆、开聆、深覆聆等。

4. 牙齿形态完美，结构清晰，牙齿形态与面形协调，无畸形牙（如过小牙、锥形牙、融合牙等），牙体组织完整无缺损，无牙折、龋齿及牙体组织过度磨损等。

5. 牙齿颜色晶莹洁白或微黄，富有光泽，无变色牙、着色牙及牙结石等，牙周组织健康无炎症，牙龈及嘴唇色泽红润。

三 颏的美

（一）颏及其审美位置

颏，俗称下巴，位于面下，上部通过颏唇沟与下唇皮肤相延续，下部为颏下点，也是颜面的最下端。颏与鼻、唇一起决定面部侧貌突度及轮廓。颏的高度、突度及大小对面下1/3高度、宽度乃至整个面型都有重要影响作用，被誉为容貌美的黄金部位。在一定程度上，颏部的外形轮廓还可反映出人的性格特征和气质。一些公认漂亮的面庞，就是以微微突出的颏为其鲜明特征之一，有人称之为"现代人类的美容特征"。

容貌美的重要标志之一是颜面各部分间的协调、均衡和统一，即无论从正面还是侧面，颜面各部分间的高度、长度及突度各方面的比例关系都应和谐一致，这才是最具典型意义的美。张震康等采用三维测量分析方法研究了中国美貌人群颜面结构的相互关系，发现面上部及面中部颜面结构具有相对的稳定性和一致性，但面下1/3则有较大的个体变异，反映了面下1/3突出地体现了个人的个体特征，是颜面整体结构中最富于变化、最具特征的部位。

还有研究表明，中国人美貌正常颌人群与同一人种日本人正常颌人群相比较，其显著区别在于面下1/3。前者在水平方向的发育和突度明显大于后者，日本人的颏突度明显不足，呈现出颜后缩及相对颌前突的侧貌，中国人颜轮廓清晰。

将普通正常颌人群与美貌正常颌人群进行比较发现，容貌美人群具有发育良好、突度丰满的面下1/3，呈相对较直的面型结构。

贾绮林等采用后前位X线头影测量法研究了颜面不对称畸形的颅面骨骼结构，发现颜面不对称畸形患者的面上2/3发育基本正常，畸形主要表现在面下1/3。这也从另外一个角度揭示了面下1/3结构对容貌美的影响是至关重要的。

唇、颏结构是面下1/3的重要结构。在关于颅面结构协调和统一的研究中，鼻、唇、颏关系被美学家、艺术家及医学家所注意，把一个形态大小正常的鼻子和微微突出上翘的颏看做是漂亮脸庞的重要标志。著名的审美平面即是以鼻颏连线为标志。

传统的中国人审美意识，更看重眼睛而忽视了鼻唇颏关系的协调。眼睛的大小、有神与否固然是容貌美学中非常重要的一部分，但鼻唇颏关系的不协调将破坏颜面整体结构的协调和统一，给人以不美的感觉，即使眼、鼻、唇、颏孤立地看并无明显缺点，但协调关系的破坏却掩盖人们对个别结构特征的注意。现实生活中，有些人眼、鼻、口各自孤立地看，似乎都可以找出某些缺点，但因相互关系协调却仍给人以美感。

比较解剖学家的研究表明，在人类漫长的演变进化中，在大脑发达、体积增加、颌骨咀嚼器官逐渐退化后缩的同时，颏的轮廓及突度就突显。因此颏是现代人类面容的特征。西方人甚至把颏的形态与突度同个体特征相联系，后缩的发育不足的颏看做是胆怯、优柔寡断的象征，而发育良好、微微上翘的颏则被看做是勇敢、刚毅、果断象征。

（二）颏的美学观察与分型

1. 颏部的解剖标志 颏部位于面下部，其上部通过颏唇沟与下唇皮肤相延续，下部为颏下点，也是整个面部的最下点，左右两侧皮肤与颊部相延续形成唇颊部。

颏部的解剖标志点包括骨性和软组织标志点，一般颏的外部形态主要指软组织，常用面部软组织侧面标志点来描述。

（1）额点：额的最前点。

（2）软组织鼻根点：软组织侧面上相应之鼻要点。

（3）眼点：眼睑裂之外眦点。

（4）鼻下点：鼻小柱与上唇皮肤之连接点。

（5）上唇缘点：为上唇最突点。

（6）下唇缘点：为下唇最突点。

（7）软组织颏前点：为软组织颏的最前点。

（8）软组织颏下点：为软组织颏的最下点。

（9）咽点：软组织颈部与咽部连接点。

（10）下唇、颏唇沟和颏构成颏唇复合体，决定颏的轮廓。下唇突起，颏唇沟处内凹，从而衬托出微向前翘起的颏部。

2. 颏的美学观察 颏的美学观察主要包括颏高度、颏突度、颏唇沟深度、鼻唇颏三者的关系等。将正常颌人群与容貌美人群作比较，发现容貌美人群具有发育良好、突度丰满的面下1/3，呈相对较直的面型结构。颏的观察主要包括以下内容：

（1）颏高度：若在鼻根部和鼻小柱根部作两条横行水平线，可将脸分成上、中、下三等份；在面下1/3经口裂再划分三等份，上唇（包括上唇皮肤、唇红）占1/3，下唇到颏缘占2/3。面下部的上唇高与下唇颏高之比为1∶2（女性略小），即面下部上、下唇（包括唇红向下至颏唇沟软组织最低点）及颏部仍为三等份。

（2）颏突度：先于耳屏上和眶下缘作一水平线，再从软组织鼻根部引垂线下延至颏部，另从眶下缘前也引出一条同样的垂线，据此可分：正常，颏部在两垂线之间；前突，颏超过鼻根垂线；后缩，颏后缩超过眶下线。理想则为颏前点轻贴于鼻根点垂线。也有人将颏突度分为五级：1级，微向后缩；2级，垂直；3级，微向前突；4级，明显前突；5级，极向前突。

（3）颏唇沟深度：指侧面观下唇皮肤与颏部皮肤相交处软组织最低点至颏前点的水平距离。据张震康报告中国美貌人群颏唇沟较深，男女分别向前13mm和7mm。男性表现出更为明显的轮廓。

（4）鼻唇颏三者关系：评价鼻唇颏三者关系是否协调匀称，常用瑞氏（Ricketts）审美平面、斯氏（Steiner）审美平面，莫氏（Merrifeld）的Z角三种方法。

瑞氏（Ricketts）审美平面：是指鼻尖点至软组织颏前点联想的审美平面（也称E线）。其要求上唇距此线比下唇距此线略远一点，一般认为上唇约距4.0mm，下唇约距2.0mm。但西方人上下唇后退于该平面较远，东方人相对较近。Ricketts认为面型良好的白种人上下唇均位于平面后方，上唇更靠后些，黄种人上下唇恰与平面相切，黑种人上下唇向前突出于平面。

斯氏（Steiner）审美平面：是指鼻尖至人中呈S形曲线，该曲线的中点与软组织颏前点的联想平面。许多学者认为，美的容貌应是上下唇突点与该平面接触，若超前或后退过多，则视为异常或不美。

莫氏（Merrifeld）的Z角：方法是从软组织颏前点到最突出的唇做一连线，此线与眶耳平面（指外耳道上缘与眶下缘连线构成的假想平面）形成一个夹角称为Z角，在和谐的面部此角为80.5°。

鼻唇颏协调关系在中国人容貌上的表现，是双唇均位于审美平面之后（无论是瑞氏平面还是斯氏平面）；上唇相对于审美平面靠前，下唇相对靠后。

（三）颏的分型

1. 从正面观察，颏可分为以下五种类型：

（1）圆颏：颏部圆钝，显得快活、明朗、有孩子气。

（2）鼓颏：颏部丰满鼓胀，高贵、宽容，但显得迟钝、呆滞。

（3）长颏：颏部过长，冷静、稳重、大方，但显老，有迟钝感。

（4）尖颏：颏部尖细，敏感、活跃，但不够稳重。

（5）方颏：颏部两侧突出，显得活泼、坚强，但较固执。

2. 侧面观察，颏可以分为以下六种类型：

（1）标准理想颏：颏前点位于瑞氏审美平面上，上唇高与下唇颏高度比为1∶2，颏唇沟较深，颏轮廓清晰，微微上翘，鼻唇颏关系协调，鼻根点与颏前点的连线垂直于眶耳平面。

（2）凹型颏：颏部弧度过大，艳丽但略显轻佻。

（3）小颏：颏部细，显得稚气。

（4）平颏：颏部弧度过小，显得沉着，但冷漠，缺乏女性美。

（5）圆颏：颏部膨胀，显得稳重大方，但稍迟钝。

（6）重颏：呈双重颏形，虽丰满圆润，但觉得迟钝、呆板。

第四节　颈与躯干的美

一　颈肩与背部美

（一）颈部美

颈部外露，上界是下颌缘和枕骨粗隆，下界是锁骨和第7颈椎脊突。颈从正面、后面看是圆柱体，侧面看是上下面平行倾斜（从后上至前下）的圆柱体。男子颈较粗短，喉结大而较低，可见气管上段隐形，胸锁乳突肌粗圆，锁骨和胸骨上窝明显，颈从侧面看有上粗下细感。女子颈稍细长，平滑细腻，喉结小而高，颈下部甲状腺较男子发达，颈从侧面看上细下粗。女子的胸锁乳突肌不如男性外显，锁骨上窝浅，其颈部两三条横纹称维纳斯项圈，是女性特有的美学特征。

根据颈的形态特征可分如下类型：

1. 正常颈　颈部前凸适宜，前弯距在3～5cm之内，颈的粗细与头部大小、肩宽相和谐，头颈长约为身高的1/6；细长颈，见于瘦长体型，头颈长大于身高的1/6，可经颈部健美训练或增加饮食使皮下脂肪增加，改善形态。

2. 粗短颈　多见肥胖和超力体型，减肥有助于改善粗短颈的形态。

3. 探颈　为较常见不良形态，颈部向前探出，多见于先天性驼背体型或颈部外伤等疾病，可经体姿训练或去除病因来改善。

4. 仰颈　颈部后仰、胸部前挺，多见于颈部病变。

5. 斜颈　可因先天性斜视、脊椎发育畸形、单侧颈肋畸形、肌性斜颈、痉挛性斜颈等单侧因素引起，以肌性斜颈最多见。

6. 缩颈　常见于短颈和习惯性耸肩，挺胸、抬头、降肩训练可改善缩颈。

7. 蹼颈　多见于女性颈部双侧皮肤蹼状畸形，可通过美容外科手术矫治。

（二）肩部美

肩为颈、胸、背和上臂相互连续的部位，是三角肌的覆盖区，基本形为三角形，中央圆滑隆起。男子三角肌发达，肩平宽、肩峰高、厚状结实，显阳刚之美；女子肩肌不发达，肩平薄窄、肩峰低，有娇小柔弱感。

肩的形态可分下面几种类型（图7-3）。

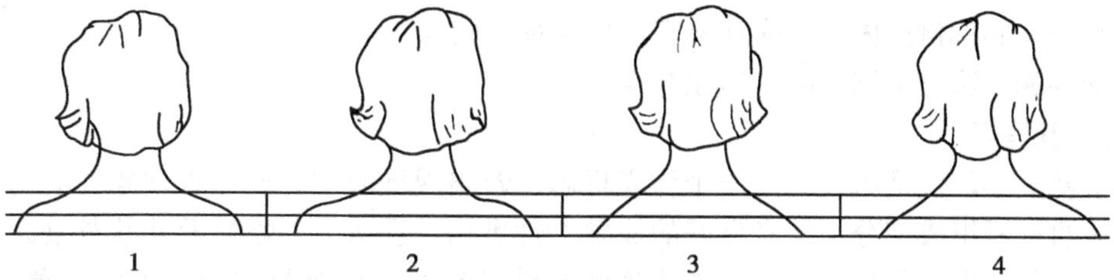

图7-3　肩部形态

1.正常型；2.平肩；3.溜肩；4.不对称肩

1. 正常肩　肩部上缘与颈部连续处高于肩峰，此连续处和肩峰间的假设连线与水平的夹角小于45°。

2. 平肩　上述夹角明显减小，肩上缘与颈部连续处与肩峰等高。

3. 溜肩　也称塌肩，上述夹角大于45°，女性判断标准适当加大。

4. 耸肩　肩峰高于肩上缘与颈部连续处。

5. 不对称肩　表现为左、右肩两侧不对称，如一平一耸、一平一溜、一耸一溜等。

6. 翼状肩　肩胛骨短而小，并上移至颈部，这种肩部畸形较少见。

（三）背部美

背部上界为第1胸椎，下界为第12肋，边界为腋后线。男子背部肌肉发达，第12肋粗长，基本形为方形；若背肌凸凹分明、肩胛骨大、胸椎后突弧度小，背部宽阔、厚实挺拔，称虎背。女子背部肌肉不发达，肩胛骨较小，凸凹变化不显著，胸椎后突弧度稍大，与颈椎前突构成流畅的“S”形曲线，加上皮下脂肪较厚，背部光滑圆浑。女性倒梯形胸背与宽阔的骨盆衬托出细腰特征。

背部形态可分以下类型：

1. 正常背　头颈正直地落在肩上，脊柱各弯曲正常（即脊柱颈曲、腰曲的弯距在3～5cm内，胸曲的弯距在2.5～4cm内）。

2. 圆背　即驼背，指脊柱胸曲过分后凸，呈圆弧状，头颈落于标准姿势线的前方。

3. 平背　即直背，脊柱胸曲和腰曲弯度均过小。

4. 鞍背　脊柱胸曲下段和腰曲过分前凸，致腹部前突，头颈和上部躯干落于标准姿势线的后方。

二　胸部美

（一）胸部美

胸上界为锁骨，下界为肋弓，两边界为腋中线。胸廓正面，从上面看是上小下大的桶状形，但由于肩、胸、背部肌肉等结构，从下面看是上大下小的倒梯形。侧面看胸部是向前下倾斜的卵圆形。男子胸肌发达，胸廓大而宽、厚，显得胸长小于腹长；女子胸肌扁平，乳房乳腺发达，胸廓窄而圆，下部内收明显；显得胸长与腹长相等，故看似下腹长，腰际位置高。

胸部形态可分如下类型：

1. 正常胸 胸廓前后径与横径之比为3∶4，胸骨较平，胸肌结实而丰满。

2. 扁平胸 上述胸廓比明显小于3∶4，胸部平坦，肩高耸，锁骨突出。

3. 桶状胸 胸廓前后径过大，甚至等于或超过横径，如圆桶状。

4. 鸡胸 胸廓侧壁内凹，胸骨前突，形如鸡的胸廓。

5. 漏斗胸 胸骨下端内凹，形如漏斗。

（二）乳房美

男子乳头小，仅是男性胸部一个体表标志，若出现乳腺发育属病理现象。乳房是女性胸部曲线美的重要组成部分，发育良好的成熟女性乳房，乳头大，略呈桑葚状外观。乳头位置在锁骨中线第5肋骨至肋间范围，乳头连线是锁骨平面至双腹肌沟中点平面的黄金分割线。乳头距胸骨切迹20～40cm，距胸骨中线10～12cm，距乳房皱襞5～7.5cm，直立时与上臂中齐平，乳头间距20～40cm。乳晕直径4～5cm，呈棕红色，少数玫瑰色或粉红色，生育后呈棕褐色。性刺激可致乳晕平滑肌收缩，乳晕变小，乳头坚挺。乳房基部直径约12cm，位于第2～6肋间，内界为胸骨旁线，外界为腋前线。

女性乳房形态因人而异，成人未育女性乳房可分为六型：

1. 幼稚型 乳腺尚未发育，微微隆起的轮廓或在乳晕区及周围有发育的小乳房，乳头乳晕形态基本正常，环差小于10cm（环差等于过乳头胸围减乳房下皱襞胸围），青年女性小乳房的比例约为10%。

2. 圆盘型 乳房前突2～3cm，乳头在圆盘中央，乳体初步发育，环差约12cm，因较平坦着衣时难见乳房型，比例约为15%，多见于青春发育初期。

3. 半球型 乳房前突4～5cm，乳头位于中央，乳体隆起，呈半球状，体积约200ml，环差约14cm，属较美观乳房，着衣可见乳房型，约占青年女性的50%。

4. 丰满型 乳房前突5～6cm，约等于乳房底盘半径，体积约300ml，环差约16cm，乳头和乳体因重力向外下方移位，乳房上部皮肤成斜坡形，下部皮肤为弧线形，胸肌线上形成明显的乳沟，乳房皮肤弹性好、运动出现细微颤动，着衣显丰腴感，不仅造型美，且具性感魅力，约占青年女性的20%。

5. 悬垂型 乳房纵轴长于或等于基部直径，体积超过300ml，受垂力明显外下倾斜，尾部隆起，下部低于基部下缘，有下皱襞，因皮肤、腺体松弛乳头斜向外下，乳体有桶状感，影响美观。

6. 肥大型 未育女性可因乳腺过度发育或合并脂肪堆积引起，体积超过400ml，下垂，立时呈葫芦状，失去正常美感。

已婚已育妇女常见乳房形态有松垂型、萎缩型、肥大型、混合型。

三 腰、腹、盆部

（一）腰部美

形体美学上腰指肋弓最低点至髂后上棘之间，其形态从后面看是长方形，侧面看是正方形。男子腰部肌肉发达，腰椎前突不明显，脊突有下陷感，从侧面看肋弓最低点至髂后上棘间可有轻微凹陷，整个腰部粗圆，比作“熊腰”，显示出强大的腰部力量。女子腰椎前突明显，与骶椎后突共同构成“S”形曲线，且腰际长而高，肌肉不发达，所以腰两侧内收成腰线，也称腰身或侧腹线，左右呈对称弧形，体现腰部美感。女性理想腰围约60cm。正常腰指腰围在正常范围内，形态圆滑，见于匀称体型（图7-4），大于或小于正常腰围者称粗腰或细腰，前者见于胖体型和生育后的女性，后者见于消瘦或瘦长体型。

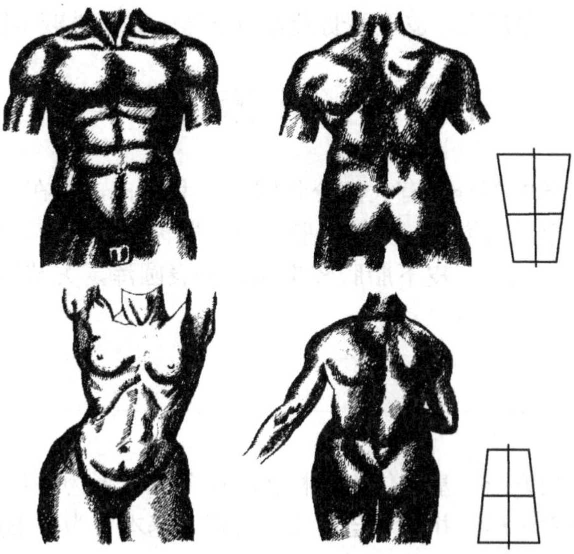

图7-4　男性与女性躯干外形的比较

（二）腹与脐部美

腹部范围在肋弓与腹股沟之间，两侧为腋中线，基本形态为上小下大的卵圆形，其表面特征受腹肌和皮下脂肪的影响。一般男子可见两排六块腹肌突起，健美运动员两侧可见八块肌肉突起。女子腹部皮下脂肪厚，肌肉不发达，一般见不到腹直肌肌型，上腹窄小平滑，下腹与骨盆协调，外形圆隆，其肥胖体型下腹外突最明显。

脐又称脐孔，位于腹部正中线，高约于第3～4腰椎间。脐是人体从上至下第3个头高分界线，是分割人体全身（头顶－脐－脚跟）的黄金点。在人体造型艺术上，脐在轴线上的位置相对不动。脐有多种形态，女性皮下脂肪厚，脐如深陷的喇叭形，圆浑且富有魅力。肥胖的女性或男性脐多呈水平舟状，消瘦体型的脐呈垂直舟状。

（三）骨盆部美

髂骨、坐骨、耻骨和骶骨构成骨盆，男性为短方形，后观呈正方形，前后径小于左右径；女性为较长方形，骨盆侧翼外展低平，髂嵴间距在人体比例上大于男性。女性盆腔前后径与左右径相等，前倾角大造成其骶部、耻部明显超出男性外突，且臀部硕大而后翘。其耻骨前突和阴阜部的脂肪垫膨隆及阴毛的倒三角分布构成女子性别特征。而骶骨和腰椎明显后突和前突，使腰骶曲线鲜明，又显示了女性的生殖力和造型美。

臀大肌、臀中肌与骨盆构成臀部，与腰部形成显著的凸凹关系，臀部又和大腿融为一体，成为下肢造型的重要部分。女性臀部皮下脂肪丰厚，外表光洁、圆润，呈球形后突，完整、优美，与乳房共同赋予人体最佳曲线，胸部和臀部往往交错倾斜运动，形成和谐变换的韵律。男性由于骨盆高、脂肪少，外形较窄呈肾形，髂嵴和股骨大转子骨性标志可见，具有阳刚特征。

臀部形态类型：

1. 正常臀 臀部发育良好，皮下脂肪较厚，臀大肌发达，圆滑膨隆，臀围在正常范围内，腿、脚并立时，从腰部至臀部顶点的距离（即臀位）在18cm内，外观挺翘。

2. 扁臀 臀肌发育不良，膨隆不明显，缺乏曲线美与弹性。

3. 窄臀 臀部扁窄，外形倾向于男性骨盆，臀下皱襞低平。

4. 肥大臀 臀围明显超过正常范围，腿、脚并拢时，臀位大于18cm，外观呈下垂状。

5. 小圆臀 外形呈球形后突，皮下脂肪及臀肌丰厚，臀下皱襞呈圆弧形，臀沟清晰。

第五节 四肢的美

四肢是人体中最活跃的部分，有大部分骨骼关节和肌肉，其在形态美学上的性别差异，主要表现在皮肤的质和形体结构上。男性四肢骨骼、肌肉较为显露，关节周围韧带较紧，动作较生硬；女性四肢比例细小，皮下脂肪较丰满，外表圆浑，关节运动范围大，韧带较松，活动更灵巧。

一 上肢的美

人体上臂基本形为长方形，基本体为圆柱体。前臂基本形为梯形，上宽下窄，基本体为扁圆柱。手掌为不规则六边形，并指时全手为长方形，基本体为弧形扁方体。肘关节外翻的角度（提携角），女性为5°～17°，男性小于10°。在正立、双上肢自然下垂时，肘部与肋弓下臂等高，腕部与耻骨等高，掌骨小头与臀下皱襞等高。双上肢外展时，两侧中指尖间距等于人体全长。（图7-5）

男子上肢粗长，肩部三角肌、肱二头肌和前臂屈肌发达，肌肉界限明显，肘部、腕部骨性标志和肌腱明显。女性上肢细短，上臂围约为前臂围的1.2倍，肘、腕、掌、指各部关节活

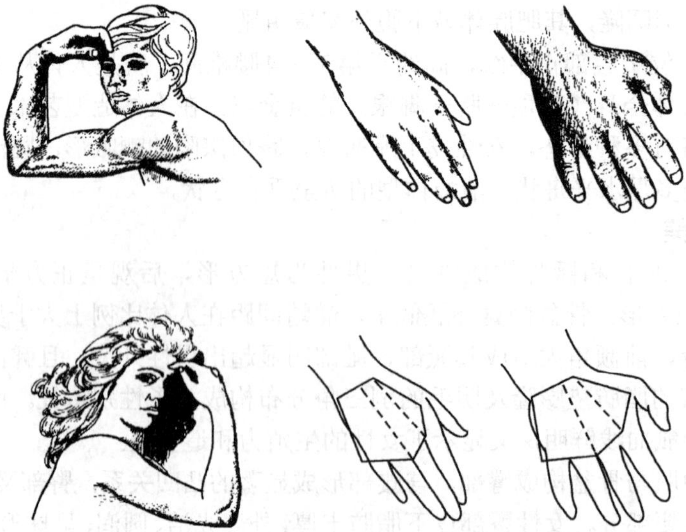

图7-5 男性与女性上肢及手外形比较

动范围大，提携角大，从肩至手的形体过度和缓，运动有柔软的漂动感。可用上臂紧张围和放松围来衡量上臂形态，两个围度相差较大者肌肉发达。也可测前臂围，大于正常者，前臂较粗壮，反之较苗条。

上臂部伸展类型：欠伸，当两臂（掌侧向上）用力向左右水平伸展时，上臂与前臂不在一条直线上，前臂稍向上曲；直伸，伸展时上臂与前臂在同一直线上；过伸，伸展时上臂与前臂不在一直线上，且前臂稍向下曲。

手部形态：从掌侧面观察，正常手掌与中指长度比为4∶3，手掌阔度等于中指长度。从背面观察，五指长短不一，中指最长，拇指与小指等长，拇指的近节和末节分别与示指、中指、无名指的近节和中节等长，小指尖伸直时等于或超过无名指末节指横纹。男性手较粗，掌宽厚，指圆而方，手指静脉和肌腱轮廓清晰。女性手娇小，指尖而修长，关节灵活，皮下脂肪厚，外形丰满。异常的手形有爪形手、猿手、扇形手、铲形手、蜘蛛指等。

二 下肢的美

下肢的重量和体积仅次于躯干，支撑着人的重量，运动中髋关节、膝关节的屈曲有助于降低人体的重心。站立时双足有六个负重点共同构成稳定的人体支撑平面，在平衡状态，人的重力线落在此支撑面。当下肢在运动中移动，总能使人体由失衡态转换向平衡态，两者交替，体现协调和共济美，并得到支撑面保证。膝部显得较狭窄。女子大腿皮下脂肪发达，前后厚度特大，并立时两腿内侧上部前面看不见间隙，膝部宽圆，大腿围约为小腿围的1.5倍，踝部较圆浑（图7-6）。

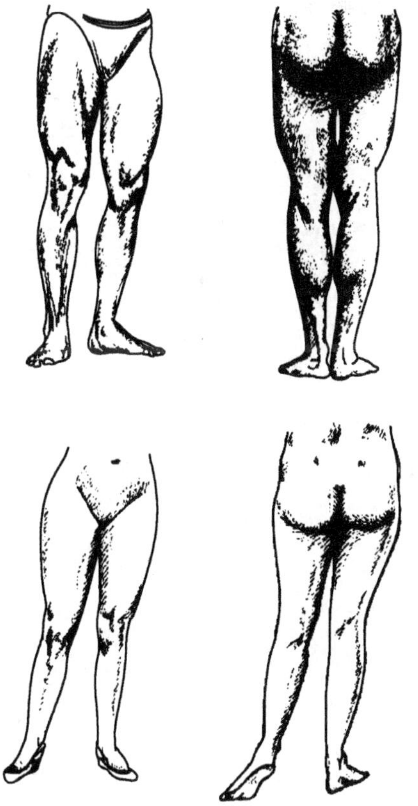

图7-6 男性与女性下肢外形的比较

1. 大腿 根据大腿形态及与身材比例关系可作如下分类：

（1）正常腿：大腿长为身高的1/4，且比例匀称，粗细适宜。

（2）长腿：长度超过身高的1/4。

（3）短腿：长度小于身高的1/4。

（4）粗腿：若按中国标准身高，18～25岁成年男女大腿围是48～52.4cm，超过52.4cm为粗腿，但要结合身高和体型评价。

（5）细腿：大腿围按上述标准小于48cm者。

2. 小腿 小腿形态从整体上看上部细于中部，中下部又逐渐变细，近踝关节处变为最细小，具体可作如下分类：

（1）球形：小腿中部丰满膨大，轮廓清晰。

（2）短梭形：小腿中部肌腹呈短弧状，上部略细，下部明显变细，曲线圆滑健美。

（3）长梭形：小腿中部肌肉松弛呈长条状，上下两部细于中部，跟腱较短，给人乏力感。

（4）臃肿形：小腿肥胖，肌腹轮廓不清，浑圆一体，缺乏美感。

3. 腿部的类型 根据双腿站立时膝关节的形态，可分三种类型：

（1）直型腿：站立时两腿和两膝的内侧面相接触。

（2）X型腿：两膝的内侧面相接触，但两腿开分。

（3）O型腿：两腿的内侧面相接触，但两膝分开。

4. 足的形态 足骨有跗骨、跖骨和趾骨三部分，形成外侧足弓、内侧足弓和横弓，内侧足弓比外侧足弓高大。足的轮廓为六边形。男性足部宽大厚壮，足趾粗而方，第一趾关节和第五跖趾关节侧突明显。女性足狭小而薄，足趾细长，趾头略尖，前伸明显。

5. 足的类型

（1）正常足：形态正常，足弓高度在正常范围内，检查可见足印最窄处的宽与相应的足印空白处的宽度比为1∶2。

（2）扁平足：足弓高度低于正常范围，足印最窄处的宽度增大，与相应的足印空白处的宽度之比为1～2∶1或更大。

（3）高足弓：足弓高度超过正常范围，足印最窄处宽度为零。

足的畸形（病态）很多，如内旋足、外旋足，内翻足、外翻足，马蹄足、仰趾足、蹈外翻、蹈内翻等。

第八章 医学审美教育

医学审美教育在于培育医学生具有成熟的审美心理，提高感受美、鉴赏美、运用美和创造美的能力，并使这种能力日臻完善，促进学生在智力、思想、道德、体格和人格等方面全面发展，更好地为医务实践服务。医学审美教育不但是医学美学的重要部分，而且也是医学教育的一个重要环节。因为医学教育的目的，是培养造就一大批以创造和维护人体健美为己任的专业人才。能否在医务实践中运用美的规律、按照美的原则、依靠美的修养、卓有成效的为人体健康和人体美服务，是新时期医学教育成败的重要标志。

第一节 医学审美教育的内涵

医学审美教育是医学生全面素质教育不可分割的组成部分，它是指教育者在一定的医学美学思想和理论指导下，对医学生进行医学审美意识、医学审美规律方面的教育，以提高医学生医学审美感受力、鉴赏力以及创造力，同时又将医学审美意识、审美规律渗透到德育、智育、体育等各部分教学实践中，从而达到全面提高医学美整体素质的目的。

一 审美教育的历史演变

“美育”一词是德国美学家席勒最早使用的。席勒当年敏锐地觉察到，人在自然状态中受制于自然，而在纯粹的道德状态中又受到理性压抑感性的威胁。他认为理想的人格应是感性和理性自由完美的融合，这就是“优美的灵魂”，而“优美的灵魂”的实现，其必经之路便是审美教育。所以席勒是从人道主义的立场出发，提出美育这个概念的。文艺复兴时期的人道主义旗帜鲜明地主张“个人的完美化”及“人的全面发展”，以此对抗封建神权的。显然，人道主义代表了古希腊罗马和文艺复兴时期教育的最高理想，它把各方面的教育看做一个整体，以这么一个教育的整体来培养整体上完善的人。

中国最早使用“美育”术语的是蔡元培先生。1901年他在《哲学总论》一文中提出了“美育”的概念，这是他根据席勒曾经使用过的德文词组Asthetische Erziehung翻译过来的。1903年王国维在《论教育之宗旨》中，把西方美育理论较为全面地引进中国。1922年蔡元培先生在《美育实施的方法》一文中写道：“我国初办新式教育的时候，只提出体育、智育、德育三条件，称“三育”。十年来，渐渐的提到美育，现在教育界已经公认了。”蔡元培先生提出了“以美育代宗教”的著名命题，直觉到了艺术与宗教的共同之处，就是它们都能作用于人的感情。情感与理智构成了人把握世界的重要方式，与之相适应形成的两种把握世界的能力不是天赋的，要通过后天的培养和教育，美育是情感教育的有机组成部分。中国近代硕儒王国维也把四育分为两个部分：体育和心育，心育包括德育、美育。四育的目的是培养身心健康、全面发展的人。

（一）审美教育与个人的全面发展

1844年，马克思在《经济学——哲学手稿》中指出："我们把劳动力或劳动能力，理解为人的身体即活的人体中存在的，每当人生产某种使用价值时就运用的体力和智力的总和。"众所周知，马克思和恩格斯在1848年出版的《共产党宣言》中写下了一句名言："每个人的自由发展是一切人的自由发展的前提"。综合起来看，主要包括以下四方面的内容：一是人的劳动的全面发展，也即人的社会性、实践性、自觉能动性的充分发展；二是人的社会关系的全面发展；三是人的能力或才能的全面发展；四是人的个性的全面发展。从这四方面的内容中我们也不难发现，从根本上来说，马克思是从本质的层面上提出了一些最基本的、也是方向性的理论说明，以引导人的全面发展。个人全面发展的基本内涵大致可理解为以下三点：第一，自由个性的充分发展。第二，个人能力的充分发展和个人价值的全面实现。第三，类特性在个人身上的充分发展。1878年恩格斯在《反杜林论》中指出："通过社会生产，不仅可能保证一切社会成员的富足的和一天比一天充裕的物质生活，而且还可能保证他们的体力和智力获得充分的自由的发展和运用。"

审美教育是通过审美教育活动，促进个体的审美发展，推动人的全面发展，进而达到人与社会的和谐完美的发展。审美教育是美学和教育学的融合，是素质教育的重要组成部分，"没有美育，就不可能有个性充分的全面发展"。尽管美育作为一种情感教育，其功效并不是立竿见影的，但是他却像"润物细无声"的春雨那样，渗透在人的心理领域的各个方面。不仅给人以美的愉悦，而且给人以真的启迪，智的诱发，健的促进。美育以它独特的功能，对人的全面发展起着十分重要的、不可替代的作用。

1. 审美教育促进个体和谐发展 发展完美的人格，是指人的全面自由的发展，或者说是人的本质力量的完满和充实，人的智力、品格、情操和体魄得到全面而和谐的发展。审美的基本功能就是塑造完美的人格，而塑造完美人格的关键或中心环节在于建构完善的审美心理结构。这种心理结构的建造"从个人来说是经过教育的结果，所以讲欣赏能力，就直接牵涉到培养这个心理结构的问题。假如我们所受的艺术熏陶多，文化教养水平高，那就会使心理结构丰富，审美能力强，你就能够在人家不能够发现美的地方发现美，"并进行美的创造。具体来说，通过运用人类长期实践活动所创造的美的产品和揭示出美的规律，去影响个体的感官和心理，增强审美感受的创造力，形成平衡和协调的心理结构，并间接地影响智力和品德的发展，最终实现完美人格的塑造。审美教育有助于认知结构和伦理结构的建立，有助于智力和品德的发展。一个全面发展的人，不仅是伦理的人、理智的人，同时又是审美的人。

2. 审美教育对智育发展的作用 关于审美教育提高人的智力问题，一直没有引起足够重视，在实际教育中，往往只重视知识教育，而忽视了审美教育。现代科学已证明了美育能发展人的智力。美育着重于感情、意志方面的陶冶。美不仅可以丰富人的知识，而且还可以促进创造力和想象力的发展。首先，审美教育能够以美启真。它不仅可以启迪人们的思维，而且能够丰富人们的情感。人们通过对于自然美、社会美、艺术美的欣赏，可以在愉悦精神的同时，洞察历史，认识自然，了解社会，获得各种自然科学和社会科学的知识。实践证明：对儿童进行音乐、美术等方面的审美教育，已经成为培养儿童创造性思维，开发儿童智力的最有效的手段。其次，审美教育可以发展人的想象力，培养人的创造性思维能力。爱因斯坦说："想象力比知识更重要，因为知识是有限的，而想象力概括着世界上的一切，推动着进步，并且是知识净化的源泉”。所以一部文学作品，一幅精湛的艺术品，一曲动人的乐章，一种美的事物，都能唤起人们丰富而宽阔的想象力，使创造性智慧得到启迪与形成。再次，审美教育是一种自由的教育，它能够充分发挥人的审美主体性。作为社会的人，总要寻找他认为美的东西、美的生活。因此审美教育不需要强迫、灌输，也不能借助意志、毅力，它完全是以自由的方式进行的。

美育过程是一个自由自觉的教育过程；是一个激发受教育者的情感、思想进行自我运动的过程；是受教育者被美的事物所吸引，主动地、愉快地、自觉地追求美的人生境界的过程。席勒在谈到美育的特点时曾说："美育通过自由去给予自由，这就是美育王国的基本法律"。这不仅指出审美教育是用一种自由的方式进行的，而且还说明审美教育的目的是使人们取得更多的自由，即成为完美的全面发展的人。因此审美教育成了受教育者认识世界，促进智力发展的根本途径。

3. 审美教育对人的道德教育的完善和巩固 审美教育的目的在于培养人全面发展的自我意识，使人认识自身的价值、情感、地位，是对人的自由天性的培育。审美境界可促使个体抑制感性欲求，宁静致远，保持自身尊严和高尚的人格，也正是这超越道德束缚的审美境界蕴涵着能跨越生死，不计利害得失。在审美教育中道德感、理智感、美感三方面是融会贯通的，其中美感作为一种信息把三者联系起来，使审美情感成为一种道德行为的动力。别林斯基说："美与道德是姐妹"。这就指出了美与道德的关系，美育与德育不仅是相通的，而且是相互依存、相互补充和相互促进的。缺乏美育的德育是不彻底、不完全的德育，它对人的影响将始终停留在外在的、肤浅的层面，而不能达到人的内心深处，造成完全的人格；而缺乏德育的美育则是狭隘和封闭的美育，只有依赖德育才能将美育的触角伸入广阔的社会领域。席勒认为"要把感性的人变为理性的人，唯一的途径是首先让他们成为审美的人。"审美教育是德育的深化，可使人从客观上感受到自然美、社会美和艺术美，从而提高内心的灵魂美的追求，使人自觉脱离世俗，抛弃低级趣味，追求高尚的精神生活。

由此可见，审美教育对完善人的全面发展的教育任务有着不可替代的作用，没有美育的教育是不完整的教育。审美需求的肢解或匮乏，意味完整人格的肢解，全面发展的破坏。

（二）审美教育的特征

审美教育作为塑造完善人格的一个重要方面，有着不同于智育和德育的特征。

1. 体验性 任何人的审美能力的形成和发展，都要通过独特的情感体验。所以审美教育有别于智育和德育。智育是一种理智活动，要求我们应有客观冷静的态度，不能带有感情色彩；德育涉及更多的是善恶价值判断，虽然与情感及人格培养有一定的关系，但毕竟不同于美丑辨别的审美教育。

2. 娱乐效果 所谓的娱乐效果，是指在审美教育的实施过程中，个体明显地感受到某种程度的愉悦，因而获得某种满足，感到意趣盎然。在审美活动中，任何个体都要暂时排除生理及道德上的功利关系，从而只会感到摆脱个人利害考虑的轻松感。"美育之父"席勒在《美育书简》一书中指出："人应该同美一起只是游戏，人应该只同美一起游戏"。

3. 自发性和主动性 审美教育的自发性和主动性是指受教育者具有自发的主动介入的兴趣。相对智育和德育的严肃、刻板和枯燥，美育更能激起受教育者的浓厚兴趣，唤起他们参与的冲动，重温审美所带来愉悦。

（三）医学审美教育的目的与实施

美育的根本目的在于促进人的审美发展，就是按照"美的规律"塑造"具有人的本质的这种全部丰富性的人”，“具有丰富的、全面而深刻的感觉的人”，并通过人的审美发展而推动个体的全面发展，进而达到个体自身以及个体与社会的和谐完美的发展。有专家学者把它归纳成审美教育的“十大指标”，即：①培养感兴能力；②培养构成意识；③培养想象力；④培养创造欲；⑤培养珍惜美好事物的情操；⑥培养直观洞察力；⑦培养对个性的尊重；⑧培养认同意识；⑨培养正确无害地释放和净化内心强烈情绪的能力；⑩培养超越精神。

医学审美教育的目的，乃是通过完成医学审美教育任务而达到的。医学审美教育的任务就是培养医学审美能力。审美能力是指人们在审美实践中发现、感受、欣赏、判断、评价美的能力，主要包括审美感受力、审美鉴赏力、审美创造力。人们在审美活动中，能否得到审美体验和审美享受，以及审美体验和享受的多少、深浅，主要取决于审美观，但与审美能力有直接关系。同时，审美能力的提高，也对培养正确的审美观产生积极的推动作用。医学审美能力是医务人员的审美能力在医疗卫生实践中的体现，主要表现为医学审美感受力、医学审美鉴赏力和医学审美创造力三种能力。

医学生美育，包括普通美育和专业美育（即“医学美育”），既具有一般大学生美育的普遍性，又具有医学生医学美育的特殊性。1986年至2000年前后，我国有20余所高、中等医学院校，如原北京医科大学、原华西医科大学、原湖南医科大学、原同济医科大学、安徽医科大学、上海第二医科大学、大连医科大学、广西医科大学、原南京铁道医学院、原宜春医学高等专科学校（宜春学院医学院）等高校相继开设了《医学美学》课程，并取得了较好的教学效果。近几年来，一些医学院校并入综合性大学后，原有教学计划不得不进行相应调整，有的学校把《医学美学》排在教学计划之外。然而随着国家教育方针的贯彻执行和综合性大学人文素质教育教学计划的实施，《医学美学》以其客观存在的独特魅力，在设有医药学院的综合性大学受到普遍欢迎，非医药专业学生也对此情有独钟。比如合并了湖南医科大学的中南大学就将《医学美学》作为“人文素质教育选修课系列”课程之一列入了教学计划，选课的医药专业学生和非医药专业学生都十分踊跃。不过总体情况并不理想，呈两极分化之势，部分学校特别是设有美容医学专业的学校《医学美学》课不断升温，而大部分学校《医学美学》课则不断沉寂，医学生医学美育或专业美育正在不断淡化。这显然不利于医学生人文素质特别是审美素质整体改善和提高。

二 医学审美教育的内涵与功能

（一）医学审美教育的内涵

医学审美教育，又称“医学美感教育”，简称“医学美育”。医学审美教育是现代医学教育不可缺少的重要组成部分。它的基本任务，就是培养和提高人们对现实世界（自然和社会）以及医学形式的审美感受能力、鉴别能力、欣赏能力和创造能力，帮助人们树立崇高的审美理想、正确的审美观念和健康的审美情趣，使人们热爱真、善、美，追求文明、高尚、积极的生活，并具备这样的能力，从而使身心健美。总的来说，医学审美教育属于情感教育。

与普通审美教育一样，医学审美教育也是通过审美的手段，促进人类自身发展和提高的一种特殊的教育活动，它可以追溯到遥远的人类文明的初始期，原始艺术、原始巫术已包含医学审美教育的因素，比如某些人体文化习俗、相命习俗等。

医学审美教育的内涵，是在现代医学模式的指导下，培养既具有医学技术知识又具有医学人文知识的通才，以适应人类对健康的不断需求，归根到底是要培养满足时代发展需要的医疗事业的接班人。因此它必须反对、抵制、摒弃不适合医学实践和人自身健康要求的思想观念、思维模式，用积极的、进步的、真正美的东西来熏陶和塑造人们的灵魂，帮助人们树立理想和健康的审美观念，促进医学人才素质的全面发展。

（二）医学审美教育的功能

中外首部《医学美学》认为："医学美育的重要功能之一，是要帮助医务人员正确认识美之所在，建立正确的审美观。"审美的基本功能就是塑造完美的人格，发展完美的人格，实现人的全面自由的发展，或者说是人的本质力量的完满和充实，人的智力、品格、情操和体魄得到全面而和谐的发展。而塑造完美人格的关键或中心环节在于建构完善的审美心理结构。这种心理结构的建造，从个人来说是经过教育的结果，所以讲欣赏能力，就直接牵涉到培养这个心理结构的问题。假如我们所受的艺术熏陶多，文化教养水平高，那就会使心理结构丰富，审美能力强，你就能够在别人不能够发现美的地方发现美，并进行美的创造。

一个全面发展完美的人格心理结构包括认知结构、伦理结构、审美结构，审美教育就是建构人的审美结构，以美的感受为最终目的，美则是融洽了真和善的感性结构，是积淀了理性的感性。如果说真是事物的合规律性，善是行为的合目的性的话，那么美恰好是合规律性和合目的性的统一。审美教育具有完整性与和谐性的特点，它使受教育者变被动为主动，不期而然地在审美对象的刺激下获得既合规律又合目的的自由愉悦。所以黑格尔说："审美带有令人释放的性质"。审美作为自由感受，具有自由直观的因素，从而有助于创造心理的形成，这是"以美启真"；审美又具有自由意志的因素，因而储备了能跨越生死，不计利害的道德实现的可能性，这是"以美储善"。这就是说，审美教育有助于认知结构和伦理结构的建立，有助于智力和品德的发展。一个全面发展的人，不仅是伦理的人、理智的人，同时又是审美的人。

1. 医学审美教育具有陶养性情的功能 蔡元培先生曾讲："美育着，应用美学之理论于教育，以陶养感情为目的者也。"医学审美教育有助于帮助医学生形成健康、丰富的情感世界。医学教育离不开感情，要想使医学教育得到良好的效果，在教育者和被教育者之间就必须以感情作为桥梁和纽带。医学审美教育的特点不仅仅是以理服人，更重要的是以情感人，以情动人。美育是德国诗人和美学家席勒于18世纪末率先提出的，在他看来，美育的目的在于"培养我们感性和精神力的整体达到尽可能的和谐"。所以加强医学审美教育，有利于医学生的个性和谐而自然的发展，塑造健全的人格。

2. 医学审美教育具有益智功能 医学审美感情体验，形象思维的补充，医学审美愉悦的闲适，使医学生的抽象思维得到了休养生息、思维更加活跃，进一步提高了医学生的思维品质。回顾中外历史上那些著名医学科学家，很多人都酷爱艺术。如孙中山、鲁迅、郭沫若等人，他们都是学医出身，但最终在政治、文学艺术等方面做出了卓越的贡献。恩格斯评价巴尔扎克的《人间喜剧》是卓越的现实主义作品，对于1816年至1848年法国的历史，甚至在经济的细节上所学到的东西也比当时所有专门"历史学家、经济学家和统计学家那里学到的全部东西还要多"。医学审美教育有助于发展医学生的全面思维。人的思维分为逻辑思维（科学思维）和形象思维（艺术思维）两大类，两者密不可分。忽视两者中的任何一者，都是不全面、不健全的思维，会制约一个人综合素质的全面提高。

英国赫本·里德就主张："艺术应为教育的基础"，"教育唯有运用艺术才能解脱人类心灵所受的压制，才能达成民主社会的教育目标——自我实现。"审美的过程具有形象思维的特点，它需要想象和创造，这是审美思维过程最基本的品质。形象思维可以突破某些条件的约束，是对思维的解放。爱因斯坦曾经说过："想象力比知识更重要，因为知识是有限的，而想象力概括着世界上的一切，推动着进步，并且是知识进化的源泉。"黑格尔曾把审美活动"看做一种灵魂的解放，摆脱一切压抑和限制的过程"，精辟地提出"审美带有令人解放的性质"的著名命题。如医学审美感受力的培养有助于医学生的创造力的敏锐性和细致化；医学审美知觉力的训练有助于医学生对信息的选择和加工；医学审美注意力的塑造有利于医学生科学创造的定向性品质的培养；医学审美想象力的培养能激发医学生科学创造的灵感和超越、探索的精神；医学审美理解力的完善，能形成医学生的创造性思维。医学生处于人生创造性思维和智能结构发展的最佳期，所以医学美育中内含的开发智力潜能、培养创造力的功能，具有十分重要的意义。

3. 医学审美教育具有伦理储备功能 鲁迅说过："美术之目的，虽与道德不尽符，然其力足以渊邃人之性情，崇高人之好尚，亦可辅道德以为治。"蔡元培也讲过："美育者，与智育相辅而行，以图德育之完成者也。"这些都说明了在审美教育中包含了德育。

在医学生的个人成长中，德育是至关重要的。德育实施的重要途径是思想品德教育课。那种说教似的灌输已经阻碍了学生德育的发展。医学审美教育是一种带着深切情感体验的艺术活动，极大优化了医学生的感情结构，使他们能够在这种潜移默化中得到教益，审美教育的特点就在于它不是强迫性的，而是通过渐进的审美活动调动医学生的兴趣爱好，打动他们的感情，使他们愉快地受到道德教育。医学审美教育有利于培养医学生高度的道德自觉性。医学院校就应该通过对医学生进行善与恶、美与丑、净化心灵、感悟人生的医学审美教育，培养他们树立正确的医学审美观念，提高他们的医学审美能力，激发其对医学美的爱好与追求，塑造健全的人格和健康的个性，促使其全面和谐的发展，以达到提高思想品德、科学文化和身心等全面素质的目的，这实际上是对医学生进行道德教育的最佳途径。

德国著名哲学家康德认为："美是道德的象征"。被称为"现代审美教育之父"的席勒在《审美教育书简》中指出："道德状态只能从审美状态中发展而来"。我国杰出的教育家蔡元培认为，美育可以"陶养人之感情，使有高尚纯洁之习惯，而使人我之见，利己损人之思念，以渐消沮者也"。所以美育包含审美理想和人生态度的教育，美育的实践过程更偏重于培养高度的道德自觉性，使他律转化为自律。

4. 医学审美教育具有体魄培育功能 现代心理学和生理学研究表明，心情愉快，精神愉悦，有助于身心健康，可以强健体魄。席勒在《审美教育书简》中精辟的阐述："美是自由的象征。""有促进健康的教育，有促进认识的教育，有促进道德的教育，还有促进鉴赏力和美的教育。这最后一种教育的目的在于，培养我们的感性和精神力量的整体达到尽可能和谐。"医学审美教育引导医学生进入医学审美经验状态，从而享受到情感愉悦。或者，引导医学生参与医学审美实践活动，使医学生感受到活动的自由自在。有助于医学生形成一种自足自乐的人格和心灵境界，同时锻炼医学生自由活动的能力。医学审美教育直接关系到医学生的身体自由均衡的发展，关系到医学生们的体态、动作、行为、举止的自由和谐，而审美化了的体质和体态，是最富有生命活力的，也是最为健康的。体质教育本来就是一种感性活动的教育，没有感性形式的教育，也就没有体质教育，如身体姿势、动作速度、力度调整，必然要符合整齐、均衡、对称、和谐等形式美法则，这就涉及医学审美教育的范畴。显然这是有助于健康的。

5. 医学审美教育具有美技锻炼功能 医学审美来源于美容医疗实践，医疗美容实践是医学审美的基础和前提。同时，医学审美教育可以提高美容医疗技术。医学美育包容着美容医学临床技术操作的培养、提高功能。《临床技术操作规范·美容医学分册》中阐述道："美容医学临床技术操作是以医学美学和美容心理学为指导，运用药物、手术、医疗器械以及其他具有创伤性或侵入性的医学手段和方法，对人的容貌及各部位的形态加以修复和再塑，以达到维护人体健美为目的的一类医学技术。"还认为21世纪美容专科医师的专业基础知识和基本技能要求主要应有"三大技能"：临床操作技能、医学审美技能、美容医学心理诊断与辅导技能。现代国际著名整形外科大师米拉德教授曾说："美容外科是整形外科高度发展的尖端学科。这个学科的医生必须具备三个条件：①坚实的整形外科基础；②精湛的整形外科技巧；③一定的美学知识素养，三者缺一不可"。《美容医学伦理宣言》也指出："以科学性、艺术性、道德性相统一为美容医学的基本原则；以健与美的高度和谐与统一为美容医学的终极目的。""在美容医疗技术操作过程中，力求创伤最小，审美效果最佳。"所以医学审美教育是美容医学的重要专业技能之一。

我们相信，以追求崇高，张扬个性，激励创新为己任的医学审美教育，必将彻底改变美容医学专业的医学教学模式和医学教育理念，促进美容医学人才的快速成长和全面发展。作为一种个性教育和发展教育，它的宗旨不在于传授谋生的本领，而在于帮助人们探索和寻找一条发展之路、成功之路，使人在精神的自我建构上，发展个性和完善人格。因此医学审美教育有着其他教育无法替代的意义和价值。

第二节　医学审美教育的主要内容及其目标任务

医学审美教育，是医学审美和教育的融合。是指在一定的医学美学思想和理论指导之下，以美的事物为材料和工具，通过各种形式的审美活动来激发和美化医务人员的情感体验，提高他们在医疗实践中感受美、鉴定美和创造美能力的过程，达到全面发展的教育目的。医学审美教育目的是使医学工作者在掌握美学和医学美学基本理论的基础上，树立正确的审美观，培养他们对美和医学美的感知力、鉴赏力和创造力。

一　医学审美教育的主要内容

（一）建立正确的医学审美观

审美观是世界观、人生观的重要组成部分。人们对世界真、善、美三个方面的认识，分别构成真理观、伦理观、审美观，其中审美观是核心。所谓审美观，是指人们在社会实践活动中，特别是审美实践活动中所形成的关于美、审美、美感、美的创造等问题的基本观点，是从审美角度对客观事物进行判断和评价的审美观念的系统化。审美观来源于审美实践和审美创造，一旦形成又反过来对人们的审美实践和审美创造起指导和制约作用，直接规定审美方向。

审美观主要包括审美理想、审美情趣、审美标准、审美评价等，其中最重要的是审美标准，即人们在审美活动中衡量和评价客观对象美丑及其审美价值高低的尺度和原则。人们对具体事物的审美观念、审美情趣、审美理想等各种审美表现都贯穿着审美标准，一旦审美标准不恰当，其他一切审美体验和审美活动就可能出现相应的偏差。因此要建立正确的审美观，关键在于形成正确的审美标准。比如美容整形是以人体审美理论为指导，用外科手术技艺将形式美的法则应用于人体，来维护、修复和再塑人体美，医治容貌与形体的缺陷，从而达到改善与提高容貌美与形体美，以增强人的生命活力、美感和提高生命质量的一门学科。这首先就要求美容整形外科医师必须有美学的素养，有正确的审美观。医学美的本质就是人体结构与功能的均衡、对称、协调而显示出整体的和谐与统一。表现在医学形式美的法则上，要求和谐、匀称、对比、对称与均衡、节奏、多样统一等法则，更具体而重要的法则如黄金分割律，三庭五眼以及审美平面等。应用这些法则去评价一个具体人，又不能离开社会、种族、时代、经济、文化、职业及个体的因素，更不能离开现有的条件。也就是说，医学美不单单是一个形式美的问题，而是包含着极广的素质因素，如个人的智慧、气质、风度、言谈、举止等综合因素。这就清楚地告诉我们形式美的法则并不是千篇一律的，而是人体美在当今社会生活中人体结构、功能与素质、气质整体的完美表达。

只有树立了正确的审美观，人们才可能确立科学、客观的审美标准，养成健康的审美情趣，树立崇高的审美理想，自觉按照“美的规律”去改造主观世界和客观世界，否则就会美丑不分，甚至以丑为美。正确的审美观不是自然形成的，而是要通过接受审美教育、学习美学理论知识而获得。

（二）提高医学审美能力

审美能力是指人们在审美实践中发现、感受、欣赏、判断、评价美的能力，主要包括审美感受力、审美鉴赏力、审美创造力。人们在审美活动中，能否得到审美体验和审美享受，以及审美体验和享受的多少、深浅，主要取决于审美观，但与审美能力有直接关系。同时，审美能力的提高，也对培养正确的审美观产生积极的推动作用。医学审美能力是医务人员的审美能力在医疗卫生实践中的体现，主要表现为医学审美感受力、医学审美鉴赏力和医学审美创造力三种能力。

1. 医学审美感受力 所谓审美感受能力是指人们借助感官（主要指视觉和听觉）对审美对象的认识和把握。感受美是鉴定美和创造美的前提和基础。只有先获得审美感受，准确地把握了审美对象的感性属性，如颜色、声音、线条、形状等，才能进一步获得美感。审美感受能力不是天生的，而是人类在长期的社会实践过程中形成和发展起来的，如果缺少对美的敏锐的感受能力，就不可能获得丰富多彩的审美感受。试想：读诗不能感受音节韵律的美，听音乐不能感受旋律节奏的美，欣赏自然风光不能感受到形、声、色、光、影的美，这样岂不是“身在美中不知美”？

2. 医学审美鉴赏能力 审美能力的强弱最终要通过审美鉴赏能力体现出来。审美鉴赏能力，是指对事物的审美价值鉴别、欣赏和评价的能力。一般包含两方面的内容：一是区分事物美丑的能力，二是识别事物的审美特征、范畴、程度、类型的能力。在现实生活中，如果对客观事物不能加以正确鉴别，就会导致美丑不分，甚至以丑为美，以美为丑，步入审美的误区。辨别又是困难的，因为世界上的事物具有复杂性，美丑也常常混杂难分。理解是审美的核心，人要真正获得美感，就在于理解。我国古代的钟子期之所以为“伯牙的知音”，也正是他透过琴音领悟了其中深含的意蕴。而审美鉴赏能力的提高有赖于审美实践。因此在医学审美教育过程中，树立高标准的审美规范对提高审美鉴赏能力具有重要作用。

3. 医学审美创造能力 医学审美创造能力是指医学工作者在医疗实践活动中按照医学美的规律创造医学人体美等各种形态美的能力。医学审美教育的根本目的，不仅要培养医务人员和医学生发现美、热爱美、鉴赏美的能力，而且还要激发人们追求美、创造美的能力。审美创造力是指人们在审美实践的基础上，自觉地按照美的规律去创造具有审美价值事物的能力。人与世间万事万物的根本区别就在于人具有审美创造能力，正是这种能力，使得人类的主观世界和客观世界不断变化，充满生机和活力，变得无限美好和可爱。在某种意义上可以说，社会的进步史就是人类追求美、创造美的历史。因此，医学审美教育的内容之一，就是要通过各种有效的形式和手段，提高医务人员的审美创造力，尤其是对医疗环境美、医学社会美（如高超的医疗技术、高尚的医德、优质的服务、科学的管理等）、医学技术美（如医疗、护理、检测艺术）的创造能力，构建治病、防病的最佳服务措施，有利于社会群体健康水平的提高。医学审美创造是医学审美活动的最高成果，也是医学美的归宿和医学美育的最终目的。培养创造医学美的能力要注意三个方面的培养：一是医学审美理想的培养。因为医学审美理想在创造医学美的活动中起指导作用，它支配着医学美的创造目标，并激发创造动力和敏感；其二要提高创造医学美的心理素质。医学美的创造需要医学审美感知、理性，更需要医学审美情感和想象；其三要发挥个性特点，创造出新意。人人都发挥出自己的特点，自由地追求医学美，那么创造出的医学世界才能是全面的、和谐的。在创造世界美的同时，也创造了自己本身的美和完善。

（三）塑造医学生完美人格

如果说树立正确的审美观是医学美育的首要任务和内容、提高医学审美能力是医学美育的基本内容，那么提高医学生的综合素质、塑造医学生完美的人格则是医学美育的最核心内容。所谓完美人格是指人能得到全面、自由、和谐的发展。医学审美教育可提高医学生个体的情感水平，开发人的智力、技能，有效地建立医务人员、自然环境、患者三者间的和谐关系，让医学生在医疗实践工作中领略到人生的意义、情趣及职业的神圣，自觉地根据患者及美容就医者的需要来规范言行、发展个性，从而在思想、品德、智力、心理、生理、意志、思维等都得到全面而自由的发展，塑造完美的人格形象。医学审美教育作为教育手段能净化人的灵魂，培养医学生高尚的道德情操，提高医学生的精神境界，促使医学生人格完美，以美启真，以美储善。

席勒说："把感性的人变成理性的人，唯一的途径是先使人成为审美的人。"席勒把人分成感性和理性两部分，他认为在古希腊时期，人在物质与精神、感性与理性两方面是和谐统一的，是完整的人，因此是自由的。到了近代，由于科学技术的严密分工和国家机器造成的各个等级、各个职业之间的严格差别，使本来和谐统一的人性分裂开来，使得人身上产生两种相反的要求，即"感性冲动"和"理性冲动"。所谓感性冲动是指人的欲求，这种欲求要受到自然必然性的限制，如人需要饮食才能维持生存；而理性冲动要受到来自道德必然性方面的限制。他认为这两种冲动中人都没有自由，人是双重奴隶。如何才能回到理想中的完整的人性呢？他认为，通过审美的自由活动，人类就可以从受自然力量支配的"感性的人"，变为发挥自己意志主动精神的"理性的人"，形成完美的人格而得到自由。

二 医学审美教育的目标任务

医学审美教育的目的是使医学工作者在掌握美学和医学美学基本理论的基础上，树立正确的审美观，培养他们对美和医学美的感知力、鉴赏力和创造力。主要目标任务包括：

（一）树立正确的审美观和形成科学的审美标准

审美观是审美意识的集中表现，具有时代性、民族性等特点。由于人们的生活境遇、实践经验、世界观和文化修养等的不同，审美观又因人而异，具有个性化的特点。为什么同样一种事物或现象，在有些人看来是美的，而在另一些人看来却是丑的呢？关键在于他们的审美观的差异。审美观是人们从审美角度对事物正确与错误、高尚与低贱、先进与落后、美与丑的一种基本评价定向。只有树立了正确的审美观，人们才可能确立科学、客观的审美标准，养成健康的审美情趣，树立崇高的审美理想，自觉按照“美的规律”去改造主观世界和客观世界，否则就会美丑不分，甚至以丑为美。正确的审美观不是自然形成的，而是要通过接受审美教育、学习美学理论知识而获得。

医学审美教育的最终目的，是通过教育使医务人员树立正确的审美观，形成科学的审美标准。医学审美教育和修养首先要帮助医学专业人员树立马克思主义的审美观，在医疗实践活动中显现医务人员高尚的审美形象，将防病救人的医疗活动提高到审美层次和审美意境。由于审美观与审美标准密切相关，树立审美观的过程，同时也是形成一定的审美标准的过程。审美标准是一般性和特殊性的统一。美是客观存在的，审美标准有一般性，任何审美标准都可以在社会实践和审美实践中得到检验、修正和发展。然而不同的时代、民族、阶级、个人有千差万别的审美情趣、正误高低的审美标准，呈现具有鲜明个性特征的审美爱好，难以强求一致，审美标准又具有特殊性。

（二）提高医务人员的审美素质

审美素质是指人所具备的审美经验、审美情趣、审美能力、审美理想等各种因素的总和。审美素质既体现为对美的接收和欣赏的能力，又转化为对审美文化的鉴别能力和审美文化的创造能力。可以说，审美素质是一个人受自己审美观及审美能力的支配，对客观对象做出美与丑、高与劣、悲与喜等美感价值的判断与创造，由审美经验积累和归纳，形成的观念形态及能力特征。在我们生活的地球上，各国乃至各个人都有不同的审美观念及素质。这是由于所处于不同的社会形态、地域风土人情、生活习俗等复杂因素决定的。不同的心理生理特点也可以形成不同的审美观念。自古以来，审美素质都被看做是能够改变生活品位的一种极为高尚的精神品质，美成为具有超越意向的人们渴求、追随和崇拜的对象。审美素质是一个人全面发展的重要组成部分。一名优秀的医务工作者不仅需要渊博的专业知识、精湛的医疗技艺和良好的医德医风，而且还应有较高的审美修养。特别是现代医学由生物模式向生物-心理-社会医学模式转变的时期，医学审美的地位和作用显得尤其突出。医务人员只有加强自身的审美修养，才能顺应时代潮流，满足现代人对防病治病、抗衰健美的高层次要求，适应未来医学飞速发展的需要。培养医学生健康的审美情趣即把对美的需要作为动机，逐渐形成主观审美的积极的情感和兴趣。健康的审美情趣不是审美主体生而具有的，它需要培养教育。

要不断提高医学生的医学审美文化修养。医学审美意识的重建也包括了医学审美主体具备一定的医学审美文化修养。“如果你想得到艺术的享受，那你就必须是一个有艺术修养的人。”掌握基本的医学美学理论知识，对于提高我们的医学审美修养十分必要。形成高尚的人生态度，发掘社会生活中固有的美来启迪人心，培养高品位的生活情趣，提高艺术生活能力，从而提高生活质量。不断开阔医学审美的视野，充分利用医学美育资源，把医学审美教育延伸到校外，扩大到整个社会，如参观美术馆、音乐厅、博物馆，观赏自然风光、名胜古迹、历史文物、人文景观等，都可培养、提高感受医学美、鉴赏医学美的能力。观看芭蕾舞、交响乐等高雅艺术，了解我国优秀的民族艺术，文化传统和外国的优秀艺术成果，具有良好审美取向自然会受到美的潜移默化，抓住感受身边的美。一个人的审美素质，是其思想意识、道德情操、价值观念复合的集中体现。高尚健全的审美素质，关系到一个人的健康成长。当代大学生只有具备高尚健全的审美素质，才能成为全面发展的、完美的、对社会有用的人才。

（三）培养医务人员的高尚美德

医院是医务工作者保障人民群众身心健康的主要场所，医务人员的群体形象直接关系到患者的健康、医院的社会效益和经济效益。只有提高医务人员的服务意识，树立“以患者的利益为中心”的观点，加强他们对医疗卫生事业中道德行为规范的认识，将职业的道德观念内化后上升为自身的信仰和追求，使医德观念和医学审美情感有机融合，将美的知识、美的人格在医学审美实践中取得升华，使各类患者都能在愉悦的氛围中接受优质、高效的医疗服务，增强战胜疾病的信心，缩短治疗的周期，早日康复出院。“不为良相，甘为良医”，历代医家都认为，道德高尚是医师角色的重要特征，只有品德高尚的人才能做医生。重视人的生命是医学界的美德。中国最早的医学典籍《黄帝内经》指出：“天覆地载，万物悉备，莫贵于人。”唐代名医孙思邈在《备急千金要方》中认为：“人命至重，有贵千金，一方济之，德逾于此。”张仲景鄙视“竞逐荣势，企踵权豪，孜孜汲汲，唯名利是务”的庸俗之辈，“感往昔之沦丧，伤横夭之莫救”；孙思邈在其《大医精诚》言：“所以医人不得恃己所长，专心经略财物，但作救苦之心，于冥运道中，自感多福者耳。又不得以彼富贵，处以珍贵之药，令彼难求，自眩功能，谅非忠恕之道。”；三国时期董奉“居山不种田，日为人治病，亦不取钱。重病愈者，使栽杏五株，轻者一株，如此数年，得十万余株，郁然成林……奉每年货杏得谷，旋以赈救贫乏，供给行旅不逮者，岁二万余人”，由此医界美称“杏林”；龚廷贤《万病回春》告诫后世医家：“凡病家延医，乃寄之以生死，理当敬重，慎勿轻藐，贫富不在论财，自尽其诚，稍亵之则非重命耳”；陈实功《医家五戒十要》立下律条：“凡病家大小贫富人等，请观者便可往之，勿得迟延厌弃……”“凡遇贫难者，当量力微赠，方为仁术”。

良好的医德医风是医务人员之灵魂，时时指导各学科医疗实践，我们必须认真学习医务人员医德规范，不断加强医务人员的职业道德建设，从而使先贤伦理学思想得以继承发扬，以求医疗队伍整体素质和水平的提高，为人类健康事业作出更大的贡献。

（四）建立和谐的医患关系

在人类社会生活中，医务人员和患者及其家属的关系不是一般的人际关系，它是在一定的医疗实践活动过程中形成与建立起来的一种特殊的人际关系，既有一般人际关系的共性，又有医患关系的个性。医患双方相互依存、相互作用、相互影响，共同处于医疗活动的统一体中。医患关系早期模式是患者对医生专业权威的依赖，20世纪后期，医患关系朝医患共同承担责任的方向发展。医患关系在医疗活动中由技术关系和非技术关系两大部分组成，技术性医患关系有三种基本模式：①主动-被动型：医生完全主动，患者完全被动；医生的权威不受任何怀疑，患者不会提出任何异议。②引导-合作型：医生和患者都具有主动性。医生的意见受到尊重，但患者可有疑问和寻求解释。③共同参与型：医生与患者的主动性等同，共同参与医疗的决定与实施。卫生部门统计，2001年全国医疗索赔额达4亿多元，医务人员被殴打致伤、致残，甚至死亡20多起；中华医院管理学会对全国326家医院调查，医疗纠纷后73.5%患者及家属曾发生扰乱医院工作秩序的过激行为，其中43.9%发展成打砸医院。这些过激行为对医院设施直接造成破坏有35.6%，34.6%导致医务人员受伤。

在病症诊断和治疗的各个环节中，有不同年龄、性别、经济状况、社会地位、文化修养、行为习惯的患者群体，与不同年龄、性格、性别、职称、资历的医务人员群体交往，双方均以语言、举止、仪表为中介传递双方不同的审美意识、审美情感和审美体验。只有那些有较高审美修养的医务人员，才能做到尊重患者的人格和权利，不分种族、地位、贫富、性别、职业和美丑均一视同仁，尽职尽责，使患者对医生产生尊重感和信任感，减轻对患者心理负荷不利的因素，给患者以信心、勇气和希望，充分体现仪表美、语言美、行为美和心灵美，建立一种高尚、神圣、和谐的人际关系，促进医患关系的良性发展。加强医患之间的沟通，要求每位医务人员都要具有高度的责任感与同情心，忠于职守，充满爱心，具有良好的情绪调节与自控能力，使自己始终保持乐观、积极向上、擅长人际交往的心态。患者在住院期间，医务人员要真正做到以“病人为中心”，在医学技术上要加入人文精神，融入感情，语言和蔼。对患者多说几句深入浅出的话，用通俗的语言把深奥的道理对患者说清楚，尽量拉近医生和患者在科学上的距离；多听几句患者的倾诉，用诚心、耐心去支撑起患者的信心，诱导患者交谈。在倾听的过程中，还要充分体现出对患者的关心，不要东张西望、漫不经心，也不要随意打断患者的谈话。要理解患者目光、表情中所传达的信息，真正体会患者的需要，灵活掌握和应用交流技巧。

第三节　医学审美教育的实施

医学审美教育的目的是使医学生在掌握美学和医学美学基本理论的基础上，树立正确的医学审美观，培养他们对美和医学美的感知力、鉴赏力和创造力。只有在明确这个总的目的前提下，才能有效地实施医学审美教育。

一　个体的审美发展与审美教育实施

（一）依据个体审美发展的不同时期实施不同形式的审美教育

心理学研究表明，个体身心发展在不同的年龄阶段呈现出阶段性的特点。个体在审美发展的不同阶段，所要达到的审美目标、所要选择的教学内容、教学形式和手段是不同的，在个体不同的发展阶段，自然对其所进行的审美教育，也具备了阶段性的特点。譬如儿童在2～4岁期间，绘画能力的发展处于涂鸦阶段，孩子们对绘画、童话故事充满了喜爱与喜欢。而到了青春期，则对表现内心情感的艺术作品的热衷程度降低，这都是在一定的年龄阶段出现的。对学前儿童审美的评价标准是感性与审美的，而对处于大中学生的审美评价却重在理性的、科学的价值上。所以在审美教育中，一定要遵循美育的阶段性原则。

1. 确定不同阶段的美育任务　个体的情感、体验、感知运动能力与审美过程密切相关，美育内容、方法的选择必须与教育对象的审美心理特征和规律相适应。审美教育必须成为适合年龄特征、满足个体审美需要、促进个体审美发展的主要手段。美育要明确自身的教育任务，做到因材施教。教师在设计每个美育活动、每个美育环节时，不能依据一般的年龄特征来进行，要努力具体到某个学生的审美发展特点。教师只有了解每个学生的审美发展特点，才有可能真正使自己的教学适合于学生的审美需要和兴趣。

2. 满足学生需要，开齐开足艺术教育课程　艺术教育是实施美育的主渠道，艺术学科是轻松的、充满美感与激情的，它应融人文、情感、思想、意志、理想、道德、个性与关爱等为一体。充分挖掘校内校外教育资源，面向全体学生，因地制宜地开展经常性的、丰富多彩的艺术活动。此外，他们感情丰富，有追求美的强烈愿望。如果用一些美好的事物影响、激励他们，特别是在学习、生活中挖掘一些好的典型来感染、教育他们，他们的情操就一定会在潜移默化中得到升华。其更重要的是，要教给学生以什么样的态度对待生活。只有在人生不同的发展阶段教会学生以“热爱生活”的态度去观察生活、体验生活、才能真正实现审美教育的价值，这也是审美教育要给孩子们的最珍贵的东西。

（二）医学审美教育是职业审美教育的重要组成部分

《临床技术操作规范·美容医学分册》中明确规定：“在美容医学临床技术操作中，医学审美不仅仅是一种指导原则，还必须成为一种医疗操作技能，并贯穿于其实践的全过程”。美容医学专业人员既是美容医学活动中的主体，又是审美的客体，他们除需要有医学专业工作者所必需的基本素养外，最重要的是从外表至内心应给社会、人群，特别是求美者以更直接的美感。能正确的评价美、人体美、医学人体美；根据自身的年龄、职务、性格展示出或雅静端庄美或青春活泼美，使自己成为人们心目中美的使者。要学习表情美、形体美、化妆服饰美，还要学习美学理论，欣赏艺术与在艺术实践中提高自己的美学修养。只有具备审美知识、审美能力，才能感染爱美者，影响她们形成正确的审美标准，才能使爱美者树立信心，产生信任。

作为现代美容医师必须具有医学审美的意识和能力，否则就不是合格的美容医师。医学审美在医疗美容实践中，具有非常重要的作用。众所周知，医疗美容技术实施的目的是维护、修复、塑造和强化人体美，因此在美容技术实施的过程中，必须以医学审美作为依据、指导原则和评价尺度。第一，医学审美是美容手术设计的依据。一个可行的美容技术处理方案，应该是一个有充分的美容医学理论为基础、结合美容对象美容问题和美容对象心理与角色特征的、技术成熟的、完美的处理方案。因此在技术设计中必须体现以下审美因素：形式美的基本法则；人体美的基本要求；美容技艺美。与一般临床医师不同的是，美容医师对人体审美和对技艺审美的意识强。因此美容医师更讲究技艺的准确性、把握性和细腻性。美容医师的一刀、一笔、一点都决定着人的丑和美。美容医师追求的人体美是全面的，既要实现人体的结构美、功能美，更要实现人体的形态美和韵律美。从这个意义上说，美容医师追求的人体美是高层次的人体美。美容医师必须对技艺水平重视再重视，对每一次技术处理都要把握到恰到好处。再者对美容器具进行审美选择。为了美容服务的需要，美容医师应尽量选择先进的、实用的、轻便的、美观的、耐用的、无创的、易操作的器具与设备。第二，医学审美是美容技术实施的指导原则。在严格的功能美的基础上创造人体形体美与韵律美；在审慎施行技术过程中体现技艺美。第三，医学审美是评判美容技术实施效果的尺度。

二 医学审美教育实施的基本原则

审美教育的实施原则有协调性、场效应、诱导性、阶段性等原则。实施医学美育过程是教师根据医学美育目标和审美能力的形成发展规律，有目的地指导学生通过审美活动，形成学生审美观，发展学生审美能力的过程。为了使医学美育的进行符合医学美育过程原理和教育原理，应遵循以下基本要求：

1. 医学美育内容的思想性和艺术性的有机统一 医学美育内容是健康的、积极的，表现内容的医学形象生动、鲜明，有感染力、说服力、有较高审美价值。

2. 情绪体验和逻辑思维的正确结合 审美活动是情感与思维交织的活动过程，要充分发挥医学美育以美感人、以情动人的作用，重视引起学生的情绪体验，又要掌握审美知识，借助逻辑思维，对审美对象充分感受、理解。

3. 掌握医学美内容和掌握医学美创造方法相统一 医学美内容总是通过一定的医学美创

造方法表现出来，一定的方法总是为表现内容服务。把内容和方法统一起来，才能保证医学价值的表现和审美教育的效果。如医疗美容，只有很好地理解了人体美内容，又掌握了人体美塑造方法，才能表现人体美价值和获得医学美教育的影响。

4. 内在美与外在美统一 内在美是人的理想、道德、情操、知识等主观世界的美，外在美是人的相貌、体态、服饰、行为举止的美。人的外在美受内在美的制约，内在美通过外在美得以表现。医学美育按美的规律育人，应将外在美与内在美统一起来。

三 医学审美教育的实施途径与方法

（一）医学审美教育的实施途径

艺术形式，很大部分是“人的美”形式，医学审美教育的实施，可以通过艺术教育的形式来进行，当然也要通过直接的医学美形式，如自然人体美和医学环境美等来进行。总之，医学审美教育的具体形式是多种多样的。其中最主要的有三种：家庭美育、学校美育和社会美育。

1. 家庭美育 家庭美育是指家庭成员在一定美学理论的指导下，以主客观世界一切美的因素作为教育内容和手段，对子女和其他家庭成员进行审美教育，以树立正确的审美理想、培养审美能力、塑造完美人格，促进人的全面和自由发展为目的的教育活动。其核心是父母对未成年子女的审美教育。家庭是美育的起点和重要场所，家庭对一个人的审美素质的形成影响甚大，父母应当在饮食起居，室内布置和装饰，衣着打扮，言谈举止，待人接物，生活习惯和生活方式等各个方面，尽可能注意符合美的要求，自觉培养孩子的审美能力和情趣。家庭物质环境是指家具的摆设、室内颜色搭配、光线的明亮等。家庭环境要做到整齐、清洁、舒适、美观。房间的布置要简洁明快，窗帘、被、枕、床单和家具、地板、墙面、灯饰等的色彩要调和、温馨。房间家具的陈设在形状、颜色、分寸上要协调统一，使孩子们在优美的日常生活环境，接受美的熏陶。其次，儿童对色彩的感觉先于其他审美感知的发展。房间的装饰色彩要鲜明、丰富，发展他们的审美视知觉能力。再次，家庭环境的美化要随孩子年龄的增加，让孩子参与，让他们用自己的双手美化生活环境，培养其爱美兴趣和表现美的能力。营造和选择一个美的家庭环境，是搞好家庭美育的必要条件。

美的居室环境有利于身心健康。孩子房间物件的图案色彩和布置还要符合其年龄心理特点。家里要设计孩子玩乐的小天地，比如在门桅上钉个秋千，阳台或饭厅的墙壁上开辟一块“书画园”，让孩子自由“涂鸦”、粘贴。家庭社会环境美，一方面表现为家庭成员间关系融洽和睦；另一方面表现为家庭成员的社会交往及周围邻居业余文化生活的文明高雅。如果自己家里或邻居家里、公共场所常有“不三不四”的人进出，成天麻将声、吵骂声、粗话不绝于耳，则可能使孩子受到反面教育，染上不良习气。只有创造和选择一个美好的家庭社会环境，才能使孩子耳濡目染，受到美的陶冶，形成正确的审美观和人生观，在美好的心境下健康成长。家长是孩子的语言启蒙教师，孩子有缺点错误时也要心平气和地说服教育，不能动辄发怒，出口伤人。

家庭服饰文化环境，是指家庭成员穿着打扮的审美水平和审美习惯。会打扮的人以自己的体型、职业、年龄、性格等为服饰的依据，审美水平差的人惯于盲目赶时髦，化妆脸谱化，没有个性。家庭成员，尤其是父母是孩子服饰的操作者、榜样，其审美水平和审美习惯对孩子具有示范作用，直接影响到他们的审美鉴别能力和创新能力。家庭的服饰应朴素大方、自然得体，忌奇装异服和浓妆艳抹，也不能不修边幅、随便。要以自己的形象来告诉孩子什么才是真正的美。儿童的着装应给人以活泼天真的感觉，还要宽松便于活动，利于生长发育。

此外，家长还必须正确认识和对待孩子的“玩性”。有人把幼儿期称为游戏期，认为游戏是儿童的天性和一切。在游戏中，幼儿再现生活，倾诉感情，积累经验和发展创造力。德国著名数学家高斯说：“数学来源于生活，又服务于生活，如果幼儿时不去有砖瓦的地方玩耍，那就不可能与数学结缘”。如果家长为了省却给孩子换洗衣服或洗手的麻烦而阻止孩子玩，这不仅是家长自私的表现，而且也违背了儿童的天性，不利于儿童的健康成长，应该鼓励孩子去玩，泥、沙、水、木棍、稻草、树叶等极其普通的东西都是孩子上好的玩具。不仅如此，家长还应做好孩子的“陪玩”。当今社会独生子女家庭日益普遍，孩子在家想玩又常常没有同龄玩伴，只有让家长陪玩。这时，家长要站在孩子的角度去思考问题，尽量当好“陪玩”，而绝不能总是拒绝孩子的请求，更不能指责孩子，要学会理解和保护孩子的童心。家庭美育的方法和途径是灵活多样的。不同家庭应根据具体条件和孩子的个体情况，选择和创造行之有效的美育措施，才能真正搞好家庭美育，培养出全面发展的创新型人才。

2. 学校美育 学校是实施美育的最重要场所。通过教学理论与实验教学，如开设医学美学课和美学知识讲座、论坛，帮助学生树立正确的美学观念，同时也可通过组织实际审美活动，如开设第二课堂，培养学生欣赏美和创造美的能力。加强美育的师资、设备、设施建设，巩固美育的支撑点。要切实开展好审美教育，首先要统一认识，提高认识，加强领导，齐抓共管，把审美教育作为深入开展人文教育的基础，将其渗透到校园的文化建设中，营造具有美学气息的校园人文精神氛围，寓美育于学校教育的各环节之中，拓宽美育的实施途径。

美育是情感、审美、思维方式和创新精神的教育，它更多的蕴涵于科学教育之中，内化于师生生活之中。所以高校美育要主动向学校教育各领域渗透，尤其要渗入到学校教育的各类课程的教学之中。学校教育中的各个学科、各个环节乃至学校教育的全过程都蕴涵着丰富的美育因素。依托艺术教育和课外活动，培养大学生的创新精神和审美情趣。在全校广泛开展的科技、艺术、文化等活动中，将思想性、知识性、趣味性融为一体，同时贯彻审美的理念和气质，增加美学的理想和趣味，依托艺术教育和课外活动，培养大学生的审美能力，按照一定的教育规律设计重要的隐性课程。在学校各类课外活动中，一方面是有组织的各类社团，在社团中，有的本身就具有美育意义，如文学社、书画协会、摄影协会、戏剧协会、音乐协会等。即便是科技协会、体育协会等，也包含着科学美、技术美的因素。另一方面是课外的各类文娱、体育以及参观、旅游等活动，也都包含着丰富的美育内容。在课外活动中渗透以艺术教育为核心的审美教育，既有利于防止课外活动中的低俗化倾向，有效地防止低级庸俗的非主流文化的负面影响与冲击进入到课外活动中，把学生的兴趣、爱好引向高雅、文明、健康的轨道；又可以使学生获得自我表现的良好机会，使他们在学习生活、道德生活中所承受的各种压力、困惑、失衡得以放松、淡化、超越乃至解脱，从而促使潜能、创造性、个性得到充分的挖掘与协调的发展。大力倡导学习文化经典，提升大学生的思想境界。

中国及世界各国的文化经典是人类几千年文明发展的记载，无不贯穿着人生境界和人格完善的思想。如孔子在齐闻韶，三月不知肉味，他慨然曰：“不图为乐之至于斯也！”东坡也有名句：“可使食物无肉，不可居无竹；无肉使人瘦，无竹使人俗。”他们这种艺术享受超越于物质享受的精神，在当今重物质轻精神的社会，很值得大学生学习和鉴赏。同时文化经典有思考深邃的特点，其论述和概括都具有丰富的内涵，对问题的分析，都有独到的见解。所以阅读文化经典，可以让学生了解艺术的历史，欣赏艺术的底蕴，丰富想象力，构建新的思维方式。

3. 社会美育 蔡元培说："学生不是常在学校的，又有许多已离开学校的人，不能不给他们一种美育机会，所以又要有社会美育。"社会美育主要通过建立专门的医学美育设施和机构来进行。如电视台、广播台、影剧院、博物馆、文化馆、音乐厅、植物园、动物园以及各种自然景观和人文景观等，在审美教育中都起着重大的作用。其实蔡元培先生很早就倡导以美育代宗教的观点。这也足以给我们一种提示，美育是文明社会不可或缺的。因此我们要以一种严肃的态度对待审美问题。政府、文化部门、教育行政管理部门，各群众性团体，各种场馆以及新闻媒体都应对美育予以高度的重视。一要加强对美育的研究与宣传，加强"独立的美育"。二要培养高素质的美育人才；三要加强普及全社会群众性美育活动；四要强化各职能部门高度重视对环境的美化。社会美育应当引导学生树立正确的价值观和审美观。同时社会美具有较大的实践性，应当努力引导学生在社会生活和学校生活中发现生活之美，并努力创造社会美。社会美育还应当引导学生对于人格美的向往与追求，实现心灵美与形体美的统一。

医学美育与美育是个别与一般、个性与共性的关系。医学审美教育无外乎也要通过以上三个有效途径才得以完成。通过审美教育，养成以美的视角看问题的习惯与能力。美的特征在世界中、在人们的目光中越来越突出，对人们的生活、健康造成的影响越来越大，如何提高人特别是以维护人体健美为核心和医务人员的审美修养、审美能力意义重大。爱因斯坦说："用专业知识教育人是不够的，通过专业教育，他可以成为一个有用的机器，但是不能成为一个和谐发展的人。要使学生对价值有所理解并且产生强烈感情，那是最基本的。他必须获得对美和道德上的善有鲜明的辨别力。否则，他——连同他的专业知识——就更像一只受过很好训练的狗，而不像一个和谐发展的人。"

（二）医学审美教育的实施方法

要使审美教育有效的实施，必须注意以下几个方面：

1. 树立医学审美教育的理念 医学审美教育是整个医学教育的重要组成部分。医学学科是一个由技艺性、审美性、思想性构成的多层次结构的学科体系。在这个结构中，技艺性属于表层，审美性属于中层，思想性属于深层，审美性是技艺性、思想性的中介。因此医学审美教育绝不是医学教学的一种装饰，而是为了促进受教育者德、智、体、美和谐发展的一个重要手段。目前世界各国都把加强审美教育作为教育改革的一个重要策略和举措。美国参众两院通过美国教育法，把艺术教育（包括音乐、视觉艺术、舞蹈和戏剧艺术）作为基础教育中的"核心学科"，这在美国和世界都是首次以法律的形式将艺术教育提到空前的地位。面对国际激烈的竞争，我国教育部在《关于加强大学生文化素质教育若干意见》中明确指出："加强文化素质教育，对于促进教育思想和教育观念转变，推动高等学校人才培养模式、课程体系和教学内容的改革，培养适应21世纪需要的高质量人才，具有重要意义"。1996年6月，全国第三次教育工作会议把"美育"正式列为国家教育方针，党的十六大对此进一步发展完善，并提出："坚持教育为社会主义现代化建设服务，为人民服务，与生产劳动和社会实践相结合，培养德智体美全面发展的社会主义建设者和接班人"。从此，"美育"被正式列入国家教育方针，对高等院校大学生素质教育，具有重大战略意义和深远的历史意义，也使高等院校医学生的医学美育提到了议事日程。

2. 将医学审美教育看做实现整体素质教育的重要目标之一 现代医学把人的生理、心理和社会适应方面的完满状态作为自己的崇高目标。因此在医学教学中，培养受教育者审美、创美能力，提高审美情趣，塑造全面发展的完美个性是十分重要的，它直接影响着学生整体素养的形成和发展，它是医学教学的重要目标之一，而非仅仅是手段。可以设想，在医学教学中，充分调动师生审美情感，挖掘医学形式中的审美因素，重视个体心灵的感受与体验，通过有效途径实施医学审美教育，就能使学生在参与性的双边教学活动中，形成和发展感知美、鉴赏美和创造美的能力，不仅在学习过程中轻松快乐地学习知识、提高医学素养，并为今后塑造全面发展的完美人格打开了一扇成功的大门。一般说来，审美教育都会不同程度地促进审美主体审美感知力的敏锐。主要表现为两点：其一，它能引导医学生“美中见真”，即引导医学生通过观察、欣赏、感受医学审美创造客体的美，领悟其形式美中所潜藏的深刻医学理论内容。其二，则是“真中悟美”，医学美育还能引导医学生敏锐地从医学审美创造所潜藏的医学逻辑与医学规律中，体验医学科学震撼人心的科学美，认定一个科学的理论必须符合和谐、巧妙、简洁、统一、完美、对称、守恒等美学标准，他们追求医学理论体系在形式与内容结合上高度完善与和谐，追求构思或推导过程中的惊人巧妙和简洁，同时运用美学方法在创造思维中获得杰出的成就。当医学生在他们创造中分享着巨大的精神愉悦、感受医学创造美那不衰竭的生命和永恒的创造智慧时，必然使他们在医学与美学的交融中不断提高感知、鉴赏科学美的能力，同时也实现整体素质教育的目的。

3. 全面了解医学生内心的审美需求，因材施教 列宁有句名言：“没有人的情感，就从来没有，也不可能有对真理的追求。”不能想象对美的事物和现象漠然置之，表现不出任何激情的人会有青春活力和创造理想的追求。教学之初，要通过调查，了解医学生内心的审美需求。以调查研究为依据，在医学审美教育中，针对不同的医学审美倾向，提供不同的医学审美素材，从而极大调动医学生医学审美的自主性，取得良好医学审美教育效果。医学审美是一种无尽地向生命开拓，以活泼的直觉，指向人类的医学审美理想，并从中获得情感的体验。这就需要一个健全、立体的情感需要构架，以健康、全面、流畅、平衡的情感方式和三维多样的情感空间，与创造对象建立平衡、协调、和谐的关系。假如医学生情感在美的情感中熏陶、升华，那么美好的情感便会变得稳定和持久，随着移情性，必然促使医学生情感框架建构，逐步完成情感由单一到丰富、由弱到强、由薄变厚、由消极到积极的拓展过程。

4. 进一步提高认识，建立完善的医学美育管理体制 蔡元培曾说：“美育的基础立在学校。”医学美育的实施，学校是一条极重要的途径。医学美育是一项复杂的系统工程，要完成医学美育的任务，高校的领导者和教育者，必须充分认识到医学美育的重要性以及在大学生素质教育中的综合中介作用，给它以独立的地位。医学美育在素质教育中的地位，就现实性而言，是伴随着生产力水平的提高、经济社会的发展和人们审美意识审美能力的增强而不断发展、提高的；就理想化而言，它是人类的美好愿望和不懈追求的终极目标，是人对自身价值认识深化的必然选择。因此高校教育工作者们要统一认识，加强领导，各有关部门密切配合，齐抓共管，并要加大舆论宣传的力度，在学校形成浓厚的医学美育气氛。学校要建立完善的医学美育工作体制，成立由教学校长负责的医学美育工作指导委员会，加强对医学美育工作的指导和决策。学校还应成立医学美育教研室，负责全校的医学美育教学和研究等日常工作，指导审美实践活动，为医学美育工作提供组织保证。

5. 加强医学美育师资、设备、设施建设，巩固医学美育工作的支撑点　增强高校医学美育有效性的关键，是能培养并形成一定数量的称职的从事医学美育的专职教师，这是高校开设医学美育课程，保证教学质量，提高工作水平的关键。学校要重视对医学美育专职教师的培养，使他们具有丰富的美学和艺术专业知识、技能以及较高的文化素质，鼓励他们热爱医学美育事业，努力掌握教育和教学规律，不断提高进行医学美育课堂教学水平，课外辅导的实践能力和医学美育科研能力。因此学校要切实帮助医学美育教师解决好工作条件以及奖励、晋职、待遇等问题；及时提供有利于医学美育教学和实践活动的教学器材和资料；重视安排医学美育教师的业务进修，确保医学美育教师各方面素质的提高。高校内一定的文化艺术设施是开展医学美育活动的重要基地。高校应有计划逐步完善具有高品位审美价值和教育意义的医学美育活动设施，并充分利用文化艺术设施开展积极的艺术熏陶和医学审美教育活动。学校建筑要有艺术性，校园要整齐和清洁，种植花草树木，安置名人塑像、人体雕塑等，时时处处都给人以美的熏陶和享受。此外还应有一定的文化设施，如美术馆、音乐厅、展览室、俱乐部等，供学生们观瞻、欣赏、娱乐。这些文化设施应为学生和教师提供具有高度审美价值、教育价值的丰富的精神食粮，成为高校医学美育活动的重要基地。

6. 优化医学教育课程结构　根据世界许多发达国家的教育提供可借鉴的经验，当前我国医学院校优化医学教育课程结构，开设以选修课为主的医学审美课程，是实施医学审美创造美育的最基本途径。我国目前医学院校可开展的医学审美选修课程大体有三类：第一类是普通美育课程，如美学原理、艺术原理等。这类普通的美学类课程可以帮助医学生掌握正确的审美观及系统的美学理论知识。提高医学生审美鉴赏力，为医学审美创造能力提高打下坚实的理论基础；第二类是医学与美学交叉课程，可称为医学美学类课程，如医学美学概论、美容医学基础等。这些课程，系统地阐明了医学中蕴涵的美学思想，具有较强的针对性。通过学习这些基本理论，使学生了解医学美学各学科的性质、对象、任务、机制、基本技巧、思维方法等。了解医学美学在各学科具体医学审美实践中的实现，从思想上、理论上提高医学审美创造的自觉性。第三类是蕴涵审美因素的课程，如数学、生理学、解剖学、伦理学等，尽管有特定内容，但都包含美的因素，都可直接或间接地成为美育的途径和方法，成为课堂审美教育不可缺少的组成部分。

7. 医学美育应落实到学校医学教育的一切环节之中　在大学生中开展医学审美教育，是高校医学学科各教育环节共同的责任，也是在学科专业教育中创造美的教育境界的共同追求。高校医学美育要主动向学校教育各领域渗透，尤其要渗入到学校教育的各类课程的教学之中。著名艺术家吴冠中曾谈到对高科技的审美感受，他说："在清华大学生物所看到那些细菌、蛋白质等各类原始生命状貌，放大后映在屏幕上，千姿百态，繁杂而具结构规律，仿佛是出人意料的抽象艺术大展，大都很美。"2001年10月，诺贝尔物理学奖得主杨振宁先生80寿辰，著名数学家陈省身先生为其祝寿的演讲是《数学与美》。与之相呼应，杨振宁在陈省身先生90岁生日前作《物理与美》的报告，他们对存在于自然科学中的"美"进行发幽探微，使在场的非数学、非物理学科的学生感到，在奇妙的数字与符号中间同样存在着令人感动的美。可见，宇宙奇观、奇妙的生命现象等都作为审美媒介，将会增加大学生的接受趣味，深化医学美育效应，同时增加人对大自然的亲和力。学校教育中的各个学科，各个环节乃至学校教育的全过程都蕴涵着丰富的美育因素。比如人体解剖教学中的人体结构美、体育教学中的健美等，如果能充分挖掘并利用这些因素，那将极大地丰富医学美育的内涵，拓宽医学美育的实施途径，获得较好的医学美育效果。教师也可以重视并懂得修饰自己的仪表、语言，充分发掘各门学科教学中蕴涵的美的因素，根据学科特点进行医学美育，把爱美、求真、向善统一起来，真正做到既教书又育人。

8. 组织第二课堂审美活动 除了课堂教学外，医学美学教育工作者还可以有目的、有计划、有针对性地组织学生参加各种形式的课余审美活动，将理论教育与美的形象教育结合起来，使课堂内审美课程得到延伸和补充。课堂外审美活动内容大体上可分为四大类：第一类是自然美育活动。通过对自然的审美，去激活学生创造潜能，优化学生的本质力量。一方面，拓宽了学生生存、认识、实践的空间，在更大范围、更大层面上实现人与自然的和谐。另一方面，通过洞悉自然形成、发展、变化深层规律和最佳态势，在处理与自然关系相关的审美创造时使自己创造既更合自身目的，又能促进对象朝更高形态发展。第二类是社会美育活动。通过组织学生参加各种社会审美实践，使学生在思想、政治、道德、文化、情感等方面与人们保持良性沟通往来，并从中体验到一种精神喜悦。社会活动美和人际关系美有助于学生明确真善美之间的关系，有助于学生把体现人们理想欲望，给人们带来愉悦的社会目标作为自己创造的出发点，达到激发创造欲望、丰富情感、荡涤心胸、完善人格的目的。第三类是艺术美育活动。通过艺术的陶冶及艺术美的创造，培养审美感知力。艺术美育可使学生在一次次不可重复的、不可复原的活生生的生命创造中，体验人类创造的活力和激情，同时在艺术创造中感悟形式美的魅力，提高审美鉴赏力、创造力。第四类是科学美育活动。由于医学审美创造是介于医学科学和美学之间的审美创造，审美创造对象既要符合医学科学规律，又要符合美学规律，因此科学美教育也是创美教育重要的内容。医学院校可组织不同形式的活动向医学生介绍21世纪医学科学发展的趋势与前景，引导医学生在严谨、精湛、宏伟的医学知识体系中漫游，领悟科学理论博大精深和简明透彻的理论美，引导医学生认识医学人体美，以及与人体相关的审美对象，如医学插图、医学模型、医学标本、医学宣传画，感受其中携带的科学美与艺术美。科学美的教育能唤起医学生对科学领域探求的欲望，同时自觉地把科学美原则渗透到思维活动中，去指导医学生医学审美创造。

9. 参与医学审美创造实践 医学审美创造实践是连接医学创美主客体之间关系的纽带和桥梁。随着教学的深入，进入临床教学后，学生理论与实践的结合度大大增加，与社会接触频度越来越大，因此学校与医院联手，拓宽教学途径，引导医学生直接或间接参与医学审美创造实践，使医学生掌握医学科学知识、医学美学知识，并具备将美的形象教育与医学客观实际结合起来的综合性知识和技能，也是医学创美教育重要手段。这类创美教育实践性较强，大体分三类：第一类是医疗环境创美实践美育。医学生可以在医院有关部门组织指导下，通过一系列医院环境美的创造实践活动，启动、发展、丰富医学生创造性思维，提高医学环境审美认识，提高医学审美创造的愉悦感，激发医学生创造激情；第二类是医疗技术创美实践美育。如见习或配合优秀外科大夫整形手术。医学生可从他们完美的手术方案的设计、精湛手术的操作实施以及手术完美的成功中，体会医学审美创造所带来的巨大喜悦，启动医学生审美创造惊奇感与创作欲，增加医学生想象信息密度，从而为医学审美创造力打下基础；第三类是医学公共关系创美实践美育。医学创美实践必然延伸为人与人之间的情感语言交流和行为互动，医学审美创造主体的创造欲望，很大程度上是建立在人们健康审美需求上，建立在人际关系的和谐上。医学生在实习或见习期间，学校和有关部门还应通过各种形式对医学生进行职业形象美教育。通过倡导职业形象美，激发医学生对仪表美、风度美、姿态美、语言美、情操美、心灵美、技术美的追求，使医学生把创造自我形象美作为医学创美的前提条件，从而培养和发展良好的个人素质，塑造良好的创造性人格。

一个伟大的民族不能没有卓越的审美能力，更不能没有具备审美素质的民众。一个大学生、一个工程师没有审美文化修养也是不完美的。党和国家已把美育写进了政府工作报告，随着高等教育改革的不断推进，我们相信在时代和心灵的双重召唤下，一个审美教育的春天正向我们走来。

第九章 美容医务人员的职业形象塑造

职业形象塑造是运用美学基本理论进行的重要的社会实践活动，既有基于社会整体道德标准的共性，又具有明显的行业特性。职业形象塑造的成功与否，深刻影响着从业者的职业发展，对美容医务人员来说尤其重要。本章通过对美容医务人员内在美以及美容医学专业技术的社会科学内涵的分析，明确了美容医务人员的职业形象的基本要求，并且结合美容医学实际工作中可能出现的种种问题，从不同的角度和层面，对美容医务人员职业形象的塑造途径进行了详细的阐述。

第一节 美容医务人员的内在美

一 内在美是人的众美之核

人的内在美是指人内心世界的美。内在美蕴涵于人的性格、品德、思想、情操等内在美感结构之中，是人类美的本质和精髓，体现了人的本质之美，对一个人的素质起着决定性的作用。人的内在美主要包括心灵美、性格美和气质美。心灵美是内在美的核心。心灵美的表现主要集中在以下方面：

（一）具有科学的人生观

人生观是人们对人生的意义与价值的总的根本观点，它是人生经验、人生实践在人们头脑中的反映。人生观不属于社会心理层面，是高水平的社会意识形态。有什么样的人生观，就有什么样的人生目标、人生态度，所以树立科学的人生观至关重要。要实现人生观的科学化，必须掌握正确的方法，没有正确的方法就达不到目的。

1. 认真学习科学人生观的理论　人生观是人们精神生活的重要组成部分，它决定着人生的道路和人生价值的选择。人生观的形成受家庭、团体、社会、民族、宗教、文化等多种因素的影响，要在纷繁复杂、变化迅速的社会中心存定力，始终做出最恰当的选择，就要坚持学习。尤其要学习哲学、史学等人文知识以及经济学、法学等社会科学知识，并做出思考，将“所学”转化为指导人生、适应社会的态度、情感等“所用”。另外，学习榜样成为他们那一类人也是明智之举。历史和现实生活中的许多英雄、模范人物、杰出人才之所以能对人类和社会做出卓越贡献，这同他们在年轻时就树立了科学的人生观和崇高的生活目标是分不开的。

2. 自觉清除错误人生观的影响　在复杂的社会生活中，人们奉行和传播着各种不同的人生观，总是自觉或不自觉地用某种人生观来指导自己的思想和言行，问题在于是正确还是错误，科学还是非科学。青年人最肯学习，最少保守思想，吸收能力很强，但分辨是非、鉴别善恶、审视美丑等能力却相对较差。因此一个人在成长过程中受到错误人生观影响也是不奇怪的。要实现人生观的科学化，就不能不注意清除错误人生观的影响。我国著名科普作家高士其在《什么是美好的人生》一文中谈到他自己的经历时说："我个人在不同的历史时期，也曾接受过各种信仰和人生观的影响，我曾天真地以为这些人生哲学都有道理，可是生活和科学都促使我改变了想法，否定了旧的人生哲学，而转向共产主义的人生观。"正是由于高士其先生克服了旧的人生观对自己的影响，在科学的人生观的指导下，为祖国和人民做出了很大的贡献。

3. 在实践中磨炼出科学的人生观

"刀在石上磨，人在世上炼。"要实现人生观的科学化，还必须在社会实践中加强磨炼。人的正确思想既不是从天上掉下来的，也不是头脑里固有的，只能从社会实践中来，实践是认识的来源。大学生不仅要"读万卷书"，更要"行万里路"，只有在"行"的过程中，才能知道所"读"是否正确、是否有用，并能在实践中补充、丰富已有的知识。尤为重要的是，通过将"知"转化为"行"的过程，人们学会了思考、选择，提高了自主创造能力，这是确立科学的人生观所必不可少的。在读书学习的同时，有意识接触社会、为社会提供服务，从具体生动的现实生活中，汲取营养，得到鼓舞和力量。

（二）具有崇高的理想

理想既是一种和人的奋斗目标相联系的社会心理现象，又是人类所特有的精神生活和社会意识，是内在美的又一重要表现。根据理想的性质，我们可以把它分为崇高和低下，只有崇高理想才是美的。崇高理想应具备以下条件：首先，崇高理想是建立在现实基础之上的理想，是在正确认识现实，把握现实发展的客观规律前提下制订的目标。所以它既源于现实又高于现实，那种脱离现实只凭主观愿望制订的目标是空想，无实现可能，因此不属于崇高理想范畴。其次，崇高理想所提出的目标一般说是从大多数人的利益出发，从社会生存和发展的需要而提出的，那种仅仅从个人利益出发而制订的目标，也不属于崇高理想范畴。再次，崇高理想所追求的目标比较远大，鼠目寸光不是崇高理想的表现。

（三）具有高尚的道德品质

道德是一定社会调整个人与个人、个人与社会之间关系行为规范的总和，主要包括善良、正义、公正、诚实等观念要素。道德作为一种社会意识形态，之所以进入审美范畴，是因为它往往要通过具体人的言行才得以表现出来。讲道德的人是美的，无道德的人是丑的，高尚的道德集中体现人自身美的实质。我们在弘扬崇高的道德品质时应注意到，道德不是一种单纯的利他行为，在利他的同时对个体自身也有利。德性作为人的实践性的卓越品质，是个人在自由地追求美与善的生活中获得的，追求德性可带来自我生活的充实感、成长与发展的价值感。德性是一种使人善良并卓越地发挥自己的能力的品质，是通过教育而获得的，包括他育与自育。

道德是健康的一个重要指标。世界卫生组织提出的健康概念包括躯体没有疾病，具备心理健康、社会适应良好，还有一个重要指标就是"有道德"，一个健康的人必须与其所处的自然和社会保持和谐的关系，道德与健康是相互促进的。由于道德行为是社会所提倡的和有益于他人的行为，因此一个符合道德标准的行为得到的外部反应通常是敬佩和赞扬，使个体产生满足、自豪、骄傲等积极情绪。一个遵守道德规范的人内心是平静的，不受惭愧、懊悔、内疚等不良情绪的干扰，而平静的内心世界正是我国传统的中医和养生理论都非常强调拥有的心理状态。国外心理学研究发现，利他行为可以使一个人在情绪低落时变得较为开朗。因此“助人为乐”并不只是一个道德上的要求，同时也可能是助人者的切身体会，这不仅是一个人在利他行为之后体验到积极的情绪，即使是观看他人的利他行为对自己的健康也会产生益处。

二 美容医务人员的内在美表现

（一）美容医务人员的德行

医务人员的职业道德亦即医德，是指医务人员在医疗卫生工作实践中应该遵守的，主要依靠社会舆论、传统习惯和内心信念来维持的行为规范的总和，是一般社会道德在医学领域中的个体体现。

1. 我国医德的基本原则 第一，救死扶伤，防病治病。这是医务工作的根本任务和医务人员的神圣职责，也是医务人员为他人服务的具体途径和方式。在不同的历史时期，救死扶伤，防病治病所包含的内容是不同的。随着现代医学的发展和医学模式的转变，救死扶伤，防病治病展现出广阔前景，不仅服务范围从治疗、生理、技术、个体向预防，心理、社会、群体等方面扩展，而且把整个人类健康作为医务工作发展的方向。这必然要求医务人员正确认识和自觉承担对患者、对社会、对整个人类的道德义务和责任，尽心尽职去救死扶伤，医治患者，同时做好卫生保健工作，实现防病目的。

第二，实行人道主义。社会主义人道主义是在传统医学人道主义基础上丰富和发展起来的，使作为医学道德原则的人道主义发生了质的升华，主要包含以下方面内容：把社会效益放在医务工作的首位；尊重患者的人格、价值和正当愿望；任何患者都有自己的人格尊严，都享有医疗权利，医务人员应一视同仁。

当前，科学发展观中以人为本的理念深入人心，以人为本强调的是人的利益高于一切，尊重人的尊严和权利，强调人与自然的全面发展。人道主义呼唤正义，呼唤一切真善美的东西；它维护一切生命的权力，哪怕是弱小而有缺陷的；它不是自私的，是博爱的；它尊重自己，也尊重他人；它尊重人类，也尊重自然。其二者在社会发展、社会价值、社会呼唤、社会职责上有着的共同的理论品质。

第三，全心全意为人们的身心健康服务。全心全意为人们的身心健康服务是社会主义医德的实质和核心，是医德基本原则的出发点和归宿。它体现了社会主义医德的根本宗旨，是“以人为本”思想在医疗工作中的体现。全心全意为人民服务是医德的最高标准，这要求医务人员为人民健康服务不能是三心二意或半心半意，而应是以“全心全意”为职业行为的座右铭，要为人民健康竭尽全力，付出全部智慧和心血，必要时还要能做出自我牺牲。白求恩同志在火线上开展救护，把生的希望带给伤病员，把危险留给自己。在四川汶川地震和青海玉树地震的救援过程中，广大医务工作者用实际行动很好地诠释了“全心全意为人民的身心健康服务”的精神。

2. 美容医务人员的德行 美容医学行业作为一个新兴的医学领域，在发展过程中遇到很多挑战。美容医务人员的德行修养直接关系到这一行业的健康发展。除了具备一般医务人员的德行要求外，根据美容医学的特点，美容医务人员还应注意以下方面的问题：

第一，有良好的服务意识。对待患者热情耐心，对患者的正当愿望和要求，医务人员应给予充分理解和尊重。在诊疗过程中，要关心、体贴患者的疾苦，尽力把患者的痛苦和后遗症减至最小程度。对患者过分或不当的要求，应耐心解释，妥善地加以劝阻。

第二，有良好的诚信意识。鲁迅说过："诚信为人之本也！诚信比金钱更具有吸引力，比美貌更具有可靠性，比荣誉更具有时效性。"美容医学是与人打交道的行业，诊疗过程特别是创伤性的诊疗过程是建立在医患彼此信任的基础之上，医生失去诚信，就失去了患者群体。"大医至诚"，要正确认识和宣传自身医疗技术能力，不以虚假宣传招揽患者。采用合法安全的技术手段进行治疗，杜绝非法行医。

第三，有强烈的社会责任感。当前，受到各种不良因素的影响，医学美容行业出现了一些不良风气，集中表现为：部分美容机构片面夸大患者的缺陷，诱导患者进行不必要的美容整形治疗；对患者的美容要求不予以甄别，进行一些有违社会伦理的手术操作；出现医疗不良事件后，不予积极的医学处理导致严重后果。针对这些情况，要特别强调，美容医务人员在工作中，应该鼓励和引导患者正确的美容观，树立社会责任感，坚决抵制不良的社会风气。

（二）美容医务人员的知识

文化知识是一个人内在精神美的基础，包括自然科学、社会科学、人文科学等各种知识。一般来说，一个人的知识水平越高，他的精神生活越丰富，越有利于心灵美的培养。同时，文化知识的积累也能极大地促进个人的职业进步，一个人的专业知识面越广，他的专业造诣越高。

单纯的知识积累并不能完全满足个人发展与素质提升的需要，要注重"转识成智"。知识与智慧的关系是辩证统一的。知识与智慧的主要区别在于：第一，知识仅仅是已经获得并储存起来的学问，而智慧则是运用学问去指导改善生活的各种能力；第二，比较而言，知识更加具有外在的、客观的、被动的属性，智慧更加具有内在的、主观的、主动的属性，智慧的本质是自由的，智慧总是人的自由自觉特性的产物，总是人的自主性、自由性、创造性和超越性的结晶；第三，知识尤其是现代自然科学知识主要侧重于物理世界、事实世界和现实世界，智慧既关注于这些方面，同时又注重于价值世界、心理世界和未来世界。智慧在本质上是精神性的，同时又是探索性或是指向未来的。所谓"转识成智"即是指人在认识和实践过程之中将客观、外在的知识转化为个体自身的理性智慧、价值智慧和实践智慧，形成自由创造人格的过程。正如美国哲学家杜兰特所说："真理不会使我们发财，却会给我们自由！"

美容医学的诊疗过程是一种审美创造的过程，一个成功的美容治疗过程需要综合运用诸多自然科学知识和社会科学知识以及人文科学知识。全面提升美容医务人员的知识水平非常重要。由于目前医学教育模式存在的结构性缺陷，导致美容医务人员的知识结构亦存在严重缺陷，不能很好地适应美容医学工作的要求。主要表现在：审美能力欠缺，美容思想庸俗化；人文知识欠缺，医疗机构整体环境与医师个人形象格调低下；沟通能力不足，缺乏判断并干预患者心理状态的能力。因此美容医务人员要注重广泛地学习各种相关知识，尤其要注重学习涉及学科交叉的知识；要注重在实践中积累经验，要善于思考，特别是要及时总结临床工作中的各种教训。医学的特殊性，决定了美容医务人员的专业经验并不总是直接经验，要重视通过培训、交流、自学等方式获得同样宝贵的间接经验。

（三）美容医务人员的审美修养

医务人员的审美修养，是指通过审美实践，培养和提高感悟美、认识美、鉴赏美和创造美的能力。医务人员通过美的事物的鲜明形象及其对自己情感上的愉悦作用，在潜移默化中接受美的感染、影响和教育，陶冶情操，提高自己的生活情趣和审美能力，从而有效地培养对自己神圣职责的爱，更好地在医疗实践中认识医学美、评价医学美、追求医学美、创造医学美。

美容医务人员的审美修养不同于普通人的审美修养，可有可无，可低可高，而是职业的必然要求。医务人员要培养对医疗实践中美的感受能力，包括感知、理解、想象和体验的能力，使美容医务人员在医疗实践中善于发现美、欣赏美。医务人员应该端正审美观，树立进步、健康的审美理想和审美标准，在医疗实践中追求高尚的美，同时要注意美的民族性和时代性等个性特征，在医疗过程中既展现给患者更多美的形象，又能赋予患者身心的美。培养和提高医务人员创造美的自觉性和能力，使医务人员善于进行自觉的创造性劳动，把美的创造原则贯彻到医疗实践的各个领域中去。审美修养的最终目的就是要使人们树立正确的审美观念，自觉地追求美、创造美。

审美修养的途径和方法涉及人们生活的各个领域，贯穿于人生的各个时期。美容医务人员的审美修养主要有多种途径，比如可以从家庭环境的清洁美化、生活秩序的有条不紊、家庭成员间的和睦相处等日常生活中寻找美；可以从病房环境的布置、语言情感的净化、科研工作的开展、诊疗方案的设计等临床医学审美实践中寻找美；可以从各种有益于身心健康的活动中感受美，等等。其中较重要的有两个方面：第一，系统学习美学相关知识。美容医务人员要系统地学习一些美学的理论，诸如：美的起源、美的本质和特征、美的表现形态及存在领域，美感的心理过程及本质，审美意识与审美个性等，用这些美学理论去指导自己的审美实践。第二，在社会生活中进行审美修养。可以通过欣赏艺术作品、文艺表演甚至各种景观提高修养，还可以通过社会活动、特别是仪式感强烈的社会活动提高修养。

第二节　美容医务人员的“仁术”

一　美容医务人员的专业技能

（一）全面客观地掌握与判断患者信息

与其他医学专业相比，美容医学的专业目的具有极大的特殊性，它致力于采用医学手段满足患者合理的主观美容需求。这一目的由两个方面的要素组成：第一，美容需求具有极大的主观性，预期的美容效果不能违背患者的个人意愿；第二，患者的美容需求必须合理，不能违背相关法律和社会伦理道德、不能超越现实的科学技术发展水平。可以看出，了解并评估患者的真实意愿是每一个医学美容诊疗过程顺利进行的必要前提。

1. 要全面了解患者的信息　要仔细收集患者的临床信息、了解患者的整体健康状况，这样有助于避免严重并发症的出现。要倾听患者的美容诉求、认真了解患者美容需求的细节，这样有助于避免美容治疗效果与患者预期差异过大造成的纠纷。此外，还特别注重患者的心理状态，重点了解除了患者有无更深层次的心理预期。有些患者想通过美容手术治疗到达“扭转运气”、“改善家庭关系”的目的，一旦术后无法实现这些不切实际的想法，医疗纠纷也随之而来。

在充分了解患者信息的基础上，美容医务人员要对患者的美容需求做出准确的判断，决定是否进行相应的美容治疗。

2. 对可以接受的美容要求进行合理的“修正”　这里需要注意两方面的问题：第一，同属于审美主体的医生和患者从各自的角度出发，对审美标准及审美过程的主观认识上会存在差异。就美容医疗活动而言，这种差异可能贯穿于整形的美学预期、整形的医学创造的过程以及整形效果的评价等各个医学美学的阶段。具体到一个美容手术的治疗过程，医患双方的分歧还会存在于医疗手段的使用、医疗效果的时间限定、手术局部可复原性的限定等一些极为具体的问题上。这样的分歧一般是由医患双方的审美层次不同以及患者对医学审美创造过程不了解所造成的。一般而言，如果患者的审美层次处在正常人群的波动范围之内，那么上述分歧可以通过医患沟通和再教育的方式得以消除；如果患者的审美层次超出了正常人群的波动范围，就得想到对这类人进行美容治疗的医疗风险会极大。第二，认识主体的思维具有超前性。如果不能正确地认识和处理审美标准的超前性与审美创造水平的相对滞后之间的矛盾，极高的医疗风险也随之而来。刚刚过世的美国歌星杰克逊经历了多次美容手术，经常被作为美容整形失败的典型案例。类似这样“过度整形”导致美学灾难现象的深层次原因，就在于作为审美主体的医生和求美者双方都没有正确认识到他们的审美标准已经超越了当时医学科学发展水平，也非医疗技术能力所及。

（二）娴熟准确的临床操作能力

1. 医学人体美的前提是生命的存在（或者健康的维持） 美容医务工作者应特别注重临床操作能力。在这里我们强调的是医学人体美的前提是生命的存在（或者健康的维持），任何医学审美创造活动如果严重威胁或破坏了健康，都视为失败。目前大多数医疗整形技术都属于有创性，从生命医学伦理学的角度来讲，应尽量减少对患者身心的创伤。美容就医者往往没有器质性疾病，因此医生在进行有创性的美学创造过程中，要使创伤严格控制在“一过性、局限性、心理及生理的可承受性”的范围之内。“一过性”是指要使用非重复性创伤的技术；“局限性”指要将创伤限制在尽可能小的范围内；“心理及生理的可承受性”指要强调医疗技术对患者的整体身心健康不构成任何威胁。可以简单地概括为“无痛、无创、无心理障碍”的努力方向。一旦超出了这个范围或者创伤涉及具有“不可复性”的器官或功能的时候，极高的医疗风险随之而来。

2. 美容审美手术自主性强 与其他外科专业不同，美容专业的“定式”手术相对较少，对于同一个畸形进行美容治疗的手术方式可能有好多种，而一些严重的或者罕见的畸形则根本没有整形矫治的先例可以借鉴，“不定式性”要求医生具有相当高的“审美智慧”才能进行审美创造。几乎每一个美容手术的美学过程都可以拆分为许多常规医学手段，但要对这些基本的医学手段进行“优化”的排列组合、从“量变”到达“质变”从而塑造出人体美，则需要医生对以往的病例进行审美学习和归纳，再结合自身的美学修养进行大胆而细心的美学创造。

（三）全力减轻患者的痛苦

对于美容医学来说，减少患者的痛苦包含两方面的意思：对于可以进行美容治疗的患者，尽量减轻医源性创伤；对于无法用美容医学手段治疗或者美容医学手段无法完全满足治疗目的的患者，给予适当的心理支持治疗。

“微创”、“无痛”是现代美容医学的重要原则，美容医务人员在诊疗过程中，要尽可能地采用创伤小的技术进行人体美学创造。要综合运用各种医学手段，及时消除或缓解治疗过程中患者的不适感受。

“有时，去治愈；常常，去帮助；总是，去安慰”，这是医学史上的一句名言。无论现代美容医学的技术条件能否满足患者的美容需求，我们都不应该忽视对患者心理障碍的矫正。大多数容貌毁损或严重畸形的患者伴有严重的心理障碍，他们迫切期待通过医疗技术手段修复容貌，回归正常的心理状态；一些求美者也是由于对自身的评价过低陷入自卑，而渴望通过整形获得自信。在某种程度上，心理因素的改善与否则成为衡量美容治疗是否成功的重要标准之一。近年来，国内很多专家学者都认为培养一支美容心理专科医生队伍势在必行。美容心理专科医生不能仅仅被看做是整形审美过程中设置的一个具有“修正”功能的“中间环节”，美容心理专科医生的具体工作应该是：发现心理问题、评估心理问题（判断能否进行整形手术）、心理治疗与干预（围术期的心理控制、与手术治疗联合的心理治疗、单一的心理治疗）。

二 美容医务人员的沟通技巧

（一）沟通及其分类

广义的沟通是指信息自我传承或个体间信息的有效传递与接受，并影响和产生实质的行动或结果。狭义的沟通是指不同个体间信息的有效传递与接受。正确理解沟通的定义，需把握以下几点：沟通是意义的传递；有效的沟通是双方能准确理解信息的含义；沟通是一个互动的反馈和理解过程。

1. 按信息交流方向，沟通可分为单向沟通和双向沟通 单向沟通即信息的交流是单向的流动。例如演讲、广播等。单向沟通的优点是信息传递快，其缺点是缺少信息反馈，沟通的信息准确性差，当接受者不愿接受意见或任务时，容易引起不满与抗拒。双向沟通即信息交流是双向的活动，例如组织或个人间的协商、讨论、谈心等。双向沟通的优点是能及时获得反馈的信息；信息准确性较高，通过沟通有助于联络和巩固双方感情。其缺点是信息完整传递速度较慢；接受者可以反对信息发送者的意见，在一定条件下可能给发送者造成心理上的压力。

2. 按是否需要第三者加入，可分为直接沟通和间接沟通 直接沟通无需第三者传递，例如面对面的交谈、电话交谈等。优点是沟通迅速，双方可以充分交换意见，交流信息，迅速取得相互了解。缺点是信息的有效传递需要时间和空间的一致性，有时直接沟通存在一定困难。间接沟通必须经过第三者，优点是不受时间和空间条件的限制。其缺点是较浪费人力和时间，且可能使信息失真。

3. 按凭借的媒介，可分为口头沟通和书面沟通 口头沟通，例如演讲、口头汇报等，优点是信息发送和反馈快捷和及时。其缺点是信息传递经过的中间环节越多，信息被曲解的可能性就越大。书面沟通与口头沟通都属于语言沟通的过程，但书面沟通更加规范、正式和完整。书面沟通是以书面文字为媒介的沟通，例如通知、文件、备忘录等。在组织和群体正式的、比较规范的沟通中通常用书面沟通。书面沟通的优点是沟通的内容具体化、直观化；沟通信息能够被永远保存，便于查询。其缺点是花费大量时间，缺乏及时的反馈，而且不能保证接收者完全正确地理解信息。

（二）医患沟通的意义与特点

医患沟通，是指在医疗工作中，医患双方围绕伤病、诊疗及相关因素等主题，通过全方位信息及多途径交流，使医患双方达成共识并建立信任合作关系，达到诊疗疾病、促进健康和社会进步的目的。简言之，良好的医患沟通具有促进诊疗工作、避免医疗纠纷的重要意义。

医患沟通具有以下特点：

1. 医患沟通成为医疗服务产品的重要组成部分 医患沟通成为医疗过程中不可缺少的组成部分，一定程度上会干预医疗过程与结果。极端情况（极好沟通或极差沟通）下医患沟通在医疗服务产品中所占比例被严重放大。由于医学是研究人、服务人、与人打交道的科学，大部分的医学诊疗过程的顺利实施是建立在医患沟通的基础之上的，同时语言沟通也是一种重要的治疗方式。很多患者就诊的诉求就是对某些症状或者担忧得到合理的、可以完全理解的医学解释，这种情况下任何药物或者手术操作都不能替代有效的语言沟通。一个重睑术后两天的患者就诊的目的，可能寻求对手术区域水肿担忧的解答，接诊医师的合理解释与安慰远胜过单单给予一盒消肿药物。

2. 医患沟通形式复杂 医患沟通是书面、口头、肢体等多种形式相融合的复杂系统，而且医患沟通具有法律效益，其中部分沟通形式为法律强制规定（术前告知等）。根据不同的目的和不同的对象，医务人员应选择不同的沟通方式，主要的谈话或告知，一定同时采取书面的形式细则准确地表达并签字固定证据。很多医生不注重将重要告知落笔签字，一旦出现医疗纠纷往往非常被动。

3. 医患沟通需要较高的技巧 医患双方是基于专业目的的非随意性沟通，由于沟通双方专业水平严重不对称，所以沟通难度较大，对沟通技巧要求也就较高。针对知识水平不高的患者，应避免使用过多的专业术语，尽可能地采用合理的比喻使患者能充分理解；医务人员一定要认识到患者的医学基础知识水平的有限性，耐心解答患者的各种疑问。

（三）美容医务人员的沟通技巧

根据美容医学的特殊性，美容医务人员在掌握相关的沟通知识的同时，在与患者进行沟通时，也应掌握一定的沟通技巧。

1. 充分注重并善于语言沟通 要善于使用美好语言，避免伤害性语言，讲究与患者沟通的语言技巧：美容医学行业的就诊者往往因对自身外貌不满意而造成不同程度的心理障碍，医师在就诊过程中如果使用言语不当，常造成患者心理创伤，例如对乳房发育不良就医的年轻女性诊疗时，应避免在其他患者面前公开谈论其乳房大小。要运用得体的称呼语，避免直呼其名，不可用床号取代称谓。一般医疗机构在诊疗过程中对患者宜使用不带有年龄特征、或过度褒奖色彩的称谓，如对女性患者可以称为“女士”，而不要称为“小妹”、“阿姨”，甚至“美女”等，使用不当极易造成患者反感。要充分利用语言的幽默，内容高雅，态度友善，行为适度，区别对象，语言表达简洁明确：为了诊疗过程的顺利进行，医务人员应学会“察言观色”，根据患者的职业年龄等特点，在交流中谈论一些合适的话题，增进医患相互了解。要充分考虑对方的接受和理解能力，用通俗化语言表达，尽量避免使用专业术语。此外，应注意不对患者评价其他医务人员的诊疗工作，由于各种原因，对其他医务人员或者其他医疗单位进行贬低的情况在美容医学行业并不少见，最后的结果往往是损人不利己，造成患者对整个美容行业和所有从业人员的不信任。

2. 在诊疗的不同阶段采取不同的沟通方式 在术前接受患者的咨询时，就应该尽量与患者进行沟通，耐心倾听患者的讲述，充分了解患者的心态和寻求手术的动机。美容外科了解患者的手术动机非常重要，有些中年女性患者为了改善家庭关系而进行美容手术、有些患者为了改变“运势”而进行面部整形，甚至有的患者为了逃避法律制裁而进行“易容”整形，这些都是美容医学的“禁忌证”，盲目实施这些美容手术将给医师和医疗机构带来极大的风险，医师应该在术前通过耐心仔细的沟通发现这些不正常的手术动机。为患者进行术前设计时，医生应正确引导患者的审美观，降低其期望值。

医生在沟通时，应该本着诚信的原则，告知患者各类可能出现的并发症及意外情况并获得患者对手术方式的认同，很多医师担心患者因此“流失”而不进行告知或故意“轻描淡写”，反而在出现并发症后导致严重纠纷造成巨大损失。临近手术时，患者的心理负担加剧，心情紧张，应该针对患者的情绪做好心理疏导工作，医师可以在手术前谈论一些幽默的话题，可以有效地缓解患者的紧张情绪。整形美容手术多半是在局麻状态下进行的，严禁大声交谈，尤其是讲一些不利于手术的话，很多医疗纠纷中，患者往往列举医师在手术过程中的不当言语以证明手术过程的“漫不经心”，因此手术中医生的言语应特别谨慎。从心理支持的角度出发，术中医生与患者的沟通尽量轻松，减轻患者的紧张情绪；术后继续对患者进行心理支持，以获得圆满成功。术后及时地通过交流对患者的各类担忧和不适感受进行了解并给予解释是非常重要的，可以避免患者出现不信任情绪造成医疗纠纷。

第三节　美容医务人员的职业形象

一　美容医务人员职业形象的基本要求

职业形象是在一定时期和一定环境下，社会公众对从业者（不论是团队或个人）的外在表现和内在素质的印象、看法、认识的综合体现，比如一位从业者，公众通过其工作时的着装、气质、言谈、举止、能力、人格等方面形成综合的印象，这就是职业形象。从业者良好的职业形象美可以大大提升社会的认可程度，既有利于交流沟通，又有利于各项业务工作的开展。

不同行业对于职业形象有着不同的要求，美容医务人员职业形象美表现在多个方面。

（一）高尚的心灵美

医务人员的道德修养、道德信念与道德品质，影响并决定着工作态度，影响和制约着工作质量。因此医务人员职业形象美的形成，要求具备崇高的精神境界，创造自身美好的内心世界，即心灵美。心灵美是内在美的主要内容。要对美容医学事业有坚定的志向、深厚的职业感情和献身精神，要热爱本职工作；要以高度的责任感和同情心对待患者，真正做到全心全意为患者服务。

（二）庄重的仪表美

要获得患者的信赖，就要在患者面前树立正面形象。良好的仪表对树立医务人员的正面形象至关重要。仪表美主要是指装扮与神态。装扮应朴实大方，神态应自然亲切，庄重热情。医务人员的仪表主要体现在：服装整洁、合体，装束朴实大方，不浓妆艳抹，不穿响底高跟鞋，不留长指甲；神态温柔自然，常面带微笑，给患者以宽慰、慈祥、诚恳、可亲之美感、使患者以医院为家；人格上保持庄重、谨慎，要有稳健的气质，表现在遇事沉着，不急不躁；保持乐观的情绪，时刻以乐观、开朗、友好的态度去感染患者，激发患者与疾病作斗争的积极情绪。

（三）良好的言行美

语言医务人员职业形象中占有特殊地位，是直接影响医疗卫生工作服务质量的因素之一。所以学会说话的艺术，讲究语言美，对一个医务工作者来说是十分重要的。医务人员的行为美就是指医务人员在职业活动中的所作所为。要确立严肃认真的行为要求，养成对工作高度负责、认真的习惯，事无巨细都要严格执行操作规程，都要从多方面思考，仔仔细细，不放松每一个环节。要保持镇定从容的行为态度。镇定从容就是不论在任何情况下都保持清醒的头脑，按照客观规律的要求有条不紊地完成所应做的工作。

（四）专业的技艺美

医务人员要在医疗过程的每一环节都注意给患者以专业熟练的印象，细到问诊、体检、病情观察、手术治疗、精神护理、书写医嘱等，从实施手段到医疗效果上都给人以美的享受。

二 美容医务人员的职业形象塑造途径

（一）内在美的塑造是关键

歌德说：“外在美只能取悦于一时，内心美方能经久不衰”。雨果说：“假如没有内在美，任何外在美都是不完备的”。内在的美永远胜于形体的美，当我们看见艺术家在精心创作的时候，当我们看见事业追求者在踌躇满志、运筹帷幄的时候，心中涌起的感受是崇敬、钦佩与羡慕，那时我们的思想与情感已经被另一种崇高的东西所占据，他（她）的美已经不在外表，而是深入灵魂。内在美的塑造过程是长期的，几乎贯穿着人的一生。人生的重要阶段——职业生涯，往往是个人的内在美形成的最重要阶段，同时也是内在美最重要的表现时期。

医务人员的心灵美是内在美的内涵和基本内容。在塑造美容医务人员职业形象美的过程中，要始终以不断提高内在美的程度为重心，不断提高发现美、欣赏美和创造美的能力，要能够在较高层次上保持与患者情感和情态的融合与统一。对患者多一些理解与同情，多一些关心与体谅，能够用患者的心情来体察事态，能够用患者的思维去考虑问题，真正成为患者的知心人，使患者能够在身心愉悦的情绪中接受治疗和护理。只有始终把患者放在首位，围绕着患者的需要积极进取，不断改进工作的方式方法，不计较个人的得与失，才能将内在美淋漓尽致地表现出来，使职业形象美表现出来。

（二）外在美的训练是必要条件

外在美是与内在美相对应的一个概念，主要是指由人的外部形态和表现显示的美。外在美的性质和内容都较为复杂，从性质上讲，外在美既有自然美的属性（如躯体的自然形态），也有社会美的属性（如穿、戴、语言等所显示的思想文化状况），还有艺术美的属性（如化妆和装扮等）。从具体内容上讲，可以涵盖人的一切外在表现，诸如语言表情、坐行姿态、五官长相、穿戴打扮等。

医务人员的外在美是人的一般外在美在医疗卫生服务中的特殊表现，它是医务人员在自己的职业活动中所表现出来的，给服务对象以良好的心理刺激，能提高服务质量，促进服务对象身心健康的外在形态和表现。外在美可以经过严格的后天训练进行提升。

1. 行为训练与要求 从简单的“坐、立、行”入手，严格规范工作生活中的行为。在医学职业活动中，医务人员和服务对象之间是平等亲切、友好和睦的关系，坐姿要求上身要挺直，两手可以轻松地放在腹部给人以轻松感，以利于调动服务对象的积极性和主动性。医疗卫生活动中医务人员的站姿可吸收“站如松”要求的某些基本点，如上身仍要保持挺直，不弯腰，两脚可基本平行，可成“稍息”状，但不能依物而站，不歪脖、不探头，保持自然状态，给人以亲切、活泼、愉悦的感觉。医疗卫生工作中行走的美学要求与一般行走美要求相似，应本着自然、与环境协调，能充分体现医务工作者的情态、气势和风格为原则。

2. 语言方面的要求 医务人员的语言美具体要求有多个方面，包括语言要准确，说话不含糊，尽量给患者明确的回答。语言要有情感，和患者谈话时要充分表现出关怀之情，尊重患者的权利，建立起有情感语言的思想基础。语言要幽默，减轻患者的心理负担，融洽医患关系，增强患者的治疗信心。必要时语言要婉转，避免对患者造成伤害。

3. 仪表服饰方面 医务人员服饰打扮要非常得体。衣着要干净朴素，避免穿着污秽不洁的工作服；穿戴要整齐合体，帽子应戴正、衣服扣子应扣好，要避免奢华夸张的装饰；服饰应与环境协调一致，男性夏天也应穿长裤、皮鞋，女性不穿超短裙；化妆应淡雅大方，避免使用气味浓烈的香水。

（三）内在美与外在美和谐统一

内在美与外在美之间既有区别，也有密切的联系，两者相互依存、相互制约。内在美是外在美的根据，外在美是由内在美决定的；外在美又是内在美的外在表现，如果没有这种外在表现，内在美将难以体现出来。而外在美如果没有内在美为依托也是难以存在的。

日常工作中，人们经常提及的注重职业形象，就是指要注重内在美与外在美在职业过程中的统一。职业形象是指你在职场中公众面前树立的印象，具体包括外在形象、品德修养、专业能力和知识结构这四大方面。通过个人衣着打扮、言谈举止可以反映出专业态度、技术和技能等。职业形象和个人的职业发展有着密切的关系。

美容医务人员要树立良好的职业形象，必须同时兼顾内在美与外在美。但更为关键的是一定要特别注意培养美好的心灵，建立良好的自身美基础，要不断加强职业道德修养，塑造美的心灵，要有美的情感、情操以及健康的人格，确立对人，特别是对患者的正确态度，使内在美成为一种实实在在的内容美。以此为基础加强外在美的修养，不断修正自己的语言和行为达到内在美与外在美的和谐统一，以充分展示“白衣天使”的美好形象。

三 美容医务人员的“生活之道”

（一）要处理好工作与生活的关系

美容医学是一门与日常生活关系密切的医学学科，因此认识生活的重要性、学会感受生活的美好是一个成功的美容医务人员的必备素质。

工作与生活是人们每天都要面对的。究竟是令人羡慕的工作重要，还是拥有一个幸福美满的家庭生活重要？工作与生活像是人生的两个基本支点，悬挂于人生天平的两端。过多的倾向于任何一方都会造成天平的失衡，要尽量协调工作与生活，来保持人生天平的平衡，若平衡不当。对我们的生活质量、个人情绪、工作质量，乃至个人发展都将直接带来负面影响。工作使我们实现了价值；从现实角度看，工作帮助我们提升了生活质量。工作与生活就是成长轨迹上的两条轨道，不仅缺一不可，而且还要做到双轨平行。有些人总要把工作与生活的界限划分的清清楚楚，好像这样才能更好地工作，但是结果却往往适得其反，整天埋在工作的概念里被工作的压力缠绕着，工作没有效率，回到家中却还把工作的情绪带到生活中，影响家庭成员的关系。其实，一个人只有在生活中具备像对待工作一样认真负责的态度，在工作中融入生活的乐趣与激情。他才能更好地生活，才能有效地工作。

（二）健康向上的生活态度

美容医学最根本的理念就是健康。健康的生活方式不但可以促进医务人员自身的健康，还可以帮助医务人员积累能够提供给患者的健康经验。目前对于健康生活要素的认识较为统一，包括运动、饮食、休息、休闲等。世界卫生组织提出并向全世界推广健康的生活方式，它的基本原则是：不吸烟、少饮酒、平衡膳食、注意锻炼。具体做法主要有：每天正常规律的三餐而少吃零食；每天都吃一顿丰盛的早餐；每周至少有三次体育锻炼，锻炼时心率应达到一定水平，例如120次/分；保持每天7～8小时睡眠；不吸烟；注意控制体重，不超过个人标准体重的20%；少饮酒，不喝烈性酒。

（三）在生活中提升个人修养

法国著名雕塑家罗丹说："美是到处都有的。对于我们的眼睛，不是缺少美，而是缺少发现。"日常生活中，对绘画、音乐、书法、舞蹈等艺术作品的欣赏，都是对美的发现、领略、领悟的过程，都是美学相关的科学、文化、艺术知识的积累过程。丰富多彩的生活就是提升美容医务人员审美修养的有力手段，有助于发展医务人员的全面思维，培养高尚道德和高尚情操。

个人礼仪修养也是重要的方面。个人礼仪修养即社会个体以个人礼仪的各项具体规定为标准，努力克服自身不良的行为习惯，不断完善自我的行为活动。人礼仪的形成和培养需要靠多方的努力才能实现的话，那么个人礼仪修养的提高则关键在于自己。从根本上讲，个人礼仪修养就是要求人们通过自身的努力，把良好的礼仪规范标准化作为个人的一种自觉自愿的能力行为。今天，强调个人礼仪修养有着极为重要的现实意义。人与社会密不可分，社会是由个人组成的，文明的社会需要文明的成员一起共建，文明的成员则必须要用文明的思想来武装，要靠文明的观念来教化。个人礼仪修养的加强，可以使每位社会成员进一步强化文明意识，端正自身行为，从而促进整个国家和全民族总体文明程度的提高。

参考文献

[1] 于民. 中国美学史资料选编 [M]. 上海：复旦大学出版社，2008
[2] 赵永耀，王向义，曹志明. 中国医学美学与美容医学史略 [M]. 南昌：江西科学技术出版社，2009
[3] 达尔文. 人类的由来 [M]. 北京：商务印书馆，1983
[4] 滕守尧. 审美心理描述 [M]. 成都：四川人民出版社，1988
[5] 缪灵珠. 美学译文集：第四卷 [M]. 北京：中国人民大学出版社，1988
[6] 鲍桑葵. 美学史 [M]. 南宁：广西师范大学出版社，2001
[7] 北京大学哲学系美学教研室编. 西方美学家论美和美感 [M]. 北京：商务印书馆，1980
[8] 马克思恩格斯. 马克思恩格斯全集：第20卷 [M]. 北京：人民出版社，1971
[9] 李泽厚. 美学四讲 [M]. 天津：天津社会科学院出版社，2001
[10] 马克思恩格斯. 马克思恩格斯选集：第1卷 [M]. 北京：人民出版社，1995
[11] 马克思恩格斯. 马克思恩格斯全集：第46卷 [M]. 北京：人民出版社，1979
[12] 康德. 判断力批判：上卷 [M]. 北京：商务印书馆，1985
[13] 罗宾. 科林伍德. 艺术原理 [M]. 北京：中国社会科学出版社，1985
[14] 富春江画报编辑部. 美术五十讲 [M]. 杭州：浙江人民美术出版社，1986
[15] 宗白华. 西方美学名著译稿 [M]. 苏州：江苏教育出版社，2005
[16] 邱琳枝，彭庆星. 医学美学 [M]. 天津：天津科学技术出版社，1988
[17] 克莱夫·贝尔. 艺术 [M]. 北京：中国文联出版公司，1984
[18] 瓦·康定斯基. 论艺术的精神 [M]. 北京：中国社会科学出版社，1987
[19] 荷迦斯. 美的分析 [M]. 北京：人民美术出版社，1986
[20] 马斯洛. 马斯洛人本学 [M]. 成明编译. 北京：九州出版社，2003
[21] 凌继尧. 美学十五讲 [M]. 北京：北京大学出版社，2003
[22] 李泽厚. 技术美学与工业设计 [M]. 天津：南开大学出版社，1986
[23] 彭庆星. 医学美学导论 [M]. 北京：人民卫生出版社，2002
[24] 韩英红. 美学与医学美学 [M]. 北京：科学出版社，2006
[25] 赵美娟，苏元福. 医学审美基础 [M]. 北京：高等教育出版社，2004
[26] 张法，王旭晓. 美学原理 [M]. 北京：中国人民大学出版社，2005
[27] 张法. 美学导论 [M]. 2版. 北京：中国人民大学出版社，2004
[28] 周宪. 美学是什么 [M]. 北京：北京大学出版社，2002
[29] 马斯洛. 人类的潜能和价值 [M]. 北京：华夏出版社，1987
[30] 兰德曼. 哲学人类学 [M]. 上海：上海译文出版社，1988
[31] 李大铁. 医学美学 [M]. 北京：人民军医出版社，2004
[32] 李红阳. 医学美学教程 [M]. 北京：中国中医药出版社，2006
[33] 赵永耀，程金龙. 医学美学教程 [M]. 北京：科学出版社，2006
[34] 陶功定. 美学 [M]. 北京：科学技术文献出版社，1987
[35] 吴继聪. 美容解剖学 [M]. 北京：科学出版社，2002
[36] 马尔蒂娜·格鲁尔克. 发型与设计 [M]. 济南：山东科学技术出版社，2001
[37] 马建华. 发型改变形象 [M]. 北京：中国纺织出版社，2007
[38] 牛宏宝. 美学概论 [M]. 北京：中国人民大学出版社，2005
[39] 方彰林，姜世正. 人体美学 [M]. 北京：北京出版社，2000
[40] 陈醉. 艺术，写在人体上的百年 [M]. 北京：中国文史出版社，2007
[41] 蒋蓝. 身体传奇 [M]. 成都：四川人民出版社，2004
[42] 杨恩寰. 美学引论 [M]. 北京：人民出版社，2005
[43] 中华医学会. 临床技术操作规范：美容医学分册 [M]. 北京：人民军医出版社，2004
[44] 彭庆星. 美容医学基础 [M]. 北京：科学出版社，1999

[45] 易少波. 美容医学基础[M]. 第2版. 北京：科学出版社，2003
[46] 王峰. 医学美学导论[M]. 北京：高等教育出版社，2005
[47] 杨辛，甘霖. 美学原理[M]. 北京：北京大学出版社，1983
[48] 蔡元培. 蔡元培美学文选[M]. 北京：北京大学出版社，1983
[49] 张其亮. 医学美容学[M]. 上海：上海科学技术出版社，1996